儿童生长发育与疾病预防

李　娜　尚红梅　王月娥　董洪贞　主编

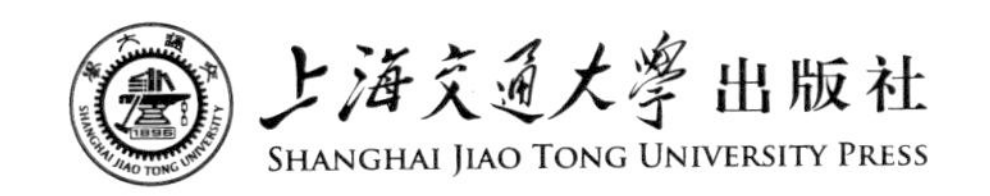

内容提要

本书系统地总结了生长过程中影响儿童发育和行为的问题，并介绍了儿童生长发育中疾病防治的相关内容。首先，简单介绍了儿童生长发育相关的规律与评价标准及儿童合理喂养的内容；随后，讲解了遗传与代谢性疾病、循环系统疾病、呼吸系统疾病、消化系统疾病等；最后，涉及儿童保健的内容，对儿童保健评价指标、各年龄段儿童的保健重点和具体措施等进行了详细介绍。本书对基层医院儿科医师和儿童保健工作者有指导意义，也可作为医学院校在校学生拓展知识面的参考读物。

图书在版编目（CIP）数据

儿童生长发育与疾病预防 / 李娜等主编. --上海 ：上海交通大学出版社，2022.8

ISBN 978-7-313-27903-3

Ⅰ. ①儿… Ⅱ. ①李… Ⅲ. ①儿童－生长发育②小儿疾病－预防(卫生) Ⅳ. ①R179②R720.1

中国版本图书馆CIP数据核字（2022）第209214号

儿童生长发育与疾病预防

ERTONG SHENGZHANG FAYU YU JIBING YUFANG

主　　编：李　娜　尚红梅　王月娥　董洪贞

出版发行：上海交通大学出版社　　地　　址：上海市番禺路951号

邮政编码：200030　　电　　话：021-64071208

印　　制：广东虎彩云印刷有限公司

开　　本：710mm×1000mm　1/16　　经　　销：全国新华书店

字　　数：230千字　　印　　张：13.25

版　　次：2023年1月第1版　　插　　页：2

书　　号：ISBN 978-7-313-27903-3　　印　　次：2023年1月第1次印刷

定　　价：158.00元

编委会 BIANWEIHUI

◎ **主　编**

李　娜　尚红梅　王月娥

董洪贞

◎ **副主编**

郭玲玲　石　磊　王燕飞

◎ **编　委**（按姓氏笔画排序）

王月娥　山东省东明县保健妇幼计划生育服务中心

王燕飞　山东省乳山市乳山寨镇卫生院

石　磊　湖南省湘西自治州人民医院（吉首大学第一附属医院）

叶秀春　河北省临西县人民医院

李　娜　山东省宁阳县第一人民医院

尚红梅　山东省青岛市市立医院

郭玲玲　山东省滨州医学院附属医院

董洪贞　山东省鱼台县人民医院

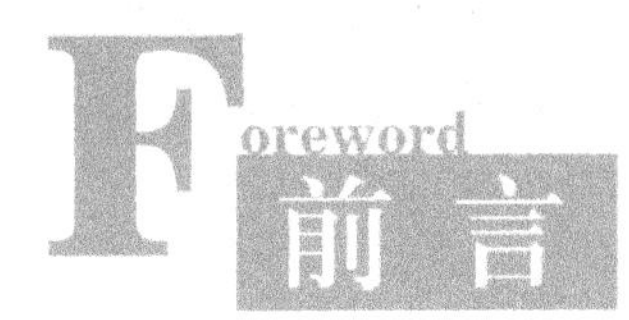

儿童生长发育是体格、社会、情绪和认知等几个能区连续且动态的变化过程，是各能区之间及能区与环境之间交互作用的复杂过程，已从单纯的生物-环境概念扩展至包括表观遗传和神经科学的生态-生物-发育模式。相关报道指出，0～3岁是儿童生长发育的关键时期，在此期间对儿童采取科学的环境刺激、积极发现并纠正儿童生长发育期间的异常，可以为早期个体化干预提供机会，从而最大程度地发挥儿童个体潜能，减少发育或行为障碍的发生，有利于儿童后期的全面发展。

儿童保健的目的是保证儿童成长健康和预防疾病，帮助儿童朝向更为健康的方向发展。因此，如何科学干预儿童的早期发育、及时鉴认儿童生长发育异常是儿童保健工作人员重要的任务之一。基于这一现状，我们特组织多位具有多年工作经验的专家、学者，在参考国内外先进研究成果的基础上，根据自身实践经验，共同编写了《儿童生长发育与疾病预防》一书，旨在指导临床工作者根据儿童的具体情况，制订有利于其生长发育和疾病预防的科学合理措施。

本书系统地总结了生长过程中影响儿童发育和行为的问题，并介绍了儿童生长发育中疾病防治的相关内容。首先，简单介绍了儿童生长发育相关的规律与评价标准及儿童合理喂养的内容；随后，讲解了遗传与代谢性疾病、循环系统疾病、呼吸系统疾病、消化系统疾病等；最后，涉及儿童保健的内容，对儿童保健评价指标、各年龄段儿童的保健重点和保健的具体措施等内容进行了详细介绍。本书资料新颖、语言精练、逻辑性强，章节安排合理，具有较强的指导性，可使读者通过阅读了解、认识儿童生长发育过程中需要特别注意的要点，对基层医院儿科医师和儿童保健工作者有指导意义，也可作为医学院校在校学生拓展知识面的参考读物。

虽然编者在编写过程中查阅了众多参考资料，但鉴于时间紧张、水平有限，书中存在的疏漏和错误之处，望读者批评指正。

《儿童生长发育与疾病预防》编委会

2021年10月

Contents
目录

第一章

总　论

第一节　儿童年龄分期与生长发育规律

一、儿童年龄分期

儿童的生长发育是一个连续渐进的动态过程，不应被人为地割裂认识。但是在这个过程中，随着年龄的增长，儿童的解剖结构、生理功能和心理行为等确实在不同阶段表现出与年龄相关的规律性。因此，在实际工作中，一般把小儿年龄分为7个期。

（一）胎儿期

从受精卵形成到胎儿娩出为胎儿期，正常胎儿期约40周（40±2周）。胎儿的周龄即为胎龄，或称为妊娠龄。母亲妊娠期间如受外界不利因素影响，如感染、创伤、滥用药物、接触放射性物质、毒品，以及营养缺乏、严重疾病和精神创伤等都可能影响胎儿的正常生长发育，导致流产、畸形或宫内发育不良等。整个胎儿期又分为妊娠早期（前12周）、妊娠中期（13～28周）和妊娠后期（29～40周）3个阶段。

（二）新生儿期

自胎儿娩出脐带结扎时开始至生后28天为新生儿期。此期实际包含在婴儿期内。由于此期在生长发育和疾病方面具有非常明显的特殊性（发病率高，病死率也高），因此被单独列为婴儿期中的一个特殊阶段。在此期间，新生儿脱离母体独立生存，其所处的内外环境发生根本的变化，且其适应能力尚不完善。此外，分娩过程中的损伤、感染延续存在，先天性畸形也常在此期表现。

(三)婴儿期

自出生到1周岁之前为婴儿期。此期是婴儿生长发育极其旺盛的阶段,因此对营养的需求量相对较高。此时,各系统器官的生长发育虽然也在持续进行,但是不够成熟完善,尤其是消化系统相对较弱,故易发生营养和消化功能紊乱。同时,来自母体的抗体逐渐减少,自身的免疫功能尚未成熟,抗感染能力较弱,易发生各种感染和传染性疾病。

(四)幼儿期

自满1周岁至3周岁之前为幼儿期。此阶段儿童体格生长发育速度较前稍减慢,而智能发育迅速,消化系统功能仍不完善,营养的需求量仍然相对较高,因此,合理喂养仍然是保持正常生长发育的重要环节。此期小儿活动范围渐广,接触社会事物增多,但对危险的识别和自我保护能力都有限,因此意外伤害发生率非常高,应注意防护。

(五)学龄前期

自3周岁至6～7岁入小学前为学龄前期。此时儿童体格生长发育速度已经减慢,而智能发育更加迅速,与同龄儿童和社会事物有了广泛的接触,知识面得以扩大,自理能力和初步社交能力得到锻炼。

(六)学龄期

自入小学始(6～7岁)至青春期前为学龄期。此期儿童的体格生长速度相对缓慢,除生殖系统外,各系统器官外形均已接近成人。智能发育更加成熟,可以接受系统的教育学习,此期阅读时间明显增多,近视发生率较高。

(七)青春期

青春期年龄范围一般为10～20岁,女孩的青春期开始年龄和结束年龄都比男孩早2年左右。青春期的进入和结束年龄存在较大个体差异,可相差2～4岁。此期体格生长发育再次加速,出现第2次生长高峰,同时生殖系统的发育也加速并渐趋成熟。在这一时期青少年情绪多变且不稳定,精神、行为和心理的问题开始增加。

二、生长发育规律

生长发育的一般规律指个体生长发育的普遍方式。因受遗传、环境等多因素影响,个体的生长和发育有早有晚,速度有快有慢,差异很大。每个儿童都有自身的特殊性,又都遵循一些普遍规律。了解这些规律,不仅有助于评价其发育现状,且可了解既往的发育史和未来的生长潜力。

(一)生长发育的连续性

各组织、器官、系统不同时期有不同的生长速度,但整体上都有共同的目标——成熟。该动态、连续的过程称“生长轨迹”,指在外环境无特殊变化情况下,个体发育过程通常稳定,呈鲜明的轨迹性。中枢神经系统内有影响该轨迹的复杂调控系统,受遗传基因控制。它尽力使生长中的个体在群体中保持一定幅度的上下波动。一旦出现疾病、内分泌障碍、营养不良等不良影响,会出现明显的生长迟滞;一旦这些阻碍因素被克服,儿童会立即表现出向原有轨道回拢的强烈倾向,即出现赶上生长。换言之,遗传决定人的最大生长潜力,但个体能否实现、能在多大程度上实现该潜力,取决于生活环境。

(二)生长发育的阶段性和程序性

生长发育中的各种量变和质变,组合成不同发育阶段。之前提到的年龄分期,是对发育阶段的大体划分。每一阶段可细分为许多更小的阶段,前阶段为后阶段奠定基础,后阶段则是前阶段的发展趋势。任何一个阶段出现障碍,必然对其后的阶段产生不利影响。各阶段顺序衔接,使生长发育表现出鲜明的程序性。

1.胎-婴幼儿期遵循“头尾发展规律”

从生长速度看,胎儿期头颅生长最快,婴儿期躯干增长最快,2～6 岁期间下肢增幅超过头颅和躯干,使儿童身体比例不断变化,由胎 2 个月时特大的头颅(占全身 4/8)、较长的躯干(3/8)和短小的下肢(1/8)发展到 6 岁时较匀称的比例(头占 1/8,躯干占 4/8,下肢占 3/8)。头颅发育早于躯干,躯干早于四肢,以保证神经系统优先发育,言语、动作加快发育。粗大运动也遵循该规律,按抬头、翻身、坐、爬、站、走、跑、跳的程序进行。

2.手的精细动作遵循近侧发展规律

近躯干的肩部肌肉先发育,进而发展到上臂、前臂、手腕和手指远端的细小肌肉。4 个月婴儿见到妈妈,会高兴地挥动全上肢,但取物不用指,而是一把抓;8 个月时能用拇、示指抓物,但握住不会松手;12 个月左右才会用拇指和其余指的指尖来拿捏细小物体,握放自如。2 岁后手的动作更准确,会用勺子吃饭,但需在手腕的协调、配合下进行;写字、画图等则要到 5～6 岁才能实现。

3.青春期发育遵循“向心规律”

身体各部形态发育顺序:下肢先于上肢,四肢早于躯干,呈自下而上,自肢体远端向中心躯干的规律性变化。足最早开始突增,也最早停止生长;小腿接着开始突增，其后是大腿、骨盆宽、胸宽、肩宽、躯干高，最后是胸臂厚。上肢突增的顺序依次为手、前臂和上臂；手的骨骺愈合也由远及近，顺序为指骨末端→中端→近端→掌骨→腕骨→桡、尺骨近端。

(三)生长速度呈波浪式

整个生长期内，个体生长速度是不均衡的，时快时慢，使生长曲线呈波浪式。从胎儿到成人先后有2次生长突增。第1次突增自胎儿4个月开始，持续到生后第1年。身长在胎儿4～6个月增长约27.5 cm，占新生儿身长的一半，是一生中增长最快的阶段。体重在胎儿7～9个月增长约2.3 kg，占新生儿平均体重的2/3以上，也是一生中增长最快的阶段。出生后增长速度有所减慢，但第1年身长增幅仍达20～25 cm，为出生时身长的40%～50%；体重增长6～7 kg，为出生时的2倍，也是出生后生长最快的一年。出生后第2年，身长增长约10 cm，体重增长2～3 kg。2岁后生长速度减慢并保持稳定，身高年均增长4～5 cm，体重增长1.5～2 kg，直到青春期前夕。第2次突增发生在青春期早期，女孩比男孩早1～2年，生长速度再次加快，身高一般增长5～7 cm，处于身高突增高峰(PHV)时1年即达10～12 cm，男孩增幅更大。体重年增长值一般为4～5 kg，高峰时可达8～10 kg。突增后身高生长速度再次减慢，女生在16～17岁，男生在18～20岁停止增长。男孩突增幅度大，持续时间长，成年时绝大多数形态指标值高于女孩。从生长速度(年增长率)来看，体重的峰值较高而身高的峰值较低；胸围、四肢围度与体重的速度曲线形状相似；而坐高、四肢长与身高的速度曲线相似；肩宽、盆宽处于两者之间。

由于身体各部增幅不同，故出生后的整个生长过程中，身体各部的增长比例大致为头颅增1倍，躯干增2倍，上肢增3倍，下肢增4倍，最终形成以较小的头颅、较短的躯干和较长的下肢为特征的成人体态。

(四)各系统发育既不平衡但又统一协调

生长发育中各组织、器官的生长模式在时间进程上各有鲜明特征，可大致归为4类。

1.一般型

包括全身的肌肉、骨骼、脏器等，生长模式和身高、体重，出现2次突增，其余时间稳步增长；青春发育后期增长幅度逐渐减慢，直到成熟。

2.神经系统型

脑、脊髓、视觉器官和反映头颅大小的头围、头径等，只有一个突增期，主要出现在6岁前。这一“优先发育”模式对提高小儿生存能力、保障其他器官、系统有序、全面发育有特殊意义。

3.淋巴系统型

包括胸腺、淋巴结和间质性淋巴组织等，在出生后头10年生长迅速，12岁左右达到成人的200%。因此，体检时评价儿童淋巴系统不能以成人为衡量参照；小儿扁桃体通常较大，需和扁桃体炎症鉴别。其后，各淋巴器官体积、重量下降，但继续在健全机体的细胞、体液免疫系统方面发挥积极作用。

4.生殖系统型

生后第一个10年内，生殖系统几乎没有发展；青春期突增开始后迅速生长，短短几年内外观形状达到成人水平。

不同系统的生长发育既不平衡又相互协调，是人类作为生物物种之一，在长期生存和发展中对环境的一种适应。任何一个系统的发育都不是孤立的；而任何一种作用于机体的单因素都可对多个系统产生影响。例如，体育锻炼不仅促进肌肉、骨骼发育，也促进呼吸、心血管、神经系统功能水平的提高。

第二节 影响生长发育的因素

小儿的生长发育具有明显的个体差异，这是由多种影响生长发育的因素决定的，这些因素概括起来可分为遗传因素和环境因素两大类，后者包括营养、疾病、父母情况、生活环境、社会因素等。

一、遗传

细胞染色体所载基因是决定遗传的物质基础。小儿生长发育的“轨迹”、特征、潜能、趋势，由父母双方的遗传因素共同决定。种族、家族的遗传信息影响深远，如皮肤和头发的颜色、面型特征、身材高矮、性发育成熟的迟早、对营养素的需要量等。在异常情况下，严重影响生长的代谢缺陷、内分泌障碍、染色体畸形等，更与遗传直接相关。男女性别也影响生长发育，各有其规律与特点，如女孩的平均身高、体重较同龄男孩小，而女孩的语言、运动发育略早于男孩。

二、营养

小儿的生长发育，无论是宫内还是出生后都需要充足的营养素供给作为物质基础。当营养素供给比例恰当，生活环境适宜，生长潜能就可能得到最好的发挥。宫内生长受限的胎儿不仅体格生长落后，严重时还可影响脑的发育。大量的流行病学资料显示，宫内生长受限的小儿成年期高血压、糖尿病、肥胖的发生率高于出生体重正常的儿童。生后营养不良，特别是第1～2年严重营养不良，可影响体格发育，导致机体免疫、内分泌、神经调节等功能低下。

三、疾病

疾病对生长发育的阻碍作用十分明显。急性感染常使体重减轻；长期慢性疾病则使体重和身高的发育均受影响；内分泌疾病常引起骨骼生长和神经系统发育迟缓，如先天性甲状腺功能减低症等；先天性疾病，如先天性心脏病时常伴随生长迟缓。

四、母亲情况

胎儿在宫内的发育受孕母生活环境、营养、情绪、疾病等各种因素影响；如妊娠早期的病毒性感染可导致胎儿先天畸形；妊娠期严重营养不良可引起流产、早产和胎儿体格生长及脑发育迟缓；母亲妊娠早期受到某些药物、X线照射、环境中毒物和精神创伤的影响，可使胎儿发育受阻。TORCH感染是导致出生缺陷发生的主要生物因素之一。这5种病原感染的范围广、危害大。妊娠期感染不仅危害母体，往往还对胎儿产生严重不良后果，可以导致流产、早产、死胎或胎儿生长迟缓、发育畸形，而且通过产道和母乳还可以引起新生儿感染，如果累及神经系统，可造成不同程度的智力障碍及各种瘫痪、失聪、失明等后遗症，从而严重影响人口素质。为了便于记忆将这些疾病英文病名的第一个字母组合起来，概括为TORCH感染：其中T代表为弓形虫；R代表为风疹；C是指巨细胞病毒(CMV)；H代表为疱疹病毒；O指其他病原，如梅毒等。

五、生活环境

良好的居住环境，如阳光充足、空气新鲜、水源清洁、无噪声、居住条件舒适，配合好的生活习惯、科学护理、良好教养、体育锻炼、完善的医疗保健服务等都是促进儿童生长发育达到最佳状态的重要因素。国内外学者均证实由工业化造成的环境污染可以影响儿童的生长发育，如铅、镉污染。生活环境对儿童健康的重要作用往往容易被家长和儿科医师忽视。随着社会进步，生命质量提高，生活环境好坏在一定程度上决定了儿童生长发育的状况。

六、社会因素

社会因素的影响是多方面的，主要取决于父母职业、受教育程度和家庭经济状况。已有大量的调查资料显示,贫穷、家庭破裂、药物滥用及酗酒等许多社会因素能直接或间接阻碍儿童的生长发育。儿童虐待和疏忽在世界范围内都是有害儿童身心健康的社会问题。虐待是指故意给予儿童外力的伤害;疏忽则是故意不给儿童适当的照顾。美国每年大约有 200 万件此类事件发生,严重影响儿童正常的生长发育。

综上所述,遗传潜力决定了生长发育水平,同时这种潜力从受精卵开始就受到一系列环境因素的作用与调节,表现出个体的生长发育模式。因此,生长发育水平是遗传与环境共同作用的结果。

第三节 体格生长发育的评价

一、儿童体格生长的评价

儿童体格生长状况的评价是儿童保健和儿科临床工作中的重要内容之一,只有正确评价才能及时发现小儿生长偏离,及时进行防治,有利于促进小儿生长,还能消除家长的后顾之忧。

(一)评价标准选择

选择不同的评价标准得出的评价结果可截然不同,因此选择适当的评价标准在小儿体格生长评估中极为重要。人群标准值有现状标准和理想标准 2 种。现状标准的制订选择的人群一般不进行严格挑选,只剔除患有各种明显影响生长发育的急、慢性疾病和畸形,这个标准值可代表一个地区一般的儿童生长发育水平,而不是生长发育最好的水平;另一种为理想标准,选择的人群是生活在最适宜的生活环境中,有合理的营养,良好的卫生服务,在这种情况下儿童体格生长的潜力能充分发挥。如目前世界卫生组织采用的儿童体格生长参考值即以美国的国家健康统计中心资料为标准。此标准代表了美国的营养良好和健康儿童的人群,虽然这个人群和世界其他国家有不同,但已被世界卫生组织接受作为最初 5 年的国际生长标准,也被许多国家所接受。发达国家和发展中国家儿童生长差异主要反映了营养的差异而不是遗传的差异。营养学家主张采用理想标准,有利于找出差距,及时制订各种营养政策促进小儿生长。

(二)常用的评价指标

一般采用的指标为体重、身长(高)、头围、胸围、上臂围和皮褶厚度,尤以前二者更为常用,在测量时测量方法应统一,量具要准确,应定期由计量局校正,在排空大小便后穿最少的衣服测量,以保证测量结果准确。

(三)评价方法

1.离差法

以平均数(X)和标准差(SD)为基础,由5个等级组成:$X-2SD$,$X-1SD$,X,$X+1SD$和$X+2SD$。评价小儿的体格生长指标值位于什么位置,在$X\pm2SD$之间均为正常范围。它适用于呈正态分布或近似正态分布的指标,如身长(高)和体重。

2.百分位数法

以第50百分位数(P_{50})相当于均数,可划分为P_3(相当于$X-2SD$)、P_{25}、P_{50}、P_{75}、和P_{97}(相当于$X+2SD$)或更多的等级。在P_3~P_{97}之间均为正常范围,它适用于正态或非正态分布的资料,因此可适用于所有的体格生长指标。

3.Z评分法

在标准差的精确位置,如体重的Z评分为$-1.03SD$,身长为$+0.25SD$等,当Z评分等于0时表示实测值正好等于中位数,这样能更准确评价小儿生长状况,也更有利于小儿生长的比较。目前,多应用于相应年龄的体重、相应年龄的身高和相应身高的体重。

4.指数法

指数法是根据人体各部分之间一定的比例,用数学公式将2项有关体格生长的指标联系起来判断体格生长、营养状况和体型。

体质指数=体重(kg)/身高(长)^2(m^2)。不同年龄的小儿有不同的体质指数。虽然已广泛地用于肥胖的临床诊断,但它不是一个精确的肥胖的指标,因它不能区分瘦肉组织、骨骼和脂肪。在美国已建立了1~19岁白人儿童的体质指数标准。体质指数一般在4~8岁处于正常最低点,在5.5岁以前开始上升的儿童成年肥胖的危险增加。我国尚未建立体质指数的标准。

5.纵向监测法

横向比较的评价方法只能表示目前小儿的生长状况,如一个孩子的体重在第5百分位数,可能是正常生长,也可能是从正常生长开始落后,也可能从落后生长中恢复,因此,单凭1次的体格测量不能精确地评价孩子生长状况,而必须采用纵向监测的方法，定期测量各种体格生长的指标，画出生长曲线和标准曲线比较，观察生长的趋势，孩子可能在 $P_{50} \sim P_{80}$ 的范围中生长，也可能在 $P_{3} \sim P_{10}$ 的范围中生长，只要生长曲线和标准曲线平行就提示孩子的生长正常。如果自身曲线平坦或下降应寻找原因。根据连续测定的体格生长数便可计算出生长速率，生长速率在正常范围内也提示孩子生长正常。因此，纵向监测是评价小儿体格生长的最好方法，能够掌握生长趋势，及早发现生长偏移，及时采取措施，保证孩子健康生长。

二、儿童发育的评价

儿童发育和体格生长一样，个体有较大的差异，为了最大限度地发挥儿童的潜力，一个系统而有效的发育评价便成了儿科学中的一个试金石。发育评价可以发现儿童目前存在的问题，及早进行干预。评价还用于判断干预的效果。因此，评价不是一次性的，而是定期性的，我们称这一过程为监测。发育评价的内容包括认知、情感、行为、社会适应能力等，而评价的方法又是综合性的。

（一）评价方法

1.发育史询问和观察儿童

这是基于儿童发育进程的询问和观察。经过多年的努力，目前我国儿童发育从出生至学龄儿童已有较为详细的资料阐述，也已经成为儿科临床的基础知识。在儿童发育评价中，正是应用这些发育进程的知识，对个体儿童以询问和观察的方式获得信息。一般来说，年幼儿童可询问父母或直接照顾者，年长儿童除询问父母之外，还可与他们直接交谈，以获取更多的第一手资料。

由于母亲妊娠情况、分娩、儿童的营养、体格健康状况、家庭环境和社会环境与发育有密切的关系，因此在发育史的询问中还应当包括这些内容，以便更好地理解儿童的发育。

2.体格检查

儿童的体格健康与发育状况是相互制约的。因此，发育评价中应当常规地做儿科的体格检查，检查中应特别注意有无先天性畸形、特殊面容等，这些提示影响发育的可能性。神经系统的检查在婴儿期应包括各种原始反射，如拥抱反射、握持反射、吸吮反射、踏步反射、不对称性颈紧张反射和对称性颈紧张反射等，原始反射的异常持久存在提示中枢神经系统的发育障碍。年长儿童的神经系统的检查应注意一些“软”体征，如正反翻手，先试一手，比较双侧，再双手同时进行；拍击动作，双手对拍，快速拍击物品或自己腿部；对指动作，拇指对其他

4个手指,轮番进行,比较双手的动作;足跟对足尖的直线行走;单足原地跳跃;左右协调,右手拍自己左侧膝部,左手拍右侧膝部,交替进行等。"软"体征的多项阳性表现结合临床中的其他检查结果共同考虑,以分析儿童是否存在发育方面的问题。除此之外,还应对儿童的视力和听力做定期的检查,以排除感觉障碍所致的发育异常。

3.问卷

问卷是罗列一系列项目,以向家庭、教师或儿童本人了解有关情况的一种方法。在临床中,问卷可以先行一步,使医师在就诊前初步了解儿童存在的问题。问卷可以设计成多种性,为发育或特色门诊所用。目前,儿科临床除了对儿童的发育监测之外,已开始了不少特色门诊,如学习困难、心理咨询、行为异常、语言障碍等,因此,针对特定的门诊内容,可以有不同主题的问卷。

目前,我国已有一些标准化的问卷,这些问卷既可用于临床,也可用于科学研究,问卷的结果或是定性的,或是量化的。现有的标准化问卷有 Achenbach 儿童行为量表、孤独症儿童行为检查量表、婴儿气质量表、儿童气质量表、家庭筛查问卷等。

在发育评价中,问卷的优点在于用较少的时间获得较多的信息,但是问卷的填写带有较大的主观性,所以单凭问卷不能进行诊断,而应结合临床全面考虑。

4.筛查

所谓筛查是对群体儿童用简便的方法所做的检查。发育筛查是基层儿童保健中的一个内容,筛查的结果是定性的,如发育筛查结果为可疑或异常,可做诊断性的测试进行确诊。发育筛查的方法简单可行,或询问家长、教师,或让儿童进行一些操作,所需时间短,又较省力,但结果比较粗糙。

我国已有一系列儿童发育筛查的量表,如新生儿行为评估量表、丹佛儿童发育筛查试验、Peabody 图片词汇测试、入学准备测试、画人试验、瑞文试验等。这些量表从不同的侧面评估儿童的发育状况,大大提高了基层儿童保健的质量。

5.诊断性测试

由于发育筛查结果出现较多的假阳性和假阴性结果,因此诊断性测试的作用十分重要,它能证实筛查中的可疑和异常,做出明确的诊断。一个诊断性测试所包括的项目往往比较多,反映儿童发育综合能力,因此测试费时又费力,强调对个体儿童的评价,其结果以数量表示。

近20年来,我国引进了一系列诊断性测试,经过标准化后,获得了我国的常规模型。儿科临床中最常用的诊断性测试是智能测试,如贝莉婴儿发育量表、盖塞尔发育量表、韦氏学前及初小儿童智能量表、韦氏儿童智能量表修订版、儿童适应行为评定量表等。在评价儿童的智能时，常常用上述各种智力量表，结合儿童适应行为评定量表，对儿童智能迟缓做出诊断。此外，还有评定儿童气质的气质量表在儿科临床中帮助家长更好地理解儿童，具有一定的指导定义。

（二）常用的发育筛查

1.新生儿 20 项行为神经测定

我国根据新生儿行为评定量表和法国阿米尔-梯桑的新生儿神经运动测定，结合我国的国情，建立我国新生儿 20 项行为神经测试，目前已在儿科临床普遍开展应用。

20 项行为神经测试分 5 个部分，即行为能力（6 项）、被动肌张力（4 项）、主动肌张力（4 项）、原始反射（3 项）和一般估计（3 项）。每项评分有 3 个分度，即 0、1、2 分，满分为 40 分。该测试只适用于足月新生儿。早产儿应用时，需要等孕龄满 40 周后再做。测试结果为正常或异常。它可早期发现新生儿轻微脑损伤，并对婴儿发育有一定的预测性，因此这项测试是目前我国新生儿临床上一种简便而有效的发育检查方法。

2.丹佛发育筛查修订试验

丹佛发育筛查修订试验是最早引进的一项发育筛查试验，已在我国标准化。该测试共有 104 个项目，涉及小儿个人-社会、精细运动、语言和大运动 4 个能区。每个项目分别标上 4 个点，分别代表 25％、50％、75％、90％的正常小儿通过该项目的月龄或年龄。测试结果有异常、可疑、正常及无法解释。如果第 1 次为异常、可疑或无法解释时，3 周后应予以复查。如果复查结果仍为异常、可疑、无法解释时，而且家长认为该测试确实反映小儿日常表现时，则应该进一步用诊断性测试。这项发育筛查试验适用于 6 岁以下的小儿。其实用价值在于能筛查出一些发育上可能有问题，但临床尚无症状的小儿，对已有问题的小儿可用此测试证实之；对高危婴儿可进行发育的监测。故目前在临床上应用较普遍，尤其适用于基层儿科临床或社区儿童保健的门诊中。

3.入学准备测试

本测试由上海交通大学医学院附属新华医院修订其内容，包括自我认识、非环境性定向、记忆、常识、运动、眼手协调、分析综合能力、社会心理、语言等 50 个项目，简称 50 项。测试结果以正常、异常、可疑而评定，用于 5～7 岁的儿童，反映儿童入学前后是否具备上述各种能力，适应小学的学习环境。

4.图片词汇测试

这项测试既可作为智能的筛查,又可作为语言感受能力的筛查。共有120张图片,每张图片上印有4张不同的黑白线条的图画,当主试者说出1个词语后,要求被试者用手指出相应的图片。该测试第一版在上海进行标准化后得出常模。其结果以IQ表示,适用的年龄范围在3岁3个月至9岁儿童。对发育迟缓、学习困难、语言发育落后的儿童,可用此测试进行筛查。初步反映儿童的一般智力或语言感受能力。

5.瑞文试验

该试验原由心理学家于1938年创制,现在国内采用华东师范大学修订的瑞文测验联合型,适用范围5～75岁,结果以IQ表示,为一种非文字的智力筛查,反映个体的观察力、思维及空间的感知能力。

(三)常用的诊断性测验

1.贝莉婴儿发育量表

这是1项引进的婴儿发育量表,第一版在国内进行标准化后,有了自己的量表。该测试包括智力发育163项、运动发育81项、行为观察24项3个部分。智力发育部分测试婴幼儿的感知、记忆、概念、语言等能力;运动发育部分测试其大肌肉运动和手的精细动作;行为观察部分则记录小儿情绪、社会性行为、注意力、目的性等特点。其结果分别用智力发育指数和运动发育指数表示。该测试适用于2～30个月的小儿,用以确诊发育迟缓或发育障碍。

2.盖瑟尔发育量表

这个量表主要是以正常行为模式为标准来判断所观察到的行为,以年龄来表示,然后与实际年龄相比,算出发育商数,而不是智商。此量表的设计在于判断小儿神经系统的完善和功能的成熟。有研究者认为婴幼儿发育的关键年龄为4周、16周、28周、40周、52周、18个月、24个月、36个月。测试内容包括适应性行为、大运动、精细动作、语言和个人-社会性行为5个方面。该量表适用于4周至3岁的小儿。如果发育商在75以下,表示有发育迟缓。

3.韦氏学前及初小儿童智能量表

该量表包括语言和操作2个部分。语言部分的分测验为词汇、常识、算术、类同性和理解;操作部分的分测验为动物房、图画填缺、迷宫、几何图案和木块拼图。另有一个词句分测验,测小儿记忆力,作为备用。在测试时,往往将语言与操作分测验交替进行,以吸引小儿的兴趣。该量表适用于4～6岁6个月的小儿。儿童发育迟缓、学习技能差,并在发育筛查中结果异常者,常用该量表确诊,在临床中应用较普遍。

4.韦氏儿童智力量表(修订版)

该量表同样源出于 Wechsler 测试,内容包括词语类和操作类。词语类包括词汇、常识、算术、积木、木块图案、译码和迷宫(备用)。每一类中选择 5 个分测验。该量表适用于 6～16 岁儿童,是目前最常用的诊断性智能测验,常以该测验的 IQ 与社会适应量表的结果诊断儿童智能迟缓。也常对学习困难、注意缺陷伴多动、行为问题的儿童用此测验进行鉴别或诊断。

目前,贝莉婴儿发育量表、韦氏量表(2 种)图片词汇测试、丹佛发育筛查修订试验均在国外有修正版本,其中有些国内已经标准化。

第四节 儿童神经心理发育及评价

一、中枢神经系统的发育

神经、精神发育与中枢神经系统的发育成熟密切相关。胎儿时期神经系统发育最早。胚胎 3 周形成神经管,4 周其两端的前后神经孔关闭,头端发育成脑泡,后端形成脊髓,5 周脑泡形成前、中、后脑。此期胎儿若受到有害因素影响,则发生神经管发育障碍。

大脑皮质从胚胎第 8 周开始形成,第 10～18 周神经元大量增殖、移行,分布到大脑皮质基底神经节和小脑,如因致病因素使神经元增殖受阻,造成皮质体积减小,发生小头畸形。5 个月时皮质细胞开始分化,并逐渐形成 6 层结构(分子层、外颗粒层、锥体细胞层、内颗粒层、巨大锥体细胞层和多形层)。大脑皮质细胞的增生、长大、分化在胎儿末期和新生儿初期达最高峰。小儿出生后,皮质细胞的数目不再增加,以后的变化主要是细胞增大、分化、功能发育成熟。

出生时脑重约 370 g,相当于体重的 1/9～1/8,6 个月时达 600 g,1 岁时达 900 g,成人的脑重约1 500 g相当于体重的 1/40。新生儿的大脑已基本上具备沟和回,但较成人浅,灰质也较成人薄,细胞分化不全,树突与轴突少而短,3 岁时细胞分化基本完成,8 岁时已与成人无区别。

神经髓鞘的形成传导纤维形态学成熟的重要标志。其形成按一定顺序,至 4 岁神经纤维才完成髓鞘化。在婴幼儿时期,由于神经髓鞘形成不全,当外界刺激作用于末梢神经而传入大脑时,因无髓鞘的隔离,兴奋可波及邻近纤维,在大脑皮质就不能形成一个明确的兴奋灶,同时无髓鞘神经传导较慢,因而小儿对外界刺激反应较慢,而且易于泛化。

新生儿的皮质下系统如丘脑、苍白球在功能上已较成熟,但大脑皮质及新纹状体发育尚未成熟,新生儿活动由皮质下系统调节,因此新生儿出现很多无意识的手足徐动,肌肉张力高。以后脑实质逐渐增长成熟,运动主要由大脑皮质调节。延髓在出生时已基本发育成熟,有呼吸、循环、吸吮、吞咽等维持生命的重要中枢。脊髓在初生时已具备功能,重量 2~6 g,2 岁时构造已接近成人。脊髓成长和运动功能的发育相平行。

新生儿的脑富含水分和蛋白质,而类脂质、磷脂和脑苷脂含量较少,脑化学成分至 1.5 岁以后和成人相同。蛋白质在婴儿为 46%,成人为 27%;类脂质在婴儿为 33%,成人为 66.5%。

二、神经、精神发育

小儿神经、精神活动能力的发育以神经系统组织结构上的不断发育成熟为其物质基础。常从大运动、细运动、语言及对周围人和物的反应等几个方面进行评价。婴幼儿的发育程度大量反映在日常行为上,因此也称为“行为发育”。

(一)感知觉的发育

1.视觉

视觉与整个心理发育关系甚大,视觉缺陷可造成学习障碍,小儿视觉的发育如下。

新生儿:已有瞳孔对光反射和短暂的原始注视,目光能跟随近距离缓慢移动的物体,能在 19 cm 处调节视力和两眼协调。

1 个月:开始出现头眼协调,眼在水平方向跟随物体在 90°范围内移动。

3 个月:调节范围扩大,头眼协调好。仰卧位时水平位视线可跟随 180°,能看见直径 0.8 cm 的物体,视觉集中时间可在 7~10 分钟。

6 个月:视线跟随在水平及垂直方向移动的物体转动,并改变体位以协调视觉,可以注视远距离的物体,如飞机、汽车,并能主动观察事物。

9 个月:较长时间地看相距 3~3.5 m 人物的活动,喜欢鲜艳的颜色。

18 个月:注意悬挂在 3 m 处的小玩具。

2 岁:区别垂直线与横线。

4 岁:视力约 20/40(Snellen 表),能区别基本颜色。

5岁:区别斜线、垂直线与水平线,视力约20/30。

6～9岁:视力达20/20。

10岁:正确判断距离与物体运动的速度,能接住从远处掷来的球。

2.听觉

近年的研究表明,新生儿已有良好的听觉灵敏度,50～90 dB的声响引起呼吸的改变。一般小儿到3个月时能感受不同方位发出的声音,转头向声源。4个月听悦耳声音时会微笑。6个月对母亲语音有反应。9个月寻找来自不同高度的声源。1岁听懂自己的名字。2岁听懂简单的吩咐。4岁听觉发育已较完善。

3.味觉

新生儿对不同味觉物质已有不同反应,半个月左右时对甜味做吸吮动作,露出愉快表情,对苦、酸、咸的物质则表示不安、皱眉、闭眼、恶心。3～4个月婴儿对食物的微小改变已能区分。

4.皮肤觉

皮肤觉(包括温、痛、触觉)是最早出现的感觉。新生儿触觉已很发达,当身体不同部位受到刺激时就会做出不同的反应。新生儿皮肤对刺激的敏感性已接近成人。新生儿对冷热的感觉十分灵敏,3个月的小儿已能分辨33 ℃和31 ℃的水温。新生儿对痛觉反应较迟钝,第2个月起对痛刺激才表示痛苦。

(二)运动的发育(动作能)

随着大脑皮质功能逐渐发育及神经髓鞘的形成,小儿运动发育渐趋完善。运动发育的规律:由上而下,由近而远,由不协调到协调,由粗大到精细。运动的发育可分大运动和细运动(精细动作)。

1.大运动

大运动包括抬头、翻身、坐、爬、立、走、跑等方面。小儿大运动发育程序如下。

新生儿:俯卧位能将脸从一边转向另一边以避免窒息。仰卧位可出现颈紧张姿势。

1个月:能俯卧位抬头片刻。

2个月:能俯卧抬头45°,从仰位拉至坐位,头后仰。

3个月:俯卧位抬头90°,垂直位能抬头,但控制尚不稳定,出现头晃动。

4个月:仰卧头向中央,四肢对称;俯卧抬头高,并以肘支撑抬起胸部。

5个月:腰肌继颈肌发育,能直腰靠背坐。

6个月:已能用下肢支持身体,喜欢扶腋下跳跃。

7个月:会翻身,俯卧位能向左右旋转追逐物体。

8个月:长时间稳坐,开始学爬。

9个月:扶着栏杆能站立。

10个月:会自己从座位攀栏站起。

11个月:会扶栏行走或牵着一手走。

12个月:会独立片刻,约1/4的小儿能独自行走。

15个月:一般小儿都会独立行走,会蹲下拣物。

18个月:行走快,很少跌跤,会自己扶栏一次一级地上楼梯,会倒退行走数步。

2岁:能跑。

3岁:双足交替登楼。

4～5岁:会单足跳,能奔跑。

2.细运动

细运动是指手及手指的功能,如取物、搭积木、绘图、扣纽扣等。视觉的发育是细运动发展的必要基础。新生儿手接触物体时出现握持反射。3个月左右随着握持反射消失,出现了主动抓握。5～6个月以后出现了以视觉为线索的抓握,并进而出现手、眼及其他部位肌肉的协调。手的功能发展也有成熟过程:①先用手掌尺侧握物,后用桡侧,再用手指。②先会用4个手指以一把抓方式取物,后用拇指与示指钳取。③先会抓握,后能主动放松。小儿细运动发育程序如下。

出生至2个月:紧握触手物。

2个月:能短暂留握如摇荡鼓一类物体。

3个月:两手放松,常拉自己的衣服及大人的头发。

4个月:两手在胸前玩弄,见到新鲜物体两臂会活动起来。

5个月:手伸向物体,碰到时会随手抓起。

6个月:双手能各拿一块边长2.5 cm左右的方木。

7个月:可在两手间传递玩具。能用4个手指一把抓的方式取到小糖丸。

8个月:出现捏弄、敲打及抛掷玩具的动作。

9个月:伸出示指拨弄小物件。此时拇、示指能配合用钳形动作摘拿小丸,但近尺侧腕部仍贴住桌面。

12个月:拇、示指用钳形动作取小丸时已不需尺侧腕部的支持,称为“垂指摘”。

15个月：试搭方木2块。能将小丸放入小瓶中。

18个月：搭方木3～4块。会将小丸从瓶中倒出以取得小丸。开始会用笔在纸上乱画。

2岁：搭方木5～6块。会模仿画竖线、横线。会逐页翻书。

2.5岁：搭方木8块。会穿上短裤和便鞋。

3岁：会模仿用3块方木“搭桥”，串木珠，解纽扣。会画“圆圈”和“十”字。

4岁：会画方形。

5岁：会画人。

6岁：会画三角，能折纸。

7～8岁：会画菱形，能做手工、泥塑。

(三)语言的发育(语言能)

语言是人类所特有的一种高级神经活动形式，是表达思维和意识的一种形式。小儿语言的发育除受语言中枢控制外，还需要正常的听觉和发音器官。语言能分理解和表达2个方面。小儿学语是先理解而后表达，先会发语音而后会用词和句。在词的理解应用上，先是名词而后为动词、形容词、介词。语言能力发展程序如下。

新生儿出生时能大声啼哭。

1个月：能发很小声的喉音。

2～3个月：能发a(啊)、o(喔)等元音。

4个月：在愉快的社交接触中能大声笑。

6～7个月：发唇音，并能将元音与辅音结合起来，如ma、da等。

8个月：常重复某一音节，如ma-ma、da-da、ba-ba等。

8～9个月：能区别大人语气，对大人的要求有反应，如“拍手”。能模仿发ma、ba等音。

12个月：懂得某些物体的名称，如“灯灯”“鞋鞋”“帽帽”，并会用手指出。同时还知道自己的名字。约半数12个月的小儿能有意识叫“爸爸”“妈妈”。

18个月：能说10个左右有意义的词。会指出身体各部分。

2岁：会说2～3个词构成的简单句。能说出身体各部分的名称。

3岁：词汇增加很快。能说出姓名、性别，懂得介词(如上、下)，能唱简单的儿歌。

4～5岁：能听懂全部说话内容，能简单地叙说一件事情及讲故事。这年龄的特点为喜欢提问。

6岁:说话流利,句法正确。

语言的发育是在第一信号系统基础上形成的,是小儿高级神经活动进入一个质变的阶段,语言发育加深了认识、理解、推理,使小儿智力更进一步发展。语言发育重要时期在生后9～24个月,应早期进行语言训练。

(四)对周围人和物的反应(应人能、应物能)

包括对周围人和物的反应和交往的能力及独立生活的能力。应人能、应物能是随年龄增长而逐渐发展的,其发展程序如下。

新生儿:对周围较淡漠,反复逗引方有反应。对强光反应较快。

1个月:喜欢看熟悉人的脸和颜色鲜艳的物体。

2个月:双眼会追随移动的物体,会注意母亲的脸,开始微笑。

3个月:认识母亲。

4个月:逗引时能发出笑声,能主动以笑脸迎人,母亲离去或不在时会表现出不愉快。

5～6个月:能区别熟人和陌生人,喜欢做手帕遮脸的游戏。会向镜中人微笑。能抚摸或抱着奶瓶。

7～8个月:能注意周围人的行动与表情。能体会说话人的语调,如大人用斥责语调说"不许动",小儿可出现恐惧表现或马上停止动作。

9～10个月:能模仿成人动作,会招手表示"再见",对外人表示疑惧。

12个月:对人有爱憎之分,能配合大人穿衣。

18个月:会用语言或手势表示要求,会表示大小便。

2岁:能自己用匙吃饭,动作准确,但吃不干净。基本能控制大小便。能听懂命令,执行简单任务。

3岁:会参加其他孩子的活动,会洗手。

4岁:好奇心强,求知欲强,不断提问。能自己上厕所,脱衣服。

5～6岁:喜欢集体游戏,常扮演想象中的角色,会做简单的家务劳动,如抹桌、扫地等。

小儿中枢神经系统一切功能活动的发育,虽以神经、肌肉和骨骼系统正常发育为前提,但外界环境条件、训练和教养起着重要作用。多让小儿接触外界环境,加强教养、训练,会对小儿神经、精神的发育有促进作用。

(五)神经反射的发育

新生儿一出生即具有某些先天性反射活动,并持久存在,如觅食、吸吮、吞咽反射，对疼痛、寒冷、强光亦有反应。婴儿的暂时性反射，如拥抱反射、紧张性颈反射、踏步反射、握持反射，以后随着小儿发育逐渐消退。一般握持反射和拥抱反射于3～4个月消失。腹壁和提睾反射于1岁时开始稳定，巴宾斯基征在2岁时转阴。如这些反射在该出现时不出现，或应消失时不消失，特别表现出不对称时，常提示神经系统有异常。后天性反射（条件反射）是在先天性反射基础上随着大脑及各感觉器官的发育而产生的。小儿在出生后9～14天即出现第一个条件反射：母乳喂养儿9～14天开始，每当母亲刚一抱起小儿，乳头尚未放入小儿口中，小儿即出现吸吮动作。2个月起逐渐形成与视、听、味、嗅、触觉等感觉有关的条件反射。3～4个月开始出现兴奋性和抑制性条件反射。

三、小儿神经、精神发育的评价

为了检出小儿神经、精神发育是否异常，世界卫生组织提出可以用动作发育和语言发育作为最简便的评定指标。运动方面，如4个月时不能抬头，10个月不会坐，1岁不会站，1岁半不能走；语言方面，如出生时哭声不洪亮，4个月不会微笑，6个月不会大笑，不能发出“啊”声，10个月不能发出“爸爸”“妈妈”等复音，1岁半不会说单词，均提示小儿神经、精神发育异常，应首先从环境因素和教养、训练等方面找原因，其次应探查有无神经系统器质性病变。

检查时可先参考小儿神经、精神发育进程表（见表1-1）进行评价，如与该表偏离过大，可采用智能筛查方法。

表1-1 小儿神经、精神发育进程表

年龄	动作	语言	接触人物的反应（智力）	感觉和反射
新生儿*	不协调动作	能哭叫	不能注视	有觅食、吸吮、吞咽、拥抱、握持等先天性反射，对疼痛、寒冷、强光有反应
1个月*	直立和俯卧位时能抬头	发出和谐的喉音	微笑	握持反射减弱，腹壁和提睾反射不易引出
2个月*	从俯卧位扶起时能仰头	发出和谐的喉音	注意人面和玩具	
3个月*	仰卧扶起时头不后垂	咿呀发声	认识奶头，头转向声源	握持反射可消失，屈肌张力高，克尼格征、巴宾斯基征阳性
4个月*	坐头竖直，会翻身	大声发笑	抓面前物件	拥抱反射消失

续表

年龄	动作	语言	接触人物的反应(智力)	感觉和反射
6个月*	扶腋下能站立、跳跃、抱奶瓶	发单音,听到叫喊声有反应	伸手取物,能辨认生人	
7个月*	会爬,独坐,将玩具从一手换到另一手	能发出爸爸、妈妈等复音	能听懂自己的名字	
9个月*	坐稳,扶站	能听懂较复杂的词句,如再见等	见熟人要抱	
12个月*	能独立,但不稳,用拇指、示指捡物	能叫出物品名字,指出自己手指	能指出物件表示需要	吸吮反射逐渐开始消失,腹壁和提睾反射开始稳定
15个月*	走得稳,能蹲着玩	听懂一些日常用语	能叠2块方木	
18个月	爬台阶,扶栏上楼	认识身体各部分	能表示大便、小便	
2岁	能跑,会踢球	会说2～3字拼成的句子	能完成简单的动作,如戴帽	巴宾斯基征阴性
3岁	会骑三轮车,会洗手、脸,脱衣服	说短歌谣,数3个数	认识画中物	
4岁	能爬梯子,会穿鞋	能唱歌	能分辨颜色	
5岁	能单腿跳,会系鞋带	开始认字	分辨4种颜色	
6～7岁	参加简单劳动	讲故事,开始写字	数几十个数	

* 世界卫生组织提出的衡量婴幼儿神经、精神发育主要动作和语言出现的月龄

下面介绍几种常用的智能筛查方法。

(一)丹佛发育筛选检查

丹佛发育筛选检查(DDST)在世界范围内广泛应用,我国也已进行标准化。DDST适用于出生至6岁小儿。共有105个项目,分属4个能区:①应人能力(个人-社会)——小儿对周围人们应答及料理自己生活的能力。②精细动作——包括手、眼协调,手指精细动作(摘小物体,画图,叠方木等)。③语言能力——听觉、理解及言语表达能力。④大运动(粗动作)——抬头、坐、站立、行走、跳等的能力。

DDST测验表顶边线和底边线有年龄标度,每一项目以自左向右排列的横条来表示(见图1-1),4个箭头所指之点,分别提示25%、50%、75%及90%的正常小儿能完成该项目的年龄。

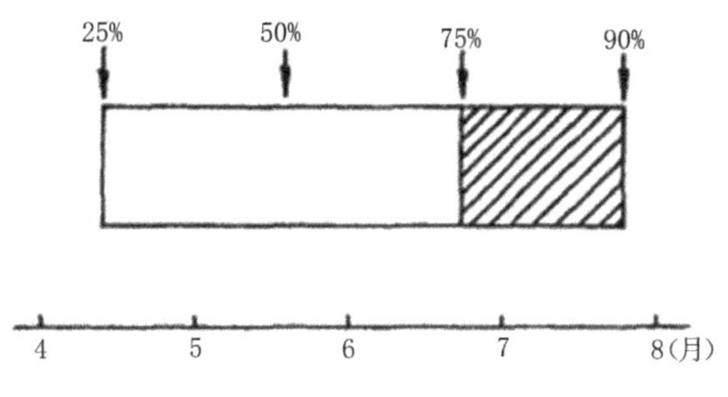

图 1-1 DDST 项目示意图

DDST 仅作为筛查,筛查结果评为正常、可疑、异常、无法测定,评定主要根据“迟长”项目数。凡在年龄线以左的项目,如小儿失败称为“迟长”。本测验应用工具简便,操作时间约 20 分钟,易为小儿接受。

20 世纪 70 年代原作者对 DDST 进行改进,称为 DDST-R,项目排列成阶梯式。90 年代针对 DDST 的不足再行修订,称为 Denver Ⅱ 儿童发育筛查量表,共有 125 个项目,语言能项目增加较多。

(二)50 项测验

50 项测验又称入学合格测验,操作方法简便,评分明确,可作为 4～7 岁儿童筛选方法之一。内容包括问题和操作两大类,共 50 题。具体有:①自我认识 13 项,指出身体部分,说出姓名等。②运动能力13 项,包括大运动及精细动作。③记忆能力 4 项,复述数字、句子、故事内容。④观察能力 6 项,指出图画中缺损、错误,拼图等。⑤思维能力 9 项,包括左右概念、日期概念、分析推理。⑥常识 5 项,认识颜色、几何图形、动物名称。每题 1 分,满分为 50 分。再以实际得分查得相应的能力商(采用离差法)。

(三)绘人试验

绘人试验(Drawn-A-Man test)是简单易行的儿童智力测试方法,可反映小儿的观察力、注意力、记忆力、空间和方位知觉及眼手协调等方面的能力。

工具简单,取一张图画纸,大小为 21 cm×27 cm,1 支铅笔及 1 块橡皮。让小儿画一张全身人像,不限时间。可用于 5～12 岁儿童,较适合的范围为 5～9 岁。根据所画人像评分(满分为 50 分),再查出智商。

(四)图片、词汇测试法

图片、词汇测试法(PPVT)适用于 3.25～9 岁小儿,尤其对语言障碍、性格内向的儿童比较合适。我国修订本工具为 120 张图片,每张图片上有 4 幅不同的图画，由易到难。若8张中连续失败6次即停止，以最末一张的总数减去总错误数，即为总分，再算出智商。

（五）瑞文测验

瑞文测验原名“渐进矩阵”，是一种非文字智力筛查方法。现常用的是瑞文测验联合型，适用范围为5岁至成人。测验有6个单元共72幅图，结果以智商表示。

（六）0～6岁发育筛查测验

0～6岁发育筛查测验（DST）适用于我国0～6岁小儿。该测验采用运动、社会适应及智力3个能区的模式，共120个项目。结果以智力指数（MI）和发育商（DQ）表示。

以上所介绍的智能筛查方法如第一次检查结果有问题应于2～3周予以复试，复试时应更为慎重，选择更为适宜的时间和环境。如复试结果仍有问题，应采用智能诊断方法进行更详细深入地检查。目前，国际上所推崇的智能诊断量表，婴幼儿为盖泽儿发育诊断法及贝利婴儿发育量表，学龄前期及学龄期阶段为斯坦福-比奈量表（S-B量表）及韦氏智力量表。后者包括学龄前与学龄初期（4～6.5岁）儿童智力量表（WPPSI）、儿童（6～16岁）智力量表（WISC）、成人智力量表（WAIS）。如肯定智力低下应转至有关相关科室（心理、神经、视、听觉、遗传等科）进行进一步检查和治疗。

第二章

儿童合理喂养

第一节 儿童营养基础

一、营养素与膳食营养素参考摄入量

营养是指人体获得和利用食物维持生命活动的整个过程。食物中经过消化、吸收和代谢能够维持生命活动的物质称为营养素。膳食营养素参考摄入量包括4项内容。①平均需要量(EAR):某一特定性别、年龄及生理状况群体中对某营养素需要量的平均值,摄入量达到EAR水平时可以满足群体中50%个体的需要;对个体可以满足自身50%需要,缺乏的可能性为50%。②推荐摄入量(RNI):可以满足某一特定性别、年龄及生理状况群体中绝大多数(97%~98%)个体的需要。③适宜摄入量(AI):是通过观察或实验获得的健康人群某种营养素的摄入量,可能高于RNI,不如RNI精确。④可耐受最高摄入量(UL):是平均每天可以摄入该营养素的最高量。当摄入量超过UL而进一步增加时,发生毒副作用的危险性增加。

营养素分为能量、宏量营养素(包括蛋白质、脂类、碳水化合物)、微量营养素(包括矿物质和维生素)、其他膳食成分(包括膳食纤维、水)。

儿童由于生长发育快,对营养需求高,而自身消化吸收功能尚不完善,正确的膳食行为有待建立,处理好这些矛盾对儿童健康成长十分重要。

(一)儿童能量代谢

人体能量代谢的最佳状态是达到能量消耗与能量摄入的平衡,能量缺乏和过剩都对身体健康不利。儿童总能量消耗包括基础代谢率、食物的热力作用、生长、活动和排泄5个方面。能量单位是千卡(kcal)(BMR)或以千焦耳(kJ)为单

位，1 kcal＝4.184 kJ 或 1 kJ＝0.239 kcal。

1.基础代谢率

小儿基础代谢的能量需要量较成人高，随年龄增长逐渐减少。如婴儿的 BMR 约为 55 kcal/(kg・d)[230.12 kJ/(kg・d)]，7 岁时 BMR 为 44 kcal/(kg・d)[184.10 kJ/(kg・d)]，12 岁时每天约需 30 kcal/(kg・d)[125.52 kJ/(kg・d)]，成人时为 25～30 kcal/(kg・d)[104.6～125.52 kJ/(kg・d)]。

2.食物热力作用

食物热力作用是指由于进餐后几小时内发生的超过 BMR 的能量消耗，主要用于体内营养素的代谢。与食物成分有关，碳水化合物的食物热力作用为本身产生能量的 6%，脂肪为 4%，蛋白质为 30%。婴儿食物含蛋白质多，食物热力作用占总能量的 7%～8%，年长儿的膳食为混合食物，其食物热力作用应为 5%。

3.活动消耗

儿童活动所需能量与身体大小、活动强度、活动持续时间、活动类型有关。活动所需能量个体波动较大，并随年龄增加而增加。当能量摄入不足时，儿童首先表现为活动减少。

4.排泄消耗

正常情况下未经消化吸收的食物的损失约占总能量的 10%，腹泻时增加。

5.生长所需

组织生长合成消耗能量为儿童特有，生长所需能量与儿童生长的速度成正比，即随年龄增长逐渐减少。

一般基础代谢占能量的 50%，排泄消耗占能量的 10%，生长和运动所需能量占 32%～35%，食物的热效应占 7%～8%(图 2-1)。由于人类进化早期食物稀缺，需要高效贮存能量，故能量的 RNI 为人群的 EAR。婴儿能量 RNI 为 95 kcal/(kg・d)[397.48 kJ/(kg・d)]，1 岁后以每岁计算。

(二)宏量营养素

1.蛋白质

构成人体蛋白质的氨基酸有 20 种，其中 9 种是必需氨基酸(亮氨酸、异亮氨酸、缬氨酸、苏氨酸、蛋氨酸、苯丙氨酸、色氨酸、赖氨酸、组氨酸)，需要由食物提供。组成蛋白质的氨基酸模式与人体蛋白质氨基酸模式接近的食物，生物利用率高，称为优质蛋白质。优质蛋白质主要来源于动物和大豆蛋白质。

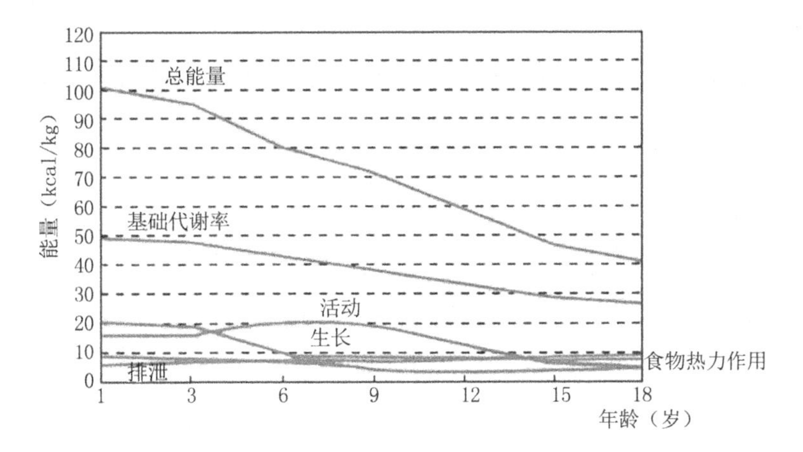

图 2-1　能量分布与年龄的关系

蛋白质主要功能是构成机体组织和器官的重要成分，次要功能是供能，占总能量的 8%～15%。1 岁内婴儿蛋白质的 RNI 为 1.5～3 g/(kg・d)。婴幼儿生长旺盛，保证优质蛋白质供给非常重要，优质蛋白质应占 50%以上。食物的合理搭配及加工可达到蛋白质互补，提高食物的生物价值。例如，小麦、米、玉米等赖氨酸含量低，蛋氨酸含量高，而豆类则相反，如两者搭配可互相弥补不足。如豆制品的制作可使蛋白质与纤维素分开，利于消化。

2.脂类

脂类包括脂肪（甘油三酯）和类脂，是机体的第二供能营养素。构成脂肪的基本单位是脂肪酸，有 2 种脂肪酸，即 n-3 型的 α-亚麻酸和 n-6 型的亚油酸，人体不能自身合成，必须由食物供给，称为必需脂肪酸，可在体内合成各种各样的长链和短链脂肪酸及体内各种脂肪。亚油酸可衍生多种 n-6 型多不饱和脂肪酸，如花生四烯酸（srachidonic acid，AA）。亚油酸在体内可转变成亚麻酸和花生四烯酸，故亚油酸是最重要的必需脂肪酸。α-亚麻酸可衍生多种 n-3 型多不饱和脂肪酸，包括二十碳五烯酸（EPA）和二十二碳六烯酸（DHA）。这些必需脂肪酸对细胞膜功能、基因表达、防治心脑血管疾病和生长发育都有重要作用。n-3 型多不饱和脂肪酸对脑、视网膜、皮肤和肾功能的健全十分重要。

必需脂肪酸来源：主要来源于植物油，亚油酸主要存在于植物油、坚果类（核桃、花生）；亚麻酸主要存在于绿叶蔬菜、鱼类脂肪及坚果类。母乳含有丰富的必需脂肪酸。脂肪类的 AI：常用提供能量的百分比来表示脂肪类的 AI，6 个月以下占婴儿总能量的 45%～50%，必需脂肪酸应占脂肪所提供能量的 1%～3%。

3.碳水化合物

碳水化合物包括单糖(葡萄糖、双糖)和多糖(主要为淀粉),为供能的主要来源。各种糖最终分解为葡萄糖才能被机体吸收和利用。体内可由蛋白质和脂肪转变为糖,故不需储备很多葡萄糖或其前体糖原。与脂肪一样,用可提供能量的百分比来表示糖类的适宜摄入量。2 岁以上儿童膳食中,糖类所产的能量应占总能量的 55%~65%。糖类主要来源于谷类食物。

为满足儿童生长发育的需要,应首先保证能量供给,其次是蛋白质。宏量营养素应供给平衡,比例适当,否则易发生代谢紊乱。

(三)微量营养素

1.矿物质

(1)常量元素:在矿物质中,人体含量大于体重的 0.01%的各种元素称为常量元素,如钙、钠、磷、钾等,其中钙和磷接近人体总重量的 6%,两者构成人体的牙齿、骨骼等组织,婴儿期钙的沉积高于生命的任何时期,2 岁以下的儿童每天钙在骨骼内增加的量应约为 200 mg,非常重要。但钙摄入过量可能造成危害,需特别注意钙的补充控制在 2 g/d 以下。乳类是钙的最好来源,大豆是钙的较好来源。

(2)微量元素:在体内含量很低,含量绝大多数小于人体重的 0.01%,需通过食物摄入,具有十分重要的生理功能,如碘、锌、硒、铜、钼、铬、钴、铁、镁等,其中铁、碘、锌缺乏症是全球最主要的微量营养素缺乏症。

2.维生素

维生素是维持人体正常生理功能所必需的一类有机物质,在体内含量极微,但在机体代谢所必需的酶或辅酶中发挥核心作用。这类物质有很多种类,但大部分不能在体内贮存,一旦发生缺乏,代谢过程就停滞或停止。这类物质分为脂溶性和水溶性两大类。对儿童来说维生素 A、维生素 D、维生素 C、维生素 B_1 是容易缺乏的维生素。

(四)其他膳食成分

1.膳食纤维

膳食纤维指一般不易被消化的食物营养素,至少包括 5 种构成物,即纤维素、半纤维素、果胶、树脂和木质素。主要功能:吸收大肠水分,软化大便,增加大便体积,促进肠蠕动等。膳食纤维在大肠被细菌分解,产生短链脂肪酸,降解胆固醇,改善肝代谢,预防肠萎缩。婴幼儿可从谷类、新鲜蔬菜、水果中获得一定量的膳食纤维。

2.水

儿童水的需要量与能量摄入、食物种类、肾功能成熟度、年龄等因素有关。婴儿新陈代谢旺盛,水的需要量相对较多,为100～150mL/(kg·d),以后每3岁减少约25 mL/(kg·d)。

二、消化系统功能发育与营养关系

儿科医师掌握与了解消化系统解剖发育知识非常重要,如吸吮、吞咽的机制,食管运动、肠道运动发育、消化酶的发育水平等,可正确指导家长喂养婴儿,包括喂养的方法、食物的量及比例等。

(一)消化酶的成熟与宏量营养素的消化、吸收

1.蛋白质

出生时新生儿消化蛋白质能力较好。胃蛋白酶可凝结乳类,出生时活性低,3个月后活性增加,18个月时达成人水平。生后1周胰蛋白酶活性增加,1个月时已达成人水平。

生后几个月小肠上皮细胞渗透性高,有利于母乳中的免疫球蛋白吸收,但也会增加异体蛋白(如牛奶蛋白、鸡蛋蛋白)、毒素、微生物及未完全分解的代谢产物的吸收机会,产生变态反应或肠道感染。因此,对婴儿,特别是新生儿,食物的蛋白质应有一定限制。

2.脂肪

新生儿胃脂肪酶发育较好;而胰脂肪酶几乎无法测定,2～3岁后达成人水平。母乳的脂肪酶可补偿胰脂肪酶的不足。故婴儿吸收脂肪的能力随年龄增加而提高,28～34周的早产儿脂肪的吸收率为65%～75%;足月儿脂肪的吸收率为90%;生后6个月婴儿脂肪的吸收率达95%以上。

3.碳水化合物

0～6个月婴儿食物中的碳水化合物主要是乳糖,其次为蔗糖和少量淀粉。肠双糖酶发育好,消化乳糖好。胰淀粉酶发育较差,3个月后活性逐渐增高,2岁达成人水平,故婴儿生后几个月消化淀粉能力较差,不宜过早添加淀粉类食物。

(二)进食技能的发育

1.食物接受的模式发展

婴儿除受先天的甜、酸、苦等基本味觉反射约束外,通过后天学习形成味觉感知。味觉感知是食物营养价值的指示,对食物接受的模式发展具有重要作用。

婴儿对能量密度较高的食物和感官好的食物易接受，一旦对能量味觉的指示被开启后再调节摄入是很困难的，这可能是肥胖发生的原因之一。儿童对食物接受的模式源于对多种食物刺激的经验和后天食物经历对基础味觉反应的修饰，提示学习和经历对儿童饮食行为建立具有重要意义。

2.挤压反射

新生儿至 3～4 个月的婴儿对固体食物出现舌体抬高、舌向前吐出的挤压反射。婴儿最初的这种对固体食物的抵抗可被认为是一种保护性反射，其生理意义是防止吞入固体食物到气管发生窒息，在转奶期用勺添加新的泥状食物时注意尝试 8～10 次才能成功。

3.咀嚼

吸吮和吞咽是先天就会的生理功能，咀嚼功能发育需要适时的生理刺激，需要后天学习训练。转奶期及时添加泥状食物是促进咀嚼功能发育的适宜刺激，咀嚼发育完善对语言的发育也有直接影响。后天咀嚼行为的学习敏感期在 4～6 个月。有意训练 7 个月左右的婴儿咬嚼指状食物、从杯中咂水，9 个月始学用勺自食，1 岁学用杯喝奶，均有利于儿童口腔发育成熟。

第二节　婴儿喂养方法

一、母乳喂养

（一）人乳的特点

人乳是满足婴儿生理和心理发育的天然最好食物，对婴儿的健康生长发育有不可替代的作用。一个健康的母亲可提供足月儿正常生长到 6 个月所需要的营养素、能量、液体量。哺乳不仅供给婴儿营养，同时还提供一些可供婴儿生长发育的现成物质，如脂肪酶、SIgA 等，直到婴儿体内可自己合成。

1.营养丰富

人乳营养生物效价高，易被婴儿利用。人乳含必需氨基酸比例适宜，为必需氨基酸模式。人乳所含酪蛋白为 β-酪蛋白，含磷少，凝块小；人乳所含清蛋白为乳清蛋白，促乳糖蛋白形成；人乳中酪蛋白与乳清蛋白的比例为 1∶4，与牛乳（4∶1）有明显差别，易被消化吸收。人乳中宏量营养素产能比例适宜。人乳喂养婴儿很少发生变态反应。

人乳中乙型乳糖(β-双糖)含量丰富,利于脑发育,利于双歧杆菌、乳酸杆菌生长,并产生B族维生素,利于促进肠蠕动;乳糖在小肠远端与钙形成螯合物,降低钠在钙吸收时的抑制作用,避免了钙在肠腔内沉淀,同时乳酸使肠腔内pH下降,有利于小肠钙的吸收。

人乳含不饱和脂肪酸较多,初乳中含量更高,有利于脑发育。人乳的脂肪酶使脂肪颗粒易于消化吸收。

人乳中电解质浓度低、蛋白质分子小,适宜婴儿不成熟的肾发育水平。人乳矿物质易被婴儿吸收,如人乳中钙、磷比例适当(2∶1),含乳糖多,钙吸收好;人乳中含低分子量的锌结合因子配体,易吸收,锌利用率高;人乳中铁含量为0.05 mg/dL,与牛奶(0.05 mg/dL)相似,但人乳中铁吸收率(49%)高于牛奶(4%)。

人乳中维生素D含量较低,母乳喂养的婴儿应补充维生素D,并鼓励家长让婴儿生后尽早进行户外活动,促进合成维生素D;人乳中维生素K含量亦较低,除鼓励乳母合理膳食,多吃蔬菜、水果以外,乳母应适当补充维生素K,以提高乳汁中维生素K的含量。

2.生物作用

(1)缓冲力小:人乳pH为3.6(牛奶pH为5.3),对酸碱的缓冲力小,不影响胃液酸度(胃酸pH为0.9～1.6),有利于酶发挥作用。

(2)含不可替代的免疫成分(营养性被动免疫):初乳含丰富的SIgA,早产儿母亲乳汁的SIgA高于足月儿。人乳中的SIgA在胃中稳定,不被消化,可在肠道发挥作用。SIgA黏附于肠黏膜上皮细胞表面,封闭病原体,阻止病原体吸附于肠道表面,使其繁殖受抑制,保护消化道黏膜,抗多种病毒、细菌。

人乳中含有大量免疫活性细胞,初乳中更多,其中85%～90%为巨噬细胞,10%～15%为淋巴细胞;免疫活性细胞释放多种细胞因子而发挥免疫调节作用。人乳中的催乳素也是一种有免疫调节作用的活性物质,可促进新生儿免疫功能的成熟。

人乳含较多乳铁蛋白,初乳中含量更丰富(可达1 741 mg/L),是人乳中重要的非特异性防御因子。人乳的乳铁蛋白对铁有强大的螯合能力,能夺走大肠埃希菌、大多数需氧菌和白色念珠菌赖以生长的铁,从而抑制细菌的生长。

人乳中的溶菌酶能水解革兰阳性菌胞壁中的乙酰基多糖,使之破坏并增强抗体的杀菌效能。人乳的补体及双歧因子含量也远远多于牛乳。双歧因子促乳酸杆菌生长，使肠道 pH 在 4.0～5.0，抑制大肠埃希菌、痢疾志贺菌、酵母等生长。

低聚糖是人乳所特有的。人乳中低聚糖与肠黏膜上皮细胞的细胞黏附抗体的结构相似，可阻止细菌黏附于肠黏膜，促使乳酸杆菌生长。

(3)生长调节因子：为一组对细胞增殖、发育有重要作用的因子，如牛磺酸、激素样蛋白(上皮生长因子、神经生长因子)，以及某些酶和干扰素。

3.其他

母乳喂养还有经济(仅 1/5 人工喂养费用)、方便、温度适宜、有利于婴儿心理健康的优点。母亲哺乳可加快乳母产后子宫复原，减少再受孕的机会。

(二)人乳的成分变化

1.各期人乳成分

初乳为孕后期与分娩 5 天以内的乳汁；5～14 天为过渡乳；14 天以后的乳汁为成熟乳。人乳中的脂肪、水溶性维生素、维生素 A、铁等营养素与乳母饮食有关，而维生素 D、维生素 E、维生素 K 不易由血进入乳汁，故与乳母饮食成分关系不大。

初乳量少，淡黄色，碱性，比重为 1.040～1.060(成熟乳为 1.030)，每天量为 15～45 mL；初乳含脂肪较少而蛋白质较多(主要为免疫球蛋白)；初乳中维生素 A、牛磺酸和矿物质的含量颇丰富，并含有初乳小球(充满脂肪颗粒的巨噬细胞及其他免疫活性细胞)，对新生儿的生长发育和抗感染能力十分重要。随哺乳时间的延长，蛋白质与矿物质含量逐渐减少。各期乳汁中乳糖的含量较恒定。

2.哺乳过程的乳汁成分变化

每次哺乳过程中乳汁的成分亦随时间而变化。如将哺乳过程分为三部分，即第一部分分泌的乳汁脂肪低而蛋白质高，第二部分乳汁脂肪含量逐渐增加而蛋白质含量逐渐降低，第三部分乳汁中脂肪含量最高。

3.乳量

正常乳母平均每天泌乳量随时间而逐渐增加，成熟乳量可在 700～1 000 mL。一般产后 6 个月乳母泌乳量与乳汁的营养成分逐渐下降。判断奶量是否充足应以婴儿体重增长情况、尿量多少与睡眠状况等综合考虑。劝告母亲不要轻易放弃哺乳。

(三)建立良好的母乳喂养方法

成功的母乳喂养应当是母婴双方都积极参与并感到满足。母亲喂养能力提高，婴儿的摄乳量也将提高。因此，建立良好的母乳喂养有 3 个条件：①孕母能分泌充足的乳汁;②哺乳时出现有效的射乳反射;③婴儿有力的吸吮。世界卫生组织和我国卫健委制定的《婴幼儿喂养策略》建议生后 6 个月内完全接受母乳喂养。

1.产前准备

大多数健康的孕妇都具有哺乳的能力,但真正成功的哺乳则需孕妇身心两方面的准备和积极的措施。保证孕母合理营养,孕期体重增加适当(12～14 kg),母体可贮存足够脂肪,供哺乳能量的消耗。

2.乳头保健

孕母在妊娠后期每天用清水(忌用肥皂或酒精之类)擦洗乳头;乳头内陷者用两手拇指从不同的角度按乳头两侧并向周围牵拉,每天 1 次至数次;哺乳后可挤出少许乳汁均匀地涂在乳头上,乳汁中丰富的蛋白质和抑菌物质对乳头表皮有保护作用。这些方法可防止因出现乳头皲裂及乳头内陷而终止哺乳。

3.尽早开奶、按需哺乳

吸吮是促进泌乳的关键点和始发动力。0～2 个月的小婴儿每天多次、按需哺乳,使乳头得到多次刺激,乳汁分泌增加。有力的吸吮使催乳素在血中维持较高的浓度,产后 2 周乳晕的传入神经特别敏感,诱导缩宫素分泌的条件反射易于建立,是建立母乳喂养的关键时期。吸吮是主要的条件刺激,应尽早开奶(产后 15 分钟至 2 小时内)。尽早开奶可减轻婴儿生理性黄疸,同时还可减轻生理性体重下降,防止低血糖的发生。

4.促进乳房分泌

吸乳前让母亲先湿热敷乳房,促进乳房血液循环流量。3 分钟后,从外侧边缘向乳晕方向轻拍或按摩乳房,促进乳房感觉神经的传导和泌乳。两侧乳房应先后交替进行哺乳。若一侧乳房奶量已能满足婴儿的需要,则可每次轮流哺喂一侧乳房,并将另一侧的乳汁用吸奶器吸出。每次哺乳应让乳汁排空。

5.正确的喂哺技巧

正确的母婴喂哺姿势可刺激婴儿的口腔动力,有利于吸吮。正确的喂哺技巧还包括如何唤起婴儿的最佳进奶状态,如哺乳前让婴儿用鼻推压或舔母亲的乳房,哺乳时婴儿的气味、身体的接触都可刺激乳母的射乳反射;等待哺乳的婴儿应是清醒状态、有饥饿感、已更换干净的尿布。

6.乳母心情愉快

因与泌乳有关的多种激素都直接或间接地受下丘脑的调节,下丘脑功能与情绪有关,故泌乳受情绪的影响很大。心情压抑可以刺激肾上腺素分泌,使乳腺血流量减少，阻碍营养物质和有关激素进入乳房，从而使乳汁分泌减少。刻板地规定哺乳时间也可造成精神紧张，故在婴儿早期应采取按需哺乳的方式，并保证孕妇和乳母的身心愉快和充足的睡眠，避免精神紧张，可促进泌乳。

(四)不宜哺乳的情况

凡是母亲感染 HIV，患有严重疾病，如慢性肾炎、糖尿病、恶性肿瘤、精神病、癫痫或心功能不全等应停止哺乳。化疗、放射性药物治疗一般禁忌母乳喂养。母亲感染结核病，在正规治疗后 2 周内不能母乳喂养。乳母患急性传染病时，可将乳汁挤出，经消毒后哺喂。母亲乙肝表面抗原阳性时，婴儿常规注射乙肝免疫球蛋白和乙肝疫苗，并非母乳喂养禁忌证；丙肝感染者母乳喂养不是禁忌证；CMV 感染在足月婴儿一般不引起有症状的疾病，可进行母乳喂养。

二、部分母乳喂养

同时采用母乳与配方奶或兽乳喂养婴儿为部分母乳喂养，有 2 种方法。

(一)补授法

母乳喂养的婴儿体重增长不满意时，提示母乳不足。补授时，母乳哺喂次数一般不变，每次先哺母乳，将两侧乳房吸空后再以配方奶或兽乳补足母乳不足部分，适合 6 个月内的婴儿。这样有利于刺激母乳分泌。补授的乳量由小儿食欲及母乳量多少而定，即“缺多少补多少”。

(二)代授法

用配方奶或兽乳替代一次母乳量，为代授法。母乳喂养婴儿至 4 个月时，为断离母乳开始引入配方奶或兽乳时宜采用代授法。即在某一次母乳哺喂时，有意减少哺喂母乳量，增加配方奶量或兽乳，逐渐替代此次母乳量。依此类推直到完全替代所有的母乳。

三、人工喂养

4～6 个月的婴儿由于各种原因不能进行母乳喂养时，完全采用配方奶或其他兽乳，如牛乳、羊乳、马乳等喂哺婴儿，称为人工喂养。

(一)兽乳的特点(以牛乳为例)

人工喂养时常用牛乳，但成分不如人乳适合婴儿。人乳的优点就是牛乳的缺点。

1.乳糖含量低

牛乳中的乳糖含量低于人乳，主要为甲型乳糖，有利于大肠埃希菌的生长。

2.宏量营养素比例不当

牛乳蛋白质含量较人乳高，且以酪蛋白为主，酪蛋白易在胃中形成较大的凝块；牛乳的氨基酸比例不当；牛乳脂肪颗粒大，而且缺乏脂肪酶，较难消化；牛乳不饱和脂肪酸（亚麻酸）含量（2%）低于人乳（8%）。牛乳含磷高，磷易与酪蛋白结合，影响钙的吸收。

3.肾负荷重

牛乳含矿物质比人乳多3～3.5倍，增加婴儿肾脏的溶质负荷，对婴儿肾脏有潜在的损害。

4.缺乏免疫因子

牛乳缺乏各种免疫因子是与人乳的最大区别，故牛乳喂养的婴儿患感染性疾病的机会较多。

其他乳类：羊乳的营养价值与牛乳大致相同，蛋白质凝块较牛乳细而软，脂肪颗粒大小与人乳相仿。但羊乳中叶酸含量很少，长期哺给羊乳易致巨幼红细胞性贫血。马乳的蛋白质和脂肪含量少，能量亦低，故不宜长期哺用。

(二)牛乳的改造

由于种类的差异，兽乳所含的营养素不适合人类的婴儿，故一般人工喂养和婴儿断离母乳时应首选配方奶粉。

1.配方奶粉

配方奶粉是以牛乳为基础的改造奶制品，使宏量营养素成分尽量“接近”于人乳，使之适合婴儿的消化能力和肾功能，如降低其酪蛋白、无机盐等的含量；添加一些重要的营养素，如乳清蛋白、不饱和脂肪酸、乳糖；强化婴儿生长时所需要的微量营养素，如核苷酸、维生素A、维生素D、β胡萝卜素和微量元素铁、锌等。使用时按年龄选用。

合理的奶粉调配在保证婴儿营养摄入中至关重要。

2.全牛乳的家庭改造

若无条件选用配方奶而采用兽乳喂养婴儿时，必须改造，不宜直接采用兽乳喂养婴儿。

(1)加热：煮沸可达到灭菌的要求，且能使奶中的蛋白质变性，使之在胃中不易凝成大块。

(2)加糖：婴儿食用全牛乳应加糖。这不是为增加牛乳的甜味或增加能量（因牛乳与母乳能量相近），而是改变牛乳中宏量营养素的比例，利于吸收，软化大便。一般每100 mL牛奶中可加蔗糖5～8 g。加糖过多或过少均不利于婴儿吸收。

(3)加水:降低牛乳矿物质、蛋白质浓度,减轻婴儿消化道、肾脏负荷。稀释奶仅用于新生儿,生后不满 2 周者可采用 2∶1 奶(即 2 份牛奶加 1 份水);以后逐渐过渡到 3∶1 或 4∶1 奶;满月后即可用全奶。

(三)奶量摄入的估计(6 月龄以内)

婴儿的体重、RNI 及奶制品规格是估计婴儿奶量的必备资料。

1.配方奶粉摄入量估计

一般市售婴儿配方奶粉 100 g 供能约 500 kcal(2 092 kJ),婴儿能量需要量约为 100 kcal/(kg·d)[418.4 kJ/(kg·d)],故婴儿配方奶粉 20 g/(kg·d)可满足需要。按规定调配的配方奶蛋白质与矿物质浓度接近人乳,只要奶量适当,总液量亦可满足需要。

2.全牛乳摄入量估计

100mL 全牛乳供能约 67 kcal(280.33 kJ),8%糖牛乳 100 mL 供能约 100 kcal(418.4 kJ),婴儿的能量需要量为 100 kcal/(kg·d)[418.4 kJ/(kg·d)],婴儿需 8%糖牛乳 100 mL/(kg·d)。全牛乳喂养时,因蛋白质与矿物质浓度较高,应 2 次喂哺之间加水,使奶与水量(总液量)达 150 mL/(kg·d)。

(四)正确的喂哺技巧

与母乳喂养一样,人工喂哺婴儿亦需要有正确的技巧,包括正确的喂哺姿势、婴儿完全醒觉状态,还应注意选用适宜的奶嘴和奶瓶、奶液的温度、喂哺时奶瓶的位置。喂养时婴儿的眼睛尽量能与父母(或喂养者)对视。

四、婴儿食物转换

婴儿期随着生长发育的逐渐成熟,需要进入到由出生时的纯乳类向固体食物转换的转乳期。转乳期的泥状食物是人类生态学发展中不可逾越的食物形态,它不仅提供营养素,对儿童功能发育和能力获得还有重要促进作用,应引起儿科医师的重视。

(一)不同喂养方式婴儿的食物转换

婴儿喂养的食物转换过程是让婴儿逐渐适应各种食物的味道,培养婴儿对其他食物感兴趣,逐渐由以乳类为主食物转换为进食固体为主食物的过程。母乳喂养婴儿的食物转换问题是帮助婴儿逐渐用配方奶或兽乳完全替代母乳,同时引入其他食物;部分母乳喂养和人工喂养婴儿的食物转换是逐渐引入其他食物。

(二)转乳期食物(也称辅助食品)

转乳期食物是除母乳或配方奶(兽乳)外,为过渡到成人固体食物所添加的富含能量和各种营养素的泥状食物(半固体食物)。给婴儿引入食物的时间和过程应适合婴儿的接受能力,保证食物的结构、风味等能够被婴儿接受。

注意事项:可在进食辅食后再饮奶,逐渐形成一餐辅食代替一顿奶;食物清淡,无盐或低盐,少糖和油,不食用蜂蜜水或糖水。

添加辅食的时间应根据婴儿体格生长、神经发育,以及摄食技能、社交技能几个方面的发育状况决定,一般应在婴儿体重达 6.5~7 kg,能保持姿势稳定、控制躯干运动、扶坐、用勺进食等,此时多为 4~6 月龄。

辅助食品引入的原则如下。①从少到多:即在哺乳前给予婴儿少量含强化铁的米粉,逐渐增加,用勺进食,6~7 月龄后可代替 1 次乳量。②从一种到多种:如蔬菜的引入,应每种菜泥(茸)每天尝 1~2 次,直至 3~4 天婴儿习惯后再换另一种,以刺激味觉的发育。单一食物引入的方法可帮助了解婴儿是否出现食物过敏。③从细到粗:从泥(茸)状过渡到碎末状可帮助学习咀嚼,增加食物的能量密度。④从软到硬:随着婴儿年龄增长,其食物有一定硬度可促进孩子牙齿萌出和咀嚼功能形成。⑤注意进食技能培养:尽量让孩子主动参与进食,如 7~9 月龄孩子可抓食,1 岁后可自己用勺进食,既可增加婴儿进食的兴趣,又有利于眼手动作协调和培养独立能力。

(三)婴儿期常出现的问题

1.溢乳

15%的婴儿常出现溢乳,可因过度喂养、不成熟的胃肠运动类型、不稳定的进食时间造成。同时,婴儿胃呈水平位置,韧带松弛,易折叠;贲门括约肌松弛,幽门括约肌发育好的消化道的解剖生理特点使 6 个月内的小婴儿常常出现胃食管反流(gastroesophageal reflux,GER)。此外,喂养方法不当,如奶头过大、吞入气体过多时,婴儿也往往出现溢乳。

2.食物引入时间和方法不当

过早引入半固体食物影响母乳铁吸收,增加食物过敏、肠道感染的机会;过晚引入其他食物,错过味觉、咀嚼功能发育的关键年龄,造成进食行为异常,断离母乳困难,以致婴儿营养不足。引入半固体食物时采用奶瓶喂养,导致孩子不会主动咀嚼、吞咽饭菜。

3.能量及营养素摄入不足

8～9 月龄婴儿已可接受能量密度较高的成人固体食物。如经常食用能量密度低的食物，或摄入液量过多，婴儿可表现为进食后不满足，体重增长不足、下降，或在安睡后常于夜间醒来要求进食。

婴儿后期消化功能发育较成熟，应注意逐渐增加婴儿 6 个月后的半固体食物能量密度比，满足生长需要。避免给婴儿过多液量影响进食。

4.进餐频繁

胃的排空与否与消化能力密切相关。婴儿进餐频繁(每天超过 7 次)或夜间进食，可使胃排空不足，影响婴儿食欲。一般安排婴儿一日 6 餐有利于形成饥饿的生物循环。

5.喂养困难

难以适应环境、过度敏感气质的婴儿常常有不稳定的进食时间，常常表现为喂养困难。

第三节　幼儿营养与膳食安排

一、幼儿进食特点

(一)体格生长速度减慢

1 岁后幼儿体格生长逐渐平稳，进食相对稳定，较婴儿期旺盛的食欲相比略有下降。

(二)心理需求发生转变

幼儿神经心理发育迅速，由婴儿期对食物的巨大兴趣转向玩耍，对周围世界充满好奇心，表现出探索性行为，进食时也表现出强烈的自我进食欲望。成人如忽略了儿童的要求，仍按小婴儿的方法抚养，儿童可表现为不合作与违拗心理；而且儿童注意力易被分散，儿童进食时玩玩具、看电视等做法都会降低其对食物的注意力，导致进食量下降。应允许儿童参与进食，满足其自我进食欲望，培养独立的进食能力。

(三)家庭成员的影响

家庭成员进食的行为和对食物的反应可作为小儿的榜样。由于学习与社会的作用，小儿的进食过程形成了以后接受食物的类型。如给小儿食物是在积极的社会情况下（如奖励或与愉快的社会行为有关），则小儿对食物的偏爱会增加；相反，强迫进食可使小儿不喜欢有营养的食物。

（四）进食技能发育状况

幼儿的进食技能发育状况与婴儿期的训练有关，错过训练吞咽、咀嚼的关键期，长期食物过细，幼儿期会表现为不愿吃固体食物或包在口中不吞咽。

（五）食欲波动

幼儿有准确的判断能量摄入的能力。这种能力不但是在一餐中表现出来，连续几餐都可被证实。幼儿可能一日早餐吃很多，次日早餐什么也没吃；一天中早餐吃得少，可能会有吃较多的中餐和较少的晚餐。变化的进食行为提示幼儿有调节进食的能力。研究显示，幼儿餐间摄入的差别可达 40%，但一日的能量摄入比较一致，只有 10%的变化。

二、幼儿膳食安排及进食技能培养

幼儿膳食中各种营养素和能量的摄入需满足该年龄阶段儿童的生理需要。蛋白质每天 40 g 左右，其中优质蛋白（动物性蛋白质和豆类蛋白质）应占总蛋白的 1/2。蛋白质、脂肪和糖类产能之比为（10%～15%）：（30%～35%）：（50%～60%）。膳食餐次安排需合理，以 4～5 餐（奶类 2～3 餐，主食 2 餐）为宜。还要注意良好的生活习惯和进食技能的培养，每餐进食时间控制在半小时内，从喂食、允许抓食过渡到自己独立进食，不允许边吃边玩。

第四节 营养状况评价的原则

儿童营养状况评价包括体格检查、体格生长评价、膳食调查及实验室检查 4 个方面。

一、体格检查

除常规体格检查外，注意有关营养素缺乏的体征。

二、体格生长评价

见有关章节。

三、膳食调查

按工作要求选择不同方法。

(一)膳食调查方法

1.询问法

询问对象刚刚吃过的食物或过去一段时间吃过的食物。询问法又分24小时回忆法、膳食史法和食物频度法。询问法简单,易于临床使用,但因结果受被调查对象报告情况或调查者对市场供应情况及器具熟悉程度的影响而不准确,采用24小时回忆法一般要调查2～3次。结果查《中国食物成分表》,主要用于个人膳食调查,是目前应用最多的方法。

2.称重法

实际称量各餐进食量,以生/熟比例计算实际摄入量,查《中国食物成分表》得出今日主要营养素的量(人均量)。通常应按季节、食物供给不同每季度测一次,多用于集体儿童膳食调查。

3.记账法

多用于集体儿童膳食调查,以食物出入库的量计算。记账法简单,但结果不准确,要求记录时间较长,计算与结果分析同称重法。多用于集体儿童膳食调查。

(二)膳食评价

(1)营养素摄入量与膳食营养参考摄入量比较达到EAR有2种含义:对个体而言,表示满足身体需要的可能性是50%,缺乏的可能性也是50%;对群体而言,这一摄入水平能够满足该群体中50%的个体的需要,可能另外50%的个体达不到该营养素的需要。以此类推,营养素达到RNI或AI对个体和群体缺乏的可能性<3%。评价能量摄入以EAR为参考值,评价蛋白质和其他营养素摄入以RNI或AI为参考值;优质蛋白应占膳食中蛋白质总量的1/2以上。

(2)宏量营养素供能比例:2岁儿童膳食中宏量营养素比例应适当,即蛋白质产能应占总能量的10%～15%,脂类占总能量的25%～30%,碳水化合物占总能量的50%～60%。

(3)膳食能量分布:每天3餐食物供能亦应适当,即早餐供能应占一日总能量的25%～30%,中餐应占总能量的35%～45%,点心占总能量的10%,晚餐应占总能量的25%～30%。

四、实验室检查

了解机体某种营养素贮存、缺乏水平。通过试验方法测定小儿体液或排泄物中各种营养素及其代谢产物或其他有关的化学成分，了解食物中营养素的吸收利用情况。实验室检查在营养素缺乏中变化最敏感，可用于早期缺乏的诊断。

第三章 遗传与代谢性疾病

第一节 唐氏综合征

唐氏综合征是最早被发现伴有精神发育迟滞的综合征之一，1866年，Down医师第1次对唐氏综合征的典型体征尤其是面部特征进行完整的描述，因此，这一综合征以其名字命名为唐氏综合征。1959年，证实了唐氏综合征是由于多了1条21号染色体。

一、染色体异常

3类染色体异常可导致唐氏综合征的发生，分别是21三体型(占该病的95%左右)、易位型(占该病的4%左右)和嵌合型(占该病的1%左右)。21三体型通常是由于在卵细胞减数分裂的过程中，一条21号染色体不分离。易位型唐氏综合征包括长臂多余的一条21号染色体附着在14号染色体、21号染色体或22号染色体上。嵌合型是由受精卵在有丝分裂期间染色体不分离而导致的，因此只是部分而不是所有的细胞存在缺陷。

研究表明，易位型的患儿与21三体型的患儿在认知或者说在临床方面并没有多大的差别。或许由于三体型细胞和正常细胞相混合的缘故，嵌合型的患儿的IQ较其他型高，一般高出10～30分，同时临床并发症发生率也比易位型的患儿及21三体型的患儿少。

二、发病率

可能由于开展围生期对唐氏综合征进行筛查和诊断的结果，包括我国在内的很多国家唐氏综合征发病率下降。在美国其发病率自1970年的1.33/1 000降到目前的0.92/1 000。不少孕妇在孕晚期被发现其胎儿患有唐氏综合征后终止妊娠。目前认为，唐氏综合征的发病率和孕妇的年龄有关。实际上，20 岁的孕妇生下 21 三体型的患儿的可能性为 1/2 000，而 45 岁的孕妇生下 21 三体型的患儿的可能性增至 1/20。孕妇的年龄对易位型唐氏综合征的发病率并没有产生多大的影响，约 1/3 这类患儿的父母亲为易位型基因携带者，该患儿将父母亲的易位型基因继承下来。染色体核型分析可以检查出这些父母亲生下易位型唐氏综合征患儿的风险有多大。虽然 21 三体型的患儿男性发病率(59%)较女性高，而易位型的患儿多为女性(74%)，但其机制目前仍未明了。

三、病因学

当一个个体的 21 号染色体上的“关键部位”存在三倍体时，他(她)将呈现出唐氏综合征的临床特征。虽然未能确切地知道该区的三倍体是如何产生这一综合征的，但研究人员深信，该区的三倍体加上与其相邻的、由 50 个基因组成的相关基因组共同导致了这一综合征，即所谓的相邻基因综合征。这类基因之一，例如编码 DYRK 酶(双重特异性酪氨酸磷酸激酶)的基因在如何将乙溴醋胺通道拼合起来的过程中起着重要的作用。虽然确切的发病机制尚未明了，但是自从 20 世纪 80 年代以来，研究人员在唐氏综合征的胚胎学和神经病理学方面已经取得了相当的进展。目前推测这类畸形可能是由三倍体基因所决定的而不是胚胎发育过程中的变异所导致的。例如，虽然心脏可能按一般性的规律形成，但是将心脏分隔成两边的房(室)间隔可能不能完全闭合。同样气管和食管也可能存在缺陷，从而导致气管食管瘘或气管和食管相连接。

检查唐氏综合征患儿的脑部可发现其脑部存在着多种脑发育的异常，包括迟发性脱髓鞘病、神经元数目较少、突触密度的减少、乙酰胆碱神经递质受体减少。此外 21 号染色体上还发现有一个编码淀粉样物的基因，这类物质在阿尔茨海默病的大脑中同样被发现，或许这一点可以解释为什么成年的唐氏综合征患者患阿尔茨海默病的风险性随年龄的增长而增加。随着对 21 号染色体基因研究的深入，唐氏综合征以外的临床表现的机制将会被更好地理解。

四、早期诊断

一般来说，35 岁及以上的孕妇应在围生期对唐氏综合征进行筛查。此外，许多产科医师使用血液检查在围生期对一些年轻的孕妇进行唐氏综合征筛查。假如妊娠继续至足月的话，在胎儿娩出前对唐氏综合征进行早期诊断，能使临床医师给家人提供遗传咨询服务和对新生儿提供适当的医学评估。

由于有典型的体格特征，唐氏综合征患儿在娩出不久即可诊断。尽管临床表现很典型。但是所有怀疑患有唐氏综合征的新生儿都应该进行染色体核型分析,以便得出正确的诊断和为将来的妊娠提供正确的遗传咨询。

五、并发症

唐氏综合征患儿几乎每一个器官/系统出现异常的风险率都较一般儿童高。了解这类患儿可能发生的并发症的基本常识能使医疗工作者对较常见病症进行评估和处理,同时增强对其他潜在的医学问题的警戒性。

(一)先天性心脏病

一个对唐氏综合征新生儿的随机研究发现,2/3 的这类患儿经超声心动图检查发现有先天性心脏病,最常见的病损为心内膜垫缺损(导致心房和心室相通)、房间隔缺损和室间隔缺损。先天性心脏病最严重的类型是肺血管阻塞,这一并发症能导致充血性心力衰竭。唐氏综合征患儿这一潜在的致命并发症进展较患有相同性质的心脏病但有正常染色体患儿要快得多。

(二)感觉功能缺损

听觉和视觉障碍的发生率在唐氏综合征患儿中是明显增加的。一项随机对 77 名存活的唐氏综合征患儿的研究发现,超过 60%的患儿有眼部障碍,需要治疗或监控。这类疾病中最常见的是屈光不正、斜视、眼震、睑缘炎、泪管阻塞、白内障、上睑下垂。在进行一般儿科体格检查后认为没有眼部障碍患儿当中,经过眼科医师的检查,实际上有 35%的患儿有不同程度上的眼部障碍。因此,在生后的最初几周,唐氏综合征患儿需要做定期的眼科检查。

唐氏综合征患儿大约有 2/3 的人出现听力损失,可以是传导性的、感觉神经性的,也可以两者兼之,可以只发生在一侧,也可以两侧都是。传导性耳聋可以是由咽喉后结构狭窄引起的,也可以由自身免疫力缺陷,易感患儿反复出现耳部感染所致。扁桃体和腺样体增大导致上呼吸道阻塞,这些患儿可以发生睡眠呼吸暂停。

(三)内分泌系统疾病

大约有 1/141 的唐氏综合征婴儿出现先天性甲状腺功能低下症,约为正常人群的 28 倍。此外,有 30%～50%的年长儿表现为亚临床型先天性甲状腺功能低下症。在一个研究中发现,约 7%的这些患儿最终发展为甲状腺功能低下症。大约 250 个唐氏综合征患儿中有一个患有糖尿病,约为正常人群的 2 倍。

从生长模式方面来说,唐氏综合征患儿第 1 年的体重增长相对其身高而言是较轻的，但是，接下来几年的情况却是相反的，在儿童期的早期，半数的患儿是超重的。然而，唐氏综合征患儿相对于正常同龄儿，其活动强度相同，但消耗的卡路里却较少。这一机制是唐氏综合征患儿的基础代谢率较低，因而他们以较少的卡路里就能够获得相同的体重增加量。

此外，由于体重超重，唐氏综合征患儿呈矮胖体型，成年男性的平均身高为1.5 米，成年女性的平均身高为 1.35 米。一些研究表明，生长激素对唐氏综合征患儿的生长发育产生影响，短期加速其生长。但是，给予生长激素治疗对唐氏综合征患儿最终的身高增长是否有作用，目前仍未明了。常规用生长激素对唐氏综合征患儿进行治疗的安全性和伦理学问题仍需要做进一步的探讨。

(四)矫形外科的问题

唐氏综合征患儿矫形外科的疾病发病率也相当常见，这可能和其韧带存在异常有关。包括寰枢椎半脱位或不稳定、髋关节脱位、髌骨不稳定、扁平足，这些也能发展为幼年型类风湿关节炎。

寰枢椎半脱位是这一类疾病中最具争论的和最令人困惑的问题，在唐氏综合征患儿的发病率约为 15%。但是有症状的只有 1%，而且这类半脱位极少导致瘫痪。寰枢椎半脱位的症状包括易疲劳、行走困难、步态异常、颈痛、颈部活动受限、斜颈、手功能改变、尿潴留或失禁、动作失调、笨拙、感觉功能缺损、强直状态、反射亢进及阵挛。

(五)口腔科的问题

唐氏综合征患儿最严重的口腔科问题是牙周疾病，这类疾病出现早、进展快，包括由牙槽骨缺失引起的牙龈炎。这类疾病的临床表现主要是抵抗力低下而导致的牙龈感染。除了牙龈炎外，几乎每一个唐氏综合征患儿都有咬合不正。许多患儿存在各种各样的口腔科问题，包括掉牙、小牙症及牙齿融合。在唐氏综合征患儿当中，无论是乳牙或恒牙，其萌出时间均比正常儿童迟 1～2 年。第一颗乳牙的萌出时间平均为 13 个月而不是 6 个月。龋齿在唐氏综合征儿童中的发病率却比正常儿童要低，其机制仍未清楚。

(六)胃肠道畸形

唐氏综合征患儿胃肠道畸形的发病率大约为 5%，主要表现在新生儿期出现喂养困难、呕吐、吸入性肺炎。这类畸形包括十二指肠狭窄或闭锁(3%)、肛门闭锁(0.9%)、先天性巨结肠症(0.5%)、食管气管瘘或食管闭锁(0.4%)、幽门狭窄(0.3%)。

(七)癫痫发作

约6%的唐氏综合征患者发生过癫痫发作。这虽比正常人群要常见得多，但与中度精神发育迟滞患者发生率相似。癫痫发作的类型有全身强直-阵挛发作(55%)、婴儿痉挛症(13%)、肌阵挛(6%)、弛缓加强直-阵挛发作(6%)、单纯性部分发作(6%)。癫痫的发病年龄呈双向分布，多见于3岁以下及13岁以上的患儿。62%的这类患儿的发病原因，最常见的是由先天性心脏病引起的感染和缺氧。婴儿痉挛症在唐氏综合征患者当中的预后比普通人群要好得多。

(八)血液病

虽然这类疾病的具体发病机制目前仍知之甚少，但是已经发现唐氏综合征患者几乎每一类造血细胞都存在有发生这类异常的风险。例如，在新生儿或发绀型心脏病患儿(蓝孩子)可以发现患有红细胞增多症，血小板可能增高也可能降低，这些血液系统的异常很少导致严重的疾病。不过唐氏综合征患儿发生白血病的概率为1/150，而普通儿童的发病率只有1/30 000。

(九)皮肤病

几类皮肤病，主要是免疫性皮肤病，在唐氏综合征患者当中的发病率比普通人群要高得多。一些明显影响患儿容貌或影响生活质量的皮肤病需要治疗。到了青春期，半数以上的唐氏综合征患者会有异位性皮炎、唇炎、鱼鳞病、灰甲病(真菌感染)、脂溢性皮炎、白癜风及眼干燥症。较少见的有汗腺囊肿、斑秃。

(十)神经发育和行为功能缺陷

典型唐氏综合征婴儿有中心性肌张力低下症和伴发的粗动作技能迟缓。大多数唐氏综合征婴儿要到1岁才能坐起来或到2岁才能走路。这些标志性动作的发育男孩相对女孩稍微迟一点。平均来说，男孩能走路的时间为26个月，而女孩则为22个月。虽然粗动作的不断进步是缓慢的，但是出现显著运动障碍却很少。

在生后2年内，如果有足够的关爱，唐氏综合征患儿看起来似乎没有认知功能的障碍。但是到了2岁以后，明显的语言发育迟缓就出现了；唐氏综合征患儿要2岁以后才开始说简单的言语。学龄期心理测试发现，85%的唐氏综合征患儿智商在40～60，这意味着他们存在有精神发育迟滞，需要中度的支持指导。虽然这些孩子们的记忆力较差，但是其视觉记忆能力却是相当强的。用神经功能显像技术对唐氏综合征患儿进行研究发现，在额叶和顶叶包括额回存在某些功能缺陷，这些部位包括了布洛卡语言中枢。

虽然唐氏综合征患儿是快乐和和蔼可亲的，但他们的表情却是刻板的。然而气质研究表明，和其他孩子们一样，他们气质类型分布基本正常。此外，一项对261个唐氏综合征患者进行的追踪研究发现，其行为和心理异常的发病率如下：注意力缺陷多动症（6%）、品行障碍或对立行为（5%）、攻击行为（7%）、恐怖症（2%）、进食障碍（1%）、排泄障碍（2%）、多发性抽动综合征（0.4%）、刻板行为（3%）、自残行为（1%）、孤独症（1%）。

一部分唐氏综合征患儿到了成年可能发生认知或心理学功能的退化，表现为行为和学习能力的退化。这一点常常和隐匿性甲状腺功能低下症或抑郁症有关。如果确诊，药物治疗和心理辅导有效。和阿尔茨海默病非常相似的是，唐氏综合征患者到了四五十岁都会发生心理学功能的退化。50岁以上的唐氏综合征患者的脑里面均会出现病理性斑块和结节，这种斑块和结节是阿尔茨海默病的特征性标记之一。然而，只有10%～15%的唐氏综合征患者出现阿尔茨海默病的临床表现。

六、评估和治疗

由于前述的疾病有相当高的发生概率，因此应对唐氏综合征患儿进行定期的健康检查，包括先天性心脏病、眼科疾病、听觉损失和甲状腺功能低下症的检查。

如果孩子没有心脏杂音，也没有像通常一样产生“蓝色婴儿”，单凭体格检查是很难诊断唐氏综合征的先天性心脏病。然而，有先天性心脏病的唐氏综合征患儿相对其他患同样心脏病的患儿较早出现肺血管病变，因此，对这类疾病的早期诊断是非常有必要的。虽然曾经认为唐氏综合征患儿行心脏手术的危险性高，但是现在认为有先天性心脏病的唐氏综合征患儿相对其他患同样心脏病的患儿的预后是相同的。包括心电图在内对新生儿期内的唐氏综合征患儿的心功能进行评估，应该成为医疗保健的常规。

在生后6个月内，所有的唐氏综合征患儿都必须进行眼科检查以确定是否存在白内障或斜视。接着，应隔1年或半年进行1次屈光不正或其他眼科疾病的检查。

脑干诱发电位能对唐氏综合征患儿的听力状态进行分级。建议第1次的听力测试应放在生后6个月进行以获得听力状态的基线并排除单侧的听觉损失。这一检查同时也能确定是传导性或者是神经性耳聋。由于这些孩子们容易出现反复的中耳感染而导致传导性耳聋，因此应每6个月检查1次耳部，直到3岁，其后每年1次。

假如怀疑患儿有睡眠呼吸暂停,应进行多导睡眠脑电图检查。如果诊断明确,同时发现是和肿大的腺样体有关,应先用抗生素抗感染后将其切除。假如腺样体切除后仍不能纠正阻塞,进一步的手术(如气管造口术绕过阻塞物)或睡眠时用持续正压通气辅助呼吸保持气道通畅是有必要的。

和其他新生儿一样,唐氏综合征患儿生后需要常规进行先天性甲状腺功能低下症的筛查。此外,分别在4～6个月和1岁时进行甲状腺功能测定,之后每年1次。频繁的甲状腺功能测定是为了明确患儿是否有行为异常、身高增长停滞、体重增加过度或是某些预料不到的认知功能障碍。如果实验室检查结果发现有甲状腺功能低下症的依据,给予甲状腺素治疗。

因为牙周疾病在这类患儿中有相当高的发病率,所以,一旦牙齿长出,就要对其进行日常的口腔清洁卫生。和其他的孩子一样,这时候应定期进行口腔保健。当孩子能够合作和忍受治疗引起的痛苦时,进行齿列矫正术是有必要也是有可能的。

通常在入学前通过X线照片对寰枢椎半脱位的孩子进行评估,有时可提前进行选择性手术治疗。假如孩子将来参加残疾人运动会,通常要再照多1次X线照片以确定其寰枢椎半脱位是否有恶化,以评估孩子在运动中受伤的风险。脊髓受压的临床表现有步态无力、斜颈、颈痛或者大小便失禁,如有上述表现提示要做进一步的处理。若经X线检查发现颈部的不稳超过可容忍的程度或者患儿出现上述症状,那么应给患儿施行颈椎融合术。

尚有其他几个医学问题,如糖尿病、白血病在唐氏综合征患儿当中的发病率较其他正常人群要高出很多。虽然没有对这些疾病进行常规的筛查,但是对其评估的阈值应适当降低。临床上也应警惕精神病学方面的疾病(如抑郁症),如果出现这类疾病时,应对患儿进行恰当的评估和治疗。

七、早期干预

建议唐氏综合征患儿的父母亲为患儿开展包含教育程序的早期干预。我国目前已有唐氏综合征儿童家长支持组织,这些组织可在唐氏综合征儿童的权益保护、医疗保健、制订长期的早期干预计划,以及具体的认知运动情感训练方面提供帮助。医务人员应该积极推荐。

唐氏综合征是一种无法治愈的疾病,因而认知和医学问题可能显著地影响孩子的社会功能,其父母亲也容易受到许诺通过某种治疗方案就能改善功能的欺骗，这些药物治疗方案包括复合维生素、微量元素、激素、细胞疗法、胎羊脑注射法、吡拉西坦等，但研究表明，上述方法并不能改善患儿的外貌、生长、健康或发育功能。吡拉西坦虽然能够改善阅读困难患儿的阅读速度，但却不能改善唐氏综合征患儿因精神发育迟缓引起的学习能力低下。

第二节 性 早 熟

一、疾病概述

性早熟是指女孩在 8 岁、男孩在 9 岁以前呈现第二性征。近年研究显示，儿童青春发育有提前的趋势，但我国目前仍沿用以往的标准。性早熟可分为三类：①中枢性性早熟，又称完全性或真性性早熟，是由于下丘脑-垂体-性腺轴提前发动，患者第二性征表现与性别一致，同时具有生长加速、骨龄增加和具备生育能力。中枢性性早熟大部分是由于下丘脑的神经内分泌失调，称为特发性性早熟，多为女孩；少数为颅内肿瘤、感染等器质性病变所致，多为男孩。②外周性性早熟，又称假性性早熟，患儿的下丘脑-垂体-性腺轴并未成熟，而周围组织病变（如肾上腺疾病、性腺肿瘤）产生性激素增多导致同性或异性性早熟症状，患儿不具有生育能力。其中，外源性性早熟是因摄入含有性激素的药物或食物所致。③部分性性早熟，又称不完全性性早熟，是指仅 1 项副性征早熟，包括单纯性乳房早发育、单纯性阴毛早发育、单纯性早初潮。

二、发病机制

（一）中枢性性早熟

（1）中枢神经系统器质性病变，如下丘脑、垂体肿瘤或其他中枢神经系统病变。

（2）由外周性性早熟转化而来。

（3）未能发现器质性病变的，称为特发性中枢性性早熟（ICPP）。

（4）不完全性中枢性性早熟，是中枢性性早熟的特殊类型，指患儿有第二性征的早现，其控制机制也在于下丘脑-垂体-性腺轴的发动，但它的性征发育呈自限性；最常见的类型为单纯性乳房早发育，若发生于2 岁内女童，可能是由于下丘脑-性腺轴处于生理性活跃状态，又称为“小青春期”。女童以ICPP为多，占中枢性性早熟的80%以上，而男童则相反，80%以上是器质性的。

(二)外周性性早熟

1.按第二性征特征分类

早现的第二性征与患儿原性别相同时称为同性性早熟，与原性别相反时称为异性性早熟。

2.常见病因分类

(1)女童：①同性性早熟(女性的第二性征)，见于遗传性卵巢功能异常(如McCune-Albright综合征)、卵巢良性占位病变[如自律性卵巢囊肿、分泌雌激素的肾上腺皮质肿瘤或卵巢肿瘤、异位分泌人绒毛膜促性腺激素(HCG)的肿瘤]及外源性雌激素摄入等。②异性性早熟(男性的第二性征)：见于先天性肾上腺皮质增生症、分泌雄激素的肾上腺皮质肿瘤或卵巢肿瘤，以及外源性雄激素摄入等。

(2)男童：①同性性早熟(男性第二性征)，见于先天性肾上腺皮质增生症(较常见)、肾上腺皮质肿瘤或睾丸间质细胞瘤、异位分泌HCG的肿瘤，以及外源性雄激素摄入等。②异性性早熟(女性第二性征)，见于产生雌激素的肾上腺皮质肿瘤或睾丸肿瘤、异位分泌HCG的肿瘤及外源性雌激素摄入等。

三、临床表现

中枢性性早熟的临床特征是提前出现的性征发育与正常青春期发育程序相似，但临床表现差异较大。在青春期前的各个年龄组都可以发病，症状发展快慢不一，有些可在性发育至一定程度后停顿一段时间再发育，或者症状消退后再发育。在性发育过程中，男孩和女孩皆有身高和体重过快的增长和骨骼成熟加速。早期患儿身高较同龄儿童高，但由于骨骼生长过快可使骨骺融合过早，成年后的身材反而较矮小。青春期成熟后，患儿除身高矮于一般群体外，其余均正常。

外周性性早熟的性发育过程与上述规律迥异。男孩性早熟应注意睾丸的大小，睾丸容积增大提示中枢性性早熟；如果睾丸未见增大，但男性化进行性发展，则提示外周性性早熟，其雄性激素可能来自肾上腺。颅内肿瘤所致的性早熟患儿在病程早期常仅有性早熟表现，后期始见颅内压增高、视野缺损等定位征象，需加以警惕。

四、实验室检查

(一)GnRH 刺激试验

特发性性早熟患儿血浆 FSH/LH 基础值可能正常,需借助于 GnRH 刺激试验,亦称黄体生成素释放激素(LHRH)刺激试验。一般采用静脉注射 GnRH,按 2.5 μg/kg(最大剂量 100 μg),于注射前(基础值)和注射后 30 分钟、60 分钟、90 分钟及 120 分钟分别采血测定血清 LH 和 FSH。当 LH 峰值>12 U/L(女),或>25 U/L(男),或 LH/FSH 峰值>0.6,可以认为其性腺轴功能已经启动。

(二)骨龄测定

据手和腕部 X 线片评定骨龄,判断骨骼发育是否超前。性早熟患儿一般骨龄超过实际年龄。

(三)B 超检查

盆腔 B 超检查女孩卵巢、子宫的发育情况;男孩注意睾丸、肾上腺皮质等部位。若盆腔 B 超显示卵巢内可见 4 个以上直径≥4 mm 的卵泡,则为性早熟;若发现单个直径>9 mm 的卵泡,则多为囊肿;若卵巢不大而子宫长度>3.5 cm 并见内膜增厚则多为外源性雌激素作用。

(四)CT 或 MRI

检查根据患儿的临床表现可进一步选择其他检查,如怀疑甲状腺功能低下可测定 T_3、T_4、TSH;性腺肿瘤患儿的睾酮和雌二醇浓度增高;先天性肾上腺皮质增生症患儿的血 17-羟孕酮(17-OHP)、ACTH 和脱氢异雄酮(DHEA)明显增高。

五、药物治疗及监护

(一)诊断药物

促性腺激素释放激素(GnRH)为诊断性早熟的药物,激发试验在儿童中被用于鉴别促性腺激素依赖性性早熟和非促性腺激素依赖性性早熟。根据《英国国家儿童处方集(儿童卷)》(BNFC)及现国家卫健委(原卫生部)颁布的《儿童性早熟诊疗指南》推荐,静脉注射。儿童戈那瑞林激发试验:戈那瑞林 100 $\mu g/m^2$,最大量 100 μg,溶解于氯化钠注射液 2 mL,静脉注射,分别于注射前、注射后 30 分钟、60 分钟、90 分钟,取血测定 LH 及 FSH,如 LH 峰值/FSH 峰值>0.6,提示下丘脑性腺轴即将启动。

(二)中枢性性早熟

治疗目标为抑制过早或过快的性发育,防止或缓释患儿或家长因性早熟所致的相关的社会或心理问题(如早初潮);改善因骨龄提前而减损的成年身高也是重要的目标。但并非所有的ICPP都需要治疗。

1.以改善成年身高为目的的应用指征

(1)骨龄大于年龄2岁或2岁以上,但需女童骨龄<11.5岁,男童骨龄<12.5岁者。

(2)预测成年身高:女童<150 cm,男童<160 cm。

(3)以骨龄判断的身高<−2*SD*(按正常人群参照值或遗传靶身高判断)。

(4)发育进程迅速,骨龄增长/年龄增长>1。

2.不需治疗的指征

(1)性成熟进程缓慢(骨龄进展不超越年龄进展)而对成年身高影响不显著者。

(2)骨龄虽提前,但身高生长速度亦快,预测成年身高不受损者。因为青春期发育是一个动态的过程,故对每个个体的以上指标需动态观察。对于暂不需治疗者均需进行定期复查和评估,调整治疗方案。

3.治疗药物

在儿童促性腺激素释放激素类似物(GnRHa)皮下注射或肌内注射是临床治疗中枢性性早熟,特别是特发性性早熟的最佳药物。首次剂量:曲普瑞林或醋酸亮丙瑞林为80~100 μg/kg,以后每4周1次维持量,可以是60~80 μg/kg,效果不满意时可适当增加剂量,使尽早达到激素降调节,使E_2降至青春期前水平。青春早期治疗效果最佳。

亮丙瑞林和曲普瑞林均适用于中枢性性早熟,亮丙瑞林为皮下注射给药,曲普瑞林为肌内注射给药,剂量宜个体化,以控制症状为宜。最大剂量3.75 mg。

该类药主要作用于垂体-性腺轴,通过负反馈机制抑制垂体GnRH的生成和释放,导致垂体分泌LH和FSH的水平下降,进而抑制睾丸和卵巢生成睾酮和雌二醇。通过长期应用促黄体生成素释放激素类似物(LHRHa)而使男性血清中睾酮和女性血清中雌二醇水平维持在手术去势后的水平,这种药物作用是可逆的。使用之初可暂时增加男性血清睾酮和女性血清雌二醇的浓度,继而通过负反馈抑制脑垂体LH和FSH的合成,血清LH和FSH水平降低,从而降低睾酮和雌二醇的生成。

4.治疗监测和停药决定

治疗过程中每3～6个月测量身高及性征发育状况(阴毛进展不代表性腺受抑状况);首剂3～6个月末复查GnRH激发试验,LH峰值在青春前期水平提示剂量合适。其后,女孩需定期复查基础血清雌二醇和子宫、卵巢B超;男童需复查基础血清睾酮浓度以判断性腺轴功能抑制状况。每半年复查骨龄1次,结合身高增长,预测成年身高改善情况。对疗效不佳者需仔细评估原因,调整治疗方案。首次注射后可能发生阴道出血,或已有初潮者又见出血,但如继后注射仍有出血时应当认真评估。为改善成年身高的目的疗程至少2年,具体疗程需个体化。

一般建议在年龄11岁或骨龄12岁时停药,可望达最大成年身高,开始治疗较早者(<6岁)成年身高改善较为显著。但骨龄并非绝对的单个最佳依据参数,仍有个体差异。单纯性乳房早发育多呈自限病程,一般不需药物治疗,但需强调定期随访,小部分患儿可能转化为中枢性性早熟,尤其在4岁以后起病者。

5.联合用药

GnRHa治疗中部分患者生长减速明显,小样本资料显示联合应用重组人生长激素(rhGH)可改善生长速率或成年身高,但目前仍缺乏大样本、随机对照研究资料,故不推荐常规联合应用,尤其女童骨龄>12岁,男童骨龄>14岁者。

有中枢器质性病变的中枢性性早熟患者应当按照病变性质行相应病因治疗。错构瘤是发育异常,无颅内压增高或其他中枢神经系统表现者,不需手术,仍按ICPP药物治疗方案治疗,但花费较大。蛛网膜下腔囊肿亦然。

(三)外周性性早熟

1.抗雌激素类药物

他莫昔芬适用于治疗外周性性早熟。口服,成人1次10～20 mg,一日2次。儿童剂量个体化。有眼底疾病者禁用。肝肾功能异常者、运动员慎用。有乳腺癌骨转移患者在治疗初期需定期检查血钙。不良反应如下:①代谢/内分泌系统,常见面部潮红、潮热、体重增加。可能引起血脂改变,乳腺癌骨转移患者可出现高钙血症。②胃肠道及肝,可见食欲缺乏、恶心、呕吐或腹泻。个别患者可发生胆汁淤积、氨基转移酶升高及脂肪肝等。③心血管系统,罕见血栓形成(表现为下肢肿痛等)。个别患者出现心肌梗死。④血液系统,可能引起血小板、白细胞暂时性减少及贫血。⑤精神神经系统,罕见头痛、记忆减退、抑郁、眩晕、精神错乱、晕厥、小脑功能障碍、错觉、无力、嗜睡。⑥呼吸系统,罕见肺栓塞。⑦泌尿生殖系统,少见月经紊乱、外阴瘙痒。罕见子宫内膜瘤、子宫内膜增生、内膜息肉。⑧皮肤，可出现皮肤干燥、皮疹、脱发。⑨眼，可出现视物模糊、视敏度降低、角膜浑浊及视网膜病变。⑩其他，治疗初期，可出现骨和肿瘤疼痛一过性加剧，继续治疗时可逐渐减轻。

2.芳香化酶抑制剂

芳香化酶抑制剂(AI)通过抑制芳香化酶的活性，阻断卵巢以外的组织雄烯二酮及睾酮经芳香化作用转化成雌激素，达到抑制乳腺癌细胞生长、治疗肿瘤的目的。由于其不能抑制卵巢功能，故不能用于绝经期前乳腺癌患者。国外用于儿童外周性性早熟的治疗，但国内儿童用药经验较少，无相关报道。此类药包括来曲唑等。

3.抑制促性腺激素类药物

环丙孕酮能抑制促性腺激素的分泌，剂量为 100 mg/m^2，分 2～3 次口服；炔睾醇抑制促性腺激素的合成，使体内雌激素水平下降，同时有促进身高增长的作用。用量为 10 mg/kg，睡前 1 次服。同时服用促进排钠的利尿药螺内酯 5～10 mg，一天 3 次。这些药物主要用于外周性性早熟。

达那唑适用于男性青春期乳房发育，一天 200～600 mg，以及性早熟，一天 200～400 mg。血栓症患者，心、肝功能不全患者，异常生殖器出血患者，卟啉病患者，雄激素依赖性肿瘤患者禁用。

第三节 糖 尿 病

一、疾病概述

糖尿病(DM)是由遗传因素、免疫功能紊乱、微生物感染及其毒素、自由基毒素、精神因素等各种致病因子作用于机体导致胰岛功能减退、胰岛素抵抗(IR)等而引发的糖、蛋白质、脂肪、水和电解质等一系列代谢紊乱综合征，临床上以高血糖为主要特点，典型病例可出现多尿、多饮、多食、消瘦等表现，即“三多一少”症状。

糖尿病有多种类型，儿童糖尿病患者以 1 型糖尿病和 2 型糖尿病为主，其中在儿童以 1 型糖尿病最为常见。

二、发病机制

关于糖尿病的发病原因，1 型糖尿病已研究得较为深入，可能与 HLA 系统、基因突变等因素有关。关于 2 型糖尿病的发病较为复杂，了解还远远不够。目前的认识是由遗传因素与环境因素共同作用，经由胰岛素抵抗、β 细胞功能减退、临床糖尿病等不同发展阶段，这与中医的认识有相似之处。中医认为糖尿病(消渴病)的发生发展经由阴虚热盛、气阴两虚、阴阳两虚 3 个阶段。

孪生子发病有一致性，单卵孪生子其 2 型糖尿病患病在 40 岁以后的一致性高达 92%，说明 2 型糖尿病受遗传的影响。有人认为糖尿病是遗传性疾病，但遗传的不是糖尿病，而是糖尿病的易感性。换言之，须有环境因素触发才会得病。环境因素包括：①精神神经因素，这是较重要的促发因素之一。伴随着精神的紧张、情绪的激动、心理的压力及突然降临的创伤等，会引起某些应激激素的大量增加，包括垂体分泌的生长激素、神经末梢分泌的去甲肾上腺素、胰岛 A 细胞分泌的胰高血糖素以及肾上腺分泌的肾上腺素和肾上腺皮质激素等。②肥胖，肥胖者 2 型糖尿病的发病率比非肥胖者高，其中以腹部肥胖的危险性最强。值得一提的是，肥胖者若有糖尿病家族史，则糖尿病的发生率将显著增高。③饮食，总热量摄入过多，如食入过多的单糖及动物脂肪等。④体力活动减少等。2 型糖尿病的发病机制包括以下方面。

(1)胰岛素抵抗：指需要超常量的胰岛素才可能引起正常量反应的一种状态，常伴有高胰岛素血症。原因主要有以下几个方面：①胰岛 B 细胞的分泌产物异常或胰岛素降解加速。②血液循环中存在胰岛素拮抗物，包括激素性的，如胰高血糖素、生长激素等，或非激素性的，如胰岛素抗体、胰岛素受体抗体及游离脂肪酸(FFA)等。③胰岛素靶细胞缺陷，包括受体缺陷(受体数目减少或亲和力改变)及受体后缺陷(指胰岛素与其受体结合后到发挥效应的一系列步骤中任一步不正常)。

(2)胰岛素分泌功能障碍，即胰岛 B 细胞功能受损，肝糖生成增多。结合研究者提出的糖尿病发病的致病基因概念，对糖尿病发病与神经内分泌免疫调节(NIM)网络的关系有以下认识：①机体的糖稳定功能是牢固而又多样化的，可代偿。因此正常血糖水平不一定受单一因素的影响，只有当各种缺陷因素达到某一临界值时才会使糖稳定功能失去平衡，这个过程与癌症的发病相类似。②由遗传因素与环境因素共同作用，引起神经内分泌免疫调节网络的糖稳定功能代偿失效，是多因素综合作用，由代偿向失代偿转化的慢性发展过程。

三、临床表现

儿童一旦患上糖尿病，危害极大，如果不好好控制将对孩子的生长发育产生严重影响。饮食治疗对糖尿病特别重要，但不容易做到。对糖尿病儿童来说，饮食治疗较成人更困难。这是因为，一方面孩子处于生长发育期，过度严格地控制饮食可能会造成孩子的营养不良，影响其正常的生长和发育；另一方面糖尿病儿童如果食欲好，而孩子的自制力较差，如果让其自由进食，那血糖肯定控制不好。所以，对于糖尿病儿童，一方面要控制其进食，尤其是不能和其他儿童一样随意吃零食；另一方面，又必须保证其充分的热量摄入，保证有足够的蛋白质，尤其是优质蛋白质（如奶制品、精肉、鱼类等），同时注意补充维生素类及含钙、铁、锌等微量元素的食品。

起病较急。约有 1/3 的患儿于起病前有发热及上呼吸道、消化道、尿路或皮肤感染病史。多饮、多尿、多食易饥，但体重减轻，消瘦明显，疲乏无力，精神萎靡。幼儿在自己能控制小便后又出现遗尿，常为糖尿病的早期症状。易患各种感染，尤其是呼吸道及皮肤感染，女童可合并真菌性外阴炎，以会阴部炎症为明显的症状。长期血糖控制不满意的患儿，晚期可因微血管病变导致视网膜病变及肾功能损害。

未经治疗的患者通常静脉空腹血糖≥7 mmol/L 或餐后 2 小时血糖≥11.1 mmol/L或随机静脉血糖≥11.1 mmol/L。糖化血红蛋白反映 3 个月内血糖的综合水平，是判断患儿长期血糖控制的可靠指标，儿童糖尿病一般需要控制在 7.5％以下。

四、药物治疗及监护

糖尿病现代治疗的 5 个方面，即饮食疗法、运动疗法、药物疗法、血糖监测及糖尿病教育被称为糖尿病治疗的五驾马车。其中直接起治疗作用的是饮食、运动和药物三要素，而血糖监测和教育则是保证这三要素正确发挥作用的重要手段。以下 5 个方面是糖尿病治疗的基本方法，各方法之间相辅相成，不可偏弃，采取综合措施方可使患者得到最佳治疗。

(一)糖尿病教育

糖尿病教育的重要性和必要性由糖尿病本身的性质所决定。糖尿病是常见病，是终身性疾病，是全身性疾病，若缺乏患者及家属的密切配合，单靠医师一方面的努力很难取得较好的疗效。为了使糖尿病治疗获得满意的效果，需要对患者及其家属进行糖尿病知识教育。

(二)自我监测血糖

自我监测血糖(SMBG)是近10年来糖尿病患者管理方法的重要进展之一,也是重要的技术进步。通过小巧、便携、易于校正的血糖测定仪,将一滴血滴在试纸条上,测定仪可快速用数字显示血糖值,为糖尿病患者和保健人员提供动态数据,经常观察和记录血糖水平,大大有利于糖尿病患者的治疗和管理。血糖监测是每一个糖尿病患者必须做到的,尤其是1型糖尿病患儿。

(三)饮食治疗

饮食治疗是糖尿病治疗的基本措施,无论糖尿病的类型、病情轻重、应用哪一类药物治疗,均应通过饮食治疗减轻胰岛负担,降低过高的血糖以改善症状。糖尿病饮食治疗的原则是合理控制总热量和食物成分比例。

(四)运动治疗

规律运动能给糖尿病患者带来许多有益的影响,包括:①可以减少体脂含量,特别是腹部脂肪含量,提高肌肉利用葡萄糖的能力。②提高胰岛素的敏感性,降低血浆胰岛素水平,改善葡萄糖的代谢。③在高危人群能延缓2型糖尿病的发病。④降低机体低密度脂蛋白和三酰甘油浓度,提高高密度脂蛋白浓度,改善纤维蛋白溶解活性,降低血栓形成的机会,从而降低产生心血管疾病的危险性。但不恰当的运动有可能给病程长的患者带来一些不良后果,如能引起低血糖、高血糖或酮症等。因此,应根据患者自身情况调整运动强度,使患者更乐于自觉长期坚持规律的有氧运动。

(五)药物治疗

儿童糖尿病的药物治疗包括口服降糖药物和胰岛素治疗。对于儿童2型糖尿病的药物治疗主要通过口服二甲双胍或使用胰岛素。1型糖尿病患者,由于自身胰岛β细胞功能受损,胰岛素分泌绝对不足,在发病时就需要胰岛素治疗,而且需终身胰岛素替代治疗以维持生命和生活。胰岛素是由胰岛β细胞受内源性或外源性物质如葡萄糖、乳糖、核糖、精氨酸、胰高血糖素等的刺激而分泌的一种蛋白质激素。胰岛素是机体内唯一降低血糖的激素,同时促进糖原、脂肪、蛋白质合成。降糖药物的使用如下。

1.二甲双胍

二甲双胍为双胍类口服降血糖药。具有多种作用机制,包括延缓葡萄糖由胃肠道的摄取,通过提高胰岛素的敏感性而增加外周葡萄糖的利用,以及抑制肝、肾过度的糖原异生,不降低非糖尿病患者的血糖水平。

二甲双胍药动学基本上同苯乙双胍。本品引起乳酸酸中毒的危险性明显较苯乙双胍小，比较安全。主要在小肠吸收，吸收半衰期为0.9～2.6小时，生物利用度50％～60％，口服后2小时其血药浓度达峰约2 μg/mL，药物聚集在肠壁，为血浆浓度的10～100倍，肾脏、肝脏和唾液的浓度为血浆浓度的2倍以上，不与血浆蛋白结合，以原形随尿液排泄，清除半衰期1.7～4.5小时，12小时内90％被清除。

降糖机制：①其降糖作用主要是增加周围组织糖的无氧酵解，增加糖的利用，这一作用的主要部位在小肠，动物试验证实本品可增加小肠的无氧酵解，使空肠对糖的利用增加20％。②抑制肝糖原异生，由于减少糖原异生引起继发基础血糖减低而降低基础肝糖输出。③通过增加胰岛素与胰岛素受体的结合，增加胰岛素对血糖的清除作用，由于胰岛素抵抗是2型糖尿病的特点，本品通过增加胰岛素受体数量减少者的受体结合点和增加低亲和性的结合点的数量从而改善2型糖尿病患者对胰岛素的敏感性。动物试验证明本品还有受体后作用，使胰岛素刺激的糖原生成增加，胰岛素受体磷酸化作用增加和使酪氨酸激酶活性增加。

由于本品主要以原形由肾脏排泄，故在肾功能减退时用本品可能在体内大量积聚，引起高乳酸血症或乳酸性酸中毒。用对比剂后肾血管收缩，血流量减少，会引起对比剂在体内蓄积。若患者一般情况良好，不需再次进行介入操作，可于术后48小时重新服用二甲双胍。

所以为防止乳酸性酸中毒，在对使用二甲双胍的糖尿病患者血管内注射含碘对比剂前，必须测定血清肌酐水平。对于血清肌酐/肾功能正常的患者：在注射对比剂时必须停用二甲双胍并在48小时内不能恢复用药，或直至肾功能/血清肌酐达正常值。对于血清肌酐/肾功能不正常的患者：必须停用二甲双胍并将对比剂检查推迟至48小时后。只有在肾功能/血清肌酐水平恒定后才能恢复二甲双胍的用药。对有些肾功能不正常或未知的急救病例，医师必须评估使用对比剂检查的利弊，并需采取预防措施：停用二甲双胍、给患者充足的水化、监测肾功能和仔细观察乳酸性酸中毒的症状。

2.胰岛素

速效胰岛素为重组胰岛素类似物，与可溶性人胰岛素相比，本药形成六聚体的倾向较低，故吸收更快（为可溶性人胰岛素的2～3倍），作用时间最短，一般10～20分钟起效。最大作用时间为注射后1～3小时，作用持续时间为3～5小时。短效胰岛素为澄清液体，一般注射后0.5小时起效，1～3小时作用达峰值，持续4～8小时。中效人胰岛素为胰岛素混悬液，因此从外观上看是浑浊的。最常用的中效胰岛素是低精蛋白锌胰岛素（NPH）。中效胰岛素在注射后6～7小时达到作用高峰，作用时间可以持续16～18小时。长效人胰岛素为浑浊液体，其用途与中效胰岛素类似，只是作用时间更长，通常在注射后10小时达到作用高峰，作用可以持续24小时或更久。

几类胰岛素中，只有速效胰岛素和短效胰岛素可经胰岛素泵给药，进行连续皮下胰岛素输注治疗（CSⅡ）。连续皮下胰岛素输注治疗应选择腹壁作为注射部位，并轮换输注点。

皮下注射部位可选择上臂、大腿、臀部或腹部，腹壁皮下注射后吸收最快。每次注射应轮换注射部位。如患儿皮下脂肪较少，垂直进针可能注射在肌肉部位，则可以采用将皮肤轻轻捏起，45°进针的方法，同时小心，不可进针过少，将皮下注射变成了皮内注射。

胰岛素最常见的不良反应为低血糖，应叮嘱患儿家长根据血糖调整剂量时应从加减1个单位开始，逐渐调整，不可1次调整数个单位剂量。如发生低血糖，轻度低血糖者可口服葡萄糖或含糖分的食物。建议糖尿病患者随身携带糖果、饼干或果汁。发生严重低血糖时，如患者已丧失意识，可肌内或皮下注射胰高血糖素或静脉给予葡萄糖。建议患者恢复知觉后，口服碳水化合物以免复发。

胰岛素应于2～8 ℃的冰箱内储存（不宜太接近冷冻室），正在使用的药物应在室温下（＜30 ℃）存放。

第八章

循环系统疾病

第一节　先天性心脏病

先天性心脏病是小儿时期最常见的心脏疾病，是胎儿时期心脏血管发育异常所致。其发病率占出生活产婴儿的7‰～8‰，估计我国每年约有15万患儿出生。未经及时诊治的严重和复杂性先天性心脏病患儿，多早期夭折或合并严重并发症，以致增加手术病死率或失去手术机会。

近年来，由于超声心动图、心血管造影和其他心血管检查，如磁共振成像(MRI)技术的进步，以及心胸外科技术、麻醉技术、体外循环技术、监护技术的发展，大多数先天性心脏病的病死率已显著下降，预后大为改观。

大部分先天性心脏病患者的发病原因尚未明确。近十多年来，由于遗传学、胚胎学、分子生物学等科学研究的进展，目前已有不少的认识，其主要原因可分为遗传因素和环境因素两类。遗传因素中有单一基因突变、染色体畸变、多基因病变及先天性代谢紊乱等；环境因素可因病毒感染、酗酒、过量辐射、某些药物、高原缺氧等所致。

一、诊断方法和步骤

(一)先天性心脏病的无创伤性诊断

1.病史

要详细询问病史、婴幼儿期有无喂养困难史，如每次吃奶量少，吃吃停停；生长发育情况，有无生长发育迟缓、消瘦、体重增长缓慢；发绀出现的时间，在活动和哭闹后是短暂性发绀，还是持续性发绀。

2.母妊娠史

应询问母亲在妊娠3个月内有无病毒感染史；有无药物及不良环境接触史。

3.家族史

应询问有无先天性心脏病家族史或家族中有无遗传性疾病患者。

(二)症状

1.左向右分流型先心病

表现为消瘦、体重不增、面色苍白、多汗、气促、喂养困难、声嘶等。

2.右向左分流型先心病

可有发绀、蹲踞征及缺氧发作。

(三)体格检查

1.一般情况

患儿生长发育落后于同龄儿,以体重减轻为著。中央性发绀,如合并动脉导管未闭,可出现差异性发绀;杵状指(趾);呼吸急促,面色苍白,合并心力衰竭时,出现肝大。

2.心脏体检

心前区隆起或心型鸡胸,心尖冲动弥散,多有震颤,抬举样搏动,P_2亢进分裂或 P_2减弱,根据杂音的部位、性质、强度及传导方向,可以鉴别不同类型的先天性心脏病。

3.血压及外周血管体征

先天性心脏病患者四肢血压的测定尤为重要,应视为常规体检。如合并主动脉缩窄时,可出现下肢低血压及股动脉搏动减弱的重要体征;如合并动脉导管未闭或主动脉瓣关闭不全时,可有脉压增大,水冲脉和股动脉枪击音。

4.特殊检查

心电图、心脏 X 线检查、超声心动图、磁共振等检查,对先天性心脏病的诊断很有必要。根据病史、症状、体格检查,结合以上无创伤性检查基本上对大多数先天性心脏病可以做出正确的诊断。但对于不典型的病例、复杂的畸形及发绀型先天性心脏病,为确定是否为单一畸形或联合畸形,以及畸形的部位、性质及严重程度等,仍需行心导管检查或心血管造影术,为外科手术提供必要的资料。

二、分型

(一)继发孔型房间隔缺损

继发孔型房间隔缺损(ASD)是最常见的先天性心脏病之一,其发生率约占先天性心脏病总数的 10%,该病以女性多见,男女之比约为 1∶2。

1.病理

继发孔型房间隔缺损是由于胚胎时期原发隔吸收过多或继发隔发育障碍,使第二房间孔不能完全闭合所形成的心内缺损。缺损绝大多数为单孔性的,少数为多孔性的,亦有呈筛孔状者。根据缺损所在部位可分为以下几种。

(1)中央型:亦称卵圆孔型,此型最常见,约占76%。缺损位于房间隔中部,相当于卵圆孔的部位,有完整的边缘。

(2)下腔型:约占12%。缺损位于房间隔后下方,下腔静脉入口处,缺损下缘与下腔静脉入口处直接相连。

(3)上腔型:亦称静脉窦型缺损,较少见,约占3.5%。缺损位于房间隔后上方,上腔静脉入口下方,与上腔静脉入口没有明显的界线。此型常伴有右上肺静脉异位引流入上腔静脉或右心房。

(4)混合型:约占8.5%,兼有上述2种以上的巨大缺损,房间隔几乎完全缺如,其血流动力学与单心房相似。

继发孔型房间隔缺损有时尚可伴发其他畸形,较常见的有肺动脉瓣狭窄(称为法洛三联症)、部分性肺静脉异位引流、二尖瓣脱垂、二尖瓣狭窄(称为Lutembacher综合征),此外,还可合并室间隔缺损、动脉导管未闭等。

2.血流动力学

由于左心房压力[0.7~1.3 kPa(5~10 mmHg)]高于右心房[0.3~0.5 kPa(2~4 mmHg)],而右心室的充盈阻力较左心室低,因此存在房间隔缺损时,血流自左心房向右心房分流。其分流量的多少与缺损大小、两侧心房压力阶差及左右心室的顺应性有关。生后初期左右心室壁厚度相似,顺应性也相近故分流量不大;以后随年龄增长,肺血管阻力及右心室压力减低,血流从左心房通过缺损至右心房及右心室增多,右心室不仅接受上、下腔静脉回流入右心房的血液,还要同时接受由左心房分流至右心房的大量血液,使肺循环血流量明显增多,右心室舒张期负荷加重,故右心房、右心室增大,并可出现不同程度的肺动脉压力增高,晚期可导致肺小动脉肌层及内膜增厚,管腔狭窄,至成年后可出现艾森门格综合征。

3.临床表现

(1)症状:症状出现的迟早和轻重主要取决于缺损的大小及分流量的多少。缺损小、分流量少者可无任何症状,往往在体检时才被发现。缺损大、分流量多者症状出现较早并随年龄增长而更明显。由于分流量大,体循环缺血,临床上表现为体型瘦长、面色苍白、易感疲乏;因肺循环血流量增多使肺充血,故易有呼吸道感染，活动时易气促，严重者可发生充血性心力衰竭。如有肺动脉过度扩张可压迫左喉返神经而引起声音嘶哑。

(2)体征：房间隔缺损小者，患儿发育可不受影响。缺损大者，可有发育迟缓、消瘦，随年龄增长，心前区可隆起，叩诊心界扩大，并可触及右心室抬举性搏动感，但很少触及震颤，若有震颤，往往提示分流量很大或合并有其他畸形。心脏听诊于胸骨左缘第二、三肋间可闻及喷射性收缩期杂音(婴儿期有时不明显)，性质一般较柔和，响度常不超过Ⅲ/Ⅵ级，传导较局限，此杂音并非血流通过房间隔的缺损口而引起，而是因为流经肺动脉瓣口的血流量太多，产生相对性肺动脉狭窄。如左向右分流量大，肺循环血流量与体循环血流量的比值超过 2∶1 时，于胸骨左缘下部可闻及三尖瓣相对狭窄的舒张中期杂音。肺动脉瓣区第二音正常或亢进，而且常伴有固定分裂(0.05 秒以上)，年龄越大越明显，此为房间隔缺损听诊时的特征性表现。如年长后发生肺动脉高压，胸骨左缘上部收缩期杂音减轻，第二心音分裂的时距缩短，三尖瓣相对狭窄的舒张中期杂音消失。如有肺动脉瓣关闭不全，在胸骨左缘第二肋间可听到舒张早期杂音。

4.实验室检查

(1)X 线检查：小型房间隔缺损或婴幼儿患者心脏大小可正常或稍有增大，肺血增多亦不明显。中度以上的缺损心脏多呈二尖瓣型，表现为右心房、右心室增大，肺动脉段突出，而主动脉结较小；双肺血管影增粗，肺门影增大，呈充血改变。胸透时可见“肺门舞蹈”。

(2)心电图：心电图对诊断房间隔缺损具有重要价值，其主要特征如下。①绝大多数患者可见不完全性右束支传导阻滞的图形，极少数可表现为完全性右束支传导阻滞；②电轴右偏，平均 90°～180°；③右心室增大；④20%～30%的患者可见右心房大；⑤少数可见 P-R 间期轻度延长。

(3)超声心动图：M 型超声可显示右心房、右心室增大，室间隔与左心室后壁呈矛盾运动。二维超声可直接显示房间隔回声中断，断端回声增强，并可测量缺损的大小。脉冲式多普勒及彩色多普勒血流显像可探知心房水平的分流。心脏声学造影：心房水平若为左向右分流，右心房内出现负性造影剂，心房水平若为右向左分流，则可见造影剂自右心房穿过缺损部位进入左心房。

(4)磁共振检查：在 SE 序列横轴位及长、短轴位上，可见右心房、右心室增大，房间隔连续性中断，并可准确测量缺损大小及部位。MRI 还能清楚显示心房水平的分流情况。

(5)心导管检查及心血管造影：右心导管检查，右心房与腔静脉间存在明显血氧阶差，如两者的血氧含量差＞1.9 vol％或血氧饱和度差＞9％，提示心房水平左向右分流。但尚需排除下列情况：室间隔缺损伴三尖瓣反流，左心室-右心房通道，部分或完全性肺静脉异位引流，房室通道及乏氏窦瘤破入右心房。右心导管探查，可操纵导管进入左心房，如横置在心房间导管上下移动超过半个椎体，提示房间隔缺损的可能性较大。右心室和肺动脉压力正常或轻度升高，在分流量大时，可有 2.7 kPa(20 mmHg)的收缩期压力阶差，这是由于过多的血流形成功能性肺动脉瓣狭窄，如压力阶差＞2.7 kPa(20 mmHg)，应考虑有器质性肺动脉瓣狭窄的可能。右上肺静脉或左心房造影，可见造影剂经房间隔缺损进入右心房，并可显示缺损的位置及大小。

5.诊断及鉴别诊断

主要诊断依据：①胸骨左缘第二、三肋间可闻及Ⅱ～Ⅲ/Ⅵ级喷射性收缩期杂音，P_2亢进伴固定分裂；②X 线检查示肺血增多，右心房、右心室增大，肺动脉段突出而主动脉结缩小；③心电图示电轴右偏，不完全性或完全性右束支传导阻滞；④超声心动图示室间隔与左心室后壁呈同向运动，房间隔连续性中断。如有疑问时可做心导管检查及心血管造影。需与以下疾病相鉴别。

(1)肺动脉瓣狭窄：本病出生后即有杂音，杂音较响且粗糙，多伴有震颤，有时可闻及收缩早期喀喇音，肺动脉瓣第二心音减弱或消失。X 线检查示肺血少，肺动脉段突出。心电图检查：电轴右偏，V_1呈 R、Rs 或 qR 型，T_{V1}直立。超声心动图有助于鉴别，必要时可行心导管检查及心血管造影。

(2)原发孔性房间隔缺损：本病症状出现早且重，在婴幼儿期多有充血性心力衰竭，心尖部可闻及二尖瓣关闭不全的全收缩期杂音，P_2亢进。心电图示电轴左偏，P-R 间期延长，双室大。超声心动图示房间隔下部连续性中断，二尖瓣或三尖瓣可见反流。

(3)无害性杂音：即功能性杂音，在正常儿童肺动脉瓣区有时可闻及，杂音一般较轻，多为收缩期吹风样，其强度可随呼吸或体位而改变，肺动脉瓣第二心音正常。心电图、X 线检查及超声心动图检查无异常。

6.治疗

(1)内科治疗：积极预防和治疗呼吸道感染，合并心力衰竭者，应常规应用洋地黄制剂维持治疗；合并肺动脉高压时，应加用血管紧张素转换酶抑制剂，如卡托普利、贝那普利。

(2)介入治疗外科治疗：一般主张学龄前期手术治疗，如缺损较大，症状较明显，多次患肺炎或有心力衰竭者应早期手术治疗。如已有严重肺动脉高压和肺血管梗阻时，则不能手术。手术在低温体外循环下进行，切开右心房壁，将缺损直接缝合或修补。其病死率近乎为零。手术时应注意在心房内探查，如发现有部分性肺静脉异位引流，可在修补房缺时一并予以纠正。

(二)室间隔缺损

室间隔缺损(VSD)是胚胎时期心室间隔发育不全而形成的左向右分流型先天性心脏病。Roger首先描述了其临床及病理变化。室间隔缺损是最常见的先天性心脏病，它可以单独存在，单纯性室间隔缺损约占先天性心脏病的20%，它也可以合并其他心血管畸形，据统计大约50%的先天性心脏病存在室间隔缺损。以下主要讨论单纯性室间隔缺损。

1.病理

室间隔可分为面积较大的肌部及面积较小的膜部，而肌部室间隔又包括流入部、小梁化部及流出部3个部分。室间隔缺损可发生在室间隔的任何部位，其具体位置与缺损的自然闭合及并发症都有密切联系，并对外科心脏手术切口有一定的指导意义。目前，常将室间隔缺损分为三大类型。

(1)膜部缺损：室间隔膜部面积虽然很小，但此型占室间隔缺损的大多数。该型又包括室上嵴下方缺损及隔瓣后缺损。

(2)漏斗部缺损：此型在高加索人中较少见，而在亚洲儿童中约占30%，容易合并主动脉瓣脱垂及关闭不全。该型又可分为肺动脉瓣下缺损及室上嵴上方缺损。

(3)肌部缺损：包括流入道肌部缺损及小梁化肌部缺损，位置较低，可以单发或多发，此型比较少见。

2.血流动力学改变

中小型缺损因缺损不大，限制了左心室向右心室的分流，左、右心室仍保持压力的差距，故为限制性缺损。肺动脉压力正常或仅轻度升高，右心室收缩压低于左心室，心室水平总是左向右分流，左心室血液除进入升主动脉外，部分经室间隔缺损进入右心室，然后经肺动脉、肺静脉、左心房又回到左心室，使左心室、左心房的容量负荷增加，有一定程度的扩大，此为低阻力、小分流状态。

大型缺损因缺损很大，缺口不能限制左心室分流的血，使左、右心室的压力接近，故为非限制性缺损。此时分流量决定于体、肺循环的阻力。当患儿刚出生时，肺循环阻力很高，与体循环相差无几，心室水平分流不明显，生后不久肺循环阻力逐步下降，左心室的血通过室间隔缺损大量进入肺循环，左心室容量负荷不断增加，至2～3个月时，常可出现心力衰竭，此为低阻力、高分流状态。长期的肺循环血流量增加，可使肺小血管发生痉挛，并可使血管内膜和中层增厚、管腔部分阻塞、肺血管压力及阻力升高，从而使右心室压力增高，左向右分流逐渐减少，肺循环血流量减少，左心室容量负荷减轻，心脏缩小，左心衰竭缓解，此为高阻力、小分流状态。病情若进一步发展和加重，肺血管发生广泛的器质性病变，肺血管阻力明显增加，右心室压力升高接近或超过左心室压力，左向右分流量更少，甚至会出现双向分流，最后形成右向左的反向分流，即艾森门格综合征，临床上出现发绀和右心衰竭。

3.临床表现

取决于缺损的大小和肺血管阻力。

(1)小型缺损：又称 Roger 病，一般没有症状，生长发育不受影响。刚出生时听不到杂音，往往在 2 周左右体检时闻及杂音而被发现，主要体征为胸骨左缘第三、第四肋间的高调、粗糙的全收缩期杂音，局部可触及收缩期震颤，有时也可为低调杂音，但高调杂音往往提示缺损不大，如缺损位于肌部，杂音最响部位可在心尖部，肺动脉瓣第二心音正常。

(2)中型缺损：由于左向右分流量较大，肺循环血增多，易反复出现呼吸道感染，体循环血量减少，生长发育受影响。胸骨左缘第三、第四肋间可听到粗糙、响亮的全收缩期杂音，向心前区及剑突下传导，局部可触及震颤；如缺损位置较高，杂音最响部位则在胸骨左缘第二、第三肋间，并向胸骨右缘传导。当肺循环血流量与体循环血流量比值超过2∶1时，左心房回流的血增多，造成二尖瓣相对性狭窄，可在心尖部听到舒张中期杂音。婴儿期往往有气促、面色略苍白等表现，乳儿期症状可改善。

(3)大型缺损：左向右分流量更大，肺循环血流量与体循环血流量之比常超过 3∶1，生长发育受到明显影响，身材瘦小，体重及头围低于同龄正常儿，易反复肺部感染，且症状重、不易控制。2～3 个月开始逐渐出现气促、喂养困难、苍白多汗、心率偏快、肝脏增大等充血性心力衰竭的表现。体检时心脏明显扩大，心尖部可听到第三心音及舒张中期杂音，肺动脉瓣区可因动力性肺动脉高压致第二心音亢进，如发生肺动脉瓣关闭不全，可出现吹风样舒张期杂音。

(4)大型室间隔缺损伴肺阻力增高：室间隔缺损合并肺血管梗阻性病变(PVOD)时，由于左向右分流量减少，患儿呼吸道感染反而减少，心脏轻度扩大，胸骨左缘第三、四肋间仅有一短促的收缩期杂音，震颤减弱或消失，心尖部无高流量舒张期杂音，肺动脉瓣区可听到喷射性喀喇音，第二音亢进而分裂减轻，安静时无发绀，但活动后可出现发绀；如肺血管阻力进一步增高，甚至超过体循环，可出现右向左分流，安静时即可出现发绀，并有杵状指（及红细胞计数增多），即艾森门格综合征，最后发展成右心衰竭。

4.实验室检查

（1）X 线检查：可以反映左向右分流量的大小，小型缺损胸片可正常，偶有轻度心脏增大。中型缺损肺血增加，肺动脉及其主支稍增粗，主动脉弓大小正常，心脏增大以左心室增大为主，侧位片可见左心房增大。大型缺损肺血流量增加更明显，心脏普大，肺动脉主干及分支明显增粗，甚至突出，主动脉结正常或偏小，透视见肺门动脉扩张性搏动。大型室缺伴肺血管梗阻性病变时，平片上心脏仅轻度增大，以右心室增大为主，肺动脉段明显突出，肺门血管影增粗，而外周肺血管影减少或消失，又称"肺门截断征"或"鼠尾征"。

（2）心电图：小型室缺心电图改变不明显，心电图可正常，有时可见电轴左偏或左心室高电压；中型缺损可见一定程度的左心室大，T 波高耸，提示左心室容量负荷过重，而无右心室容量负荷过重；大型室缺在心电图上常表现为电轴不偏或右偏，双室增大，左、右心室容量负荷过重；大型室缺伴 PVOD 时，电轴右偏，右心室大较左心室大更明显，右胸导联 T 波直立，提示右心室收缩期负荷过重。

（3）超声心动图：室间隔缺损在二维超声的特征是相应缺损部位的室间隔回声连续性中断，缺损断端回声增强、粗糙，二维超声可探及缺损的部位及大小。漏斗部室间隔缺损属高位缺损，主要切面显示在左心室流出道短轴或大动脉短轴切面，膜周部室间隔缺损，主要切面为心尖及胸骨旁四腔、五腔心切面，肌部室间隔缺损，主要切面为心尖四腔、五腔心切面、左心室短轴切面。多普勒超声除探及缺损口大小及部位外，还可测量跨瓣压差，并计算出肺动脉压力、右心室压力、肺阻力及分流血量。

（4）磁共振检查：在自旋回波序列 MRI 横轴位与短轴位，可显示整个室间隔缺损的大小、形态；在电影 MRI 图像上，可直接显示左、右心室间的血液喷射分流带，有利于发现膜部、肌部小型室间隔缺损，特别在左心室收缩期显示最佳。

（5）心导管检查及心血管造影：由于超声心动图等无创性检测技术的迅猛发展，绝大多数室间隔缺损患儿不再需要进行心导管检查。但对于少数室间隔缺损的临床表现不典型，且同时合并有其他心血管畸形如主动脉缩窄、主动脉瓣脱垂、右心室漏斗部狭窄、动脉导管未闭等，以及室间隔缺损并发重度肺动脉高压选择手术治疗适应证时，心导管检查及心血管造影仍不可缺少。室间隔缺损右心导管检查可发现右心室血氧含量明显增高，右心室平均血氧含量超过右心房 1 vol%或右心室平均血氧饱和度超过右心房 5%，均提示心室水平由左向右分流;右心导管检查还可监测肺动脉压力和肺小动脉楔压,并计算出肺总阻力和肺小动脉阻力,在有肺动脉高压时,这些指标常常是确定能否手术的依据;部分缺损较大的病例,右心导管可经缺损处进入左心室或升主动脉,有助于诊断。选择性左心室造影,可见造影剂经缺损口进入右心室,右心室和肺动脉早期显影,证明心室水平由左向右的分流,并可观察缺损的部位及大小,显示膜部室隔瘤、主动脉瓣脱垂及关闭不全等征象,主动脉显影时,可明确或排除室间隔缺损常见的伴发畸形如主动脉缩窄、动脉导管未闭等。

5.诊断及鉴别诊断

典型病例诊断一般没有困难,其诊断主要依据:①胸骨左缘第三、第四肋间听到粗糙的全收缩期杂音,多伴有震颤;②根据心电图检查、X线检查、心脏彩超的相应改变,可以确诊。但对于非典型病例尚需心导管检查和心血管造影证实。本病应与以下疾病鉴别。

(1)动脉导管未闭:VSD婴儿期需与动脉导管未闭鉴别,小婴儿动脉导管未闭往往仅有收缩期杂音,但杂音位置较高,一般在听诊上较难区别。VSD为心内分流,胸部X线片上主动脉结常缩小,而动脉导管未闭为心外分流,胸部X线片上主动脉结常增大,超声心动图可以有助于鉴别,必要时需行心导管检查,心导管检查时发现肺动脉水平由左向右分流或心导管经未闭的动脉导管进入降主动脉,可明确诊断。

(2)房间隔缺损:嵴上或肺动脉瓣下VSD可在胸骨左缘第二肋间听到一收缩期杂音,需与房间隔缺损鉴别。房间隔缺损为喷射性收缩期柔和杂音,常不超过Ⅲ/Ⅵ级,一般不伴震颤,而房间隔缺损多为粗糙、响亮的全收缩期杂音,常伴有震颤,响度一般在Ⅲ/Ⅵ级以上;房间隔缺损的X线表现除右心室扩大外,常有右心房扩大,不可能有左心室大,心电图电轴右偏,V_{3R}及V_1呈rsR′型;超声心动图可进一步鉴别诊断;右心导管检查可通过缺损进入左心房,并在心房水平证实由左向右分流可明确诊断。

(3)肺动脉瓣狭窄:胸骨左缘第二肋间可听到全收缩期杂音,但P_2减弱,胸部X线片示肺血减少,肺动脉段突出,心电图示电轴右偏,右心室肥厚,心导管检查心室水平无分流,右心室与肺动脉间有显著的收缩期压力阶差,称跨瓣压力阶差,右心室造影可见射流征或篷顶征,并可显示瓣膜狭窄程度及狭窄后扩张,心脏彩超也可资鉴别。

6.并发症

(1)充血性心力衰竭及肺水肿:充血性心力衰竭的发生与室间隔缺损的大小

及肺血管阻力的高低有关。中型及大型室间隔缺损由于左向右分流量较大，肺循环血流量的增加，肺血管阻力增加，而出现充血性心力衰竭的症状及体征，严重者可出现肺水肿的表现。刚出生的新生儿肺血管阻力较高，2～3 个月时降至最低点，故足月儿心力衰竭一般出现在 2～6 个月，早产儿可以稍早。足月儿如在 1 个月内即出现心力衰竭的表现，往往在心房或动脉导管水平有明显分流或合并主动脉缩窄。如右心室双出口合并室间隔缺损而不伴有肺动脉狭窄时，心力衰竭出现也比预计要早，可能是胎儿期肺动脉血氧含量较高，以致出生后肺血管阻力较低的缘故。

(2)主动脉瓣脱垂及主动脉瓣关闭不全：室间隔缺损常可并发主动脉瓣脱垂及主动脉瓣关闭不全，多见于漏斗部室间隔缺损，通常是先有主动脉瓣脱垂，然后再发生主动脉瓣关闭不全，其发病率与年龄有关，年龄越大，发病率越高。引起主动脉瓣脱垂的主要机制：①室间隔缺损位于主动脉瓣下，使主动脉瓣缺少纤维组织支持，心室舒张时，升主动脉压力远高于心室舒张压，促使瓣叶向下移位。②心室收缩期，血液快速从压力高的左心室经室间隔缺损向压力低的右心室分流，使主动脉瓣受压、移位；主动脉瓣叶脱垂、变形到一定程度后，心室舒张期各瓣叶不能互相对合，产生主动脉瓣关闭不全，并进行性发展。室间隔缺损伴主动脉瓣关闭不全时，胸骨左缘第三、第四肋间除有一收缩期杂音外，尚可闻及吹风样杂音。如反流量较大，可见周围血管征，须与伴有连续性杂音的畸形鉴别，尤其应与动脉导管未闭相鉴别。室间隔缺损一旦出现主动脉瓣关闭不全，其心功能往往迅速恶化，故应尽早施行手术修补，防止主动脉瓣关闭不全加重。

(3)亚急性感染性心内膜炎：主要是快速高压血流冲击，使心内膜损伤所致。常见的病原菌为草绿色链球菌和葡萄球菌。室间隔缺损无论大小，均有可能出现该并发症，但以小型室间隔缺损更常见，手术修补室间隔缺损后可以减少其发生率，但并不能完全消除，特别是有残余分流的患儿。亚急性感染性心内膜炎甚至可以出现于室间隔缺损自然闭合后，适当的抗生素预防能减少其发生率。

(4)肺血管梗阻性病变：多见于大型室间隔缺损的患儿，其发生机制为过量肺血流和较高压力冲击，最终使肺血管壁发生结构上的变化，从而发生肺血管梗阻性病变，其病变进展速度还与患儿血管的反应性有关。如果肺小血管病变达到 Heath-Edwards 3 级以上，则可能出现器质性肺动脉高压而丧失手术时机，器质性肺动脉高压一般出现在 2 岁以后，但亦有 1 岁左右发生肺血管梗阻性病变的报道。

(5)继发性漏斗部肥厚：是由于漏斗部肌肉肥厚，使漏斗部狭窄而形成，如狭窄程度轻，左向右分流量减少，症状可以减轻，如果狭窄程度重，则可导致右向左分流，出现类似法洛四联症的表现。

7.治疗

(1)内科治疗：由于绝大多数室间隔缺损的患儿可以手术治愈，因此预防和治疗各种并发症，使患儿安全过渡到手术年龄是非常重要的。①应精心护理，对于喂养困难者可给予鼻饲，以保证热量及营养的供给。②应及时、长期应用地高辛，在心力衰竭严重时可短期使用利尿剂；血管紧张素转换酶抑制剂(ACEI)能扩张小动脉和小静脉，降低心脏前后负荷，并能阻断循环或心脏局部血管紧张素Ⅱ的生物效应，防治心脏重构从而保护心肌，因而被广泛应用于先天性心脏病合并充血性心力衰竭的治疗，临床常用的药物为卡托普利及贝那普利。近年来，由于对充血性心力衰竭的神经内分泌机制的深入研究，β受体阻滞剂已被广泛应用于扩张型心肌病所致的慢性心功能不全中，并取得良好疗效，但对于先心病所致的慢性心功能不全，目前经验尚不足，有待进一步探讨。③控制呼吸道感染，室间隔缺损易合并肺部感染，且症状重、不易控制，是常见死亡原因之一，所以对于室间隔缺损患儿，控制呼吸道感染显得尤为重要，有条件的可以应用免疫增强剂，如人血丙种球蛋白、胸腺肽等，以扶持机体体液免疫及细胞免疫功能。④亚急性感染性心内膜炎，应根据细菌培养和药物敏感试验，选用杀菌类抗生素联合用药，剂量要足，疗程要长，要用4～6周。

(2)外科治疗：①选择手术时机，由于40%左右的室间隔缺损患儿有自然闭合的可能，对于缺损小而临床症状轻或无症状者，可暂不手术并随访观察，若5岁以后仍不能闭合可考虑择期手术。大型室间隔缺损，婴儿期就可能导致顽固性心力衰竭、反复肺部感染、生长发育迟缓，并可能出现肺血管梗阻性病变，故应早期手术治疗；漏斗部缺损通常不能自然闭合，并可能引起主动脉瓣脱垂及主动脉瓣关闭不全，也应早期手术。②过去所使用的肺动脉环扎术是一种过渡性减症手术，尚需在年长后能耐受手术时行根治术，由于2次手术的风险高于直接根治术，故目前已不被使用。室间隔修补术一般取胸骨正中切口，国内有医院行右腋下小切口并取得满意效果；根据缺损部位不同，手术常用心脏切口包括右心房切口、右心室流出道切口及肺动脉切口，直径<1 cm的缺损可采用单纯直接缝合法，而较大的缺损需采用补片修补法。术后常见并发症有缺损残余分流、主动脉瓣关闭不全、心肺功能不全，少数患儿可出现传导系统损伤。③经心导管室间隔缺损堵塞术，主要适用于肌部缺损及部分膜部缺损，因为左心室处于高压状态，随着心室收缩室间隔变形，容易出现堵塞装置移位或对心内结构产生损伤，

从而引起心律失常、主动脉瓣关闭不全、三尖瓣关闭不全等并发症，目前采用经心导管关闭室间隔缺损无论是国外还是国内临床经验均很少，且关闭室间隔缺损的装置及操作方法有待进一步改进，因此应严格掌握其适应证。

(3)自然闭合：据国内外文献报道，室间隔缺损的自然闭合率达30%～50%，多出现于2岁内，5岁后发生机会甚少。室间隔缺损自然闭合与缺损部位和缺损大小有关，小型室间隔缺损和肌部室间隔缺损容易闭合，膜部缺损可因膜部室隔瘤的形成而发生闭合，而漏斗部缺损一般不能闭合。

(三)动脉导管未闭

动脉导管是胎儿期血液循环所必需的一条重要通道，常位于主动脉峡部和左肺动脉起始部之间，出生不久即发生功能上的闭合，继之发生解剖上的闭合，最后纤维化而形成动脉韧带。如果出生后动脉导管持续保持开放状态，则在大动脉水平出现左向右分流并引起一系列血流动力学改变，称为动脉导管未闭(PDA)。动脉导管未闭是常见的先天性心脏病之一，其发生率占先天性心血管畸形的20%左右，女性多于男性，比例约为2∶1。

1.病理生理

动脉导管的组织结构与邻近的主动脉及肺动脉有所不同，前者的中膜层含有大量的平滑肌，而后者的中膜主要由弹力纤维所构成。一方面，胎儿时期肺处于萎缩状态而无通气功能，右心室的血液绝大部分经动脉导管进入降主动脉，胎儿血液循环中的低氧及高前列腺素状态是抑制动脉导管收缩的重要因素。一方面，出生断脐后前列腺素的生成明显减少，同时由于呼吸的建立，肺血管阻力下降，肺血流增加，大量前列腺素在肺组织中降解，均使新生儿血液循环中前列腺素水平明显降低；另一方面，呼吸建立后，肺开始通气和换气，使氧分压明显升高。在以上2种因素的共同作用下，动脉导管的平滑肌出现收缩，从而使管腔变细、长度缩小并逐渐形成功能上的关闭，该过程一般在生后10～15小时完成，1～2个月后，绝大部分婴儿可发生解剖上的闭合，最后纤维化形成动脉韧带。

动脉导管未闭的病因还不甚清楚。临床观察表明，居住于高海拔地区或严重肺部疾病的患儿，动脉导管未闭的发生率较高，可能与持续低氧血症有关；由肺的清除功能不足所致的持续高前列腺素状态(见于早产儿及肺动脉闭锁而肺血流量明显减少的患儿)也与动脉导管未闭有关；妊娠早期风疹等病毒的感染也可使动脉导管未闭的发生率增加；此外，也有关于遗传因素的报道，同胞之间此病发生率高于对照组2%～4%。

2.分型

未闭的动脉导管粗细和长短各不相同,根据其形态可分为以下 5 种类型,其中以前 3 种多见。①管型,本型导管的长度超过宽度,其形状如管状,两端粗细相仿,是最常见的类型。②漏斗型,导管的主动脉端较粗而其肺动脉端较细,犹如漏斗状。③窗型,导管粗而短,如窗户位于主、肺动脉间,使主、肺动脉呈直接吻合状态。④哑铃型,导管中间细,两端粗,呈哑铃状。⑤动脉瘤型,导管两端细,中间呈动脉瘤状扩张,管壁薄而脆。

3.血流动力学

(1)主、肺动脉间左向右分流:由于主动脉压高于肺动脉压,故不论在收缩期或舒张期均有血液自主动脉向肺动脉分流,分流量大小与导管粗细,主、肺动脉之间的压力阶差,以及体、肺循环的阻力有关。

(2)左心室负荷增加:血液自主动脉分流至肺动脉,使肺循环血流量增加,再回流至左心房、左心室,使左心室的容量负荷增加,同时由于体循环的血流量减少,为维持全身循环,左心室代偿性地增加其工作量,最终使左心室因负荷过重而出现肥厚、扩大甚至衰竭,左心房因超容而扩大。

(3)肺动脉高压和右心室负荷增加:如果动脉导管很粗,左向右分流量大,可使肺小动脉反应性地痉挛,继之引起管壁增厚,使肺动脉压力逐渐增高,其机制有 4 项:①肺动脉血流量增多;②主动脉压力直接传至肺动脉;③肺血管阻力增高;④肺静脉压增高。但患者肺动脉压力及阻力仍较主动脉低,大多数患者还是保持左向右分流。肺动脉高压使右心后负荷增加,可引起右心室肥厚,甚至出现右心衰竭。

(4)双向或右向左分流:动脉导管未闭左向右分流大者,日久可继发器质性肺动脉高压,器质性肺动脉高压使肺动脉压力更加增高,最后接近或超过主动脉压力,左向右分流减少或停止,甚至肺动脉血逆流到主动脉,产生双向或右向左分流,即艾森门格综合征。

(5)合并其他畸形时的血流动力学改变:动脉导管未闭可合并其他心血管畸形并引起血流动力学的改变,如动脉导管未闭合并房间隔缺损、室间隔缺损等左向右分流型先心病时,2 个水平分流并存可使心力衰竭等症状出现更早且重,肺动脉高压更易发生。而对某些复杂的心脏畸形,动脉导管有时起着维系生命的重要作用,如并存于重症法洛四联症或肺动脉闭锁,未闭导管可代偿地增加肺血流;并存于完全性大动脉转位,可增加体、肺循环血液的交换量;并存于主动脉弓离断或主动脉闭锁时,通过动脉导管的右向左分流则成为降主动脉血液的唯一来源。

4.临床表现

(1)症状:小导管由于分流量少,临床可无自觉症状;中等粗细导管的患儿,可于生后2～5个月出现症状,因肺血增加呼吸道感染较常见,而体循环血相对减少,身长和体重低于正常同龄儿,喂养稍困难,活动后可有气促等表现;伴有粗大导管的患儿,由于分流量大,症状出现早且重,生后1个月以后即可出现症状,喂养困难明显,有气促、多汗、消瘦、体重不增等表现,可反复出现呼吸道感染和心力衰竭;如合并肺动脉高压则有劳力性气急,但无左心衰竭的表现,肺动脉的扩张可压迫左喉返神经而致声嘶,少数患者可出现咯血。

(2)体征:①心脏杂音。典型的心脏杂音为胸骨左缘第二肋间粗糙、响亮的机器样连续性杂音,杂音从第一心音后开始逐渐增强,接近第二心音时最响,并遮盖第二心音,之后又逐渐减弱,杂音可向左锁骨下及颈部传导;如左向右分流量较大,可于心尖部听到二尖瓣相对狭窄的舒张期杂音。婴儿期合并肺动脉高压或心力衰竭的儿童,由于主动脉、肺动脉舒张期压力阶差不明显,仅可闻及收缩期杂音。当肺动脉压极度升高时,杂音可完全消失,或仅有相对性肺动脉瓣关闭不全的舒张期杂音,这是由于主动脉、肺动脉间分流量减少,甚至右向左分流。②震颤,于杂音最响部位可扪及连续性或收缩期震颤。③血压及周围血管征。舒张期主动脉向肺动脉的分流使主动脉舒张压降低,脉压增大,可出现类似主动脉瓣关闭不全的周围血管征,可触及水冲脉,于大动脉浅表部可听到枪击音,于甲床及黏膜可发现毛细血管搏动。④差异性发绀,当肺动脉压力增高超过主动脉时,可出现肺动脉向降主动脉的分流,躯干下部及下肢因动脉血氧含量降低而出现发绀,而躯干上部、上肢及头部动脉血氧含量正常而无发绀,称为差异性发绀。⑤早产儿的动脉导管未闭,早产儿的动脉导管未闭在临床上有别于足月儿及年长儿。早产儿对左向右分流的耐受能力差,小量的分流即可较早出现症状。早产儿的动脉导管未闭常合并有特发性RDS,肺部病变较重时肺血管阻力升高,即使未闭的动脉导管很粗大,也很少有左向右分流,经治疗肺部疾病改善后,肺血管阻力下降,左向右分流增加,才出现相应的症状及体征,如心前区搏动活跃、脉搏增强、脉压大、心动过速、呼吸急促、肝大等,并可于胸骨左缘第一、第二肋间闻及粗糙的收缩期杂音,随着分流的增加,杂音逐渐延长,并遮盖第二心音,但一般没有典型的机器样连续性杂音,有时粗大的动脉导管虽有大量的左向右分流而未产生湍流,可能听不到收缩期杂音。早产儿心尖部一般听不到高流量的舒张期杂音,因为即使是中等量的左向右分流就可引起早产儿严重的心力衰竭。

肺部湿啰音是早产儿左心衰竭的表现，但对于正压呼吸的早产儿，只有在左心衰竭很严重时，肺部才会出现湿啰音，早产儿动脉导管水平大量左向右分流合并左心衰竭的另一个重要特点是心动过缓和呼吸暂停，并可出现新生儿坏死性小肠结肠炎，后者可能与心力衰竭时动脉血压降低，体循环血流量减少而肠道血流灌注不足有关。

5.实验室检查

(1)X线检查：分流量小的患儿X线检查可无异常；若分流增加，胸部透视可见肺门、主动脉结及左心室搏动增强，也可出现肺门舞蹈症，但其较房间隔缺损显示要弱，胸部X线平片可见心尖下移、左心室增大，主动脉通常显示增宽，并可在弓降部处内收，状似漏斗，称“漏斗征”，为本病的特征性改变。约一半的患儿正位片上可见左心房增大的双房影，吞钡检查侧位片上可见食管有轻度压迹；如分流很大或肺动脉压增高时，肺动脉段突出，左、右心室均增大；如已发生右向左分流，则左、右肺动脉皆扩大，而肺野周围血管影却稀少。

(2)心电图检查：小导管未闭者心电图可完全正常；中度以上的动脉导管未闭者，可在心电图上发现电轴左偏，左心室肥大和左心房增大，左心前区导联R波、Q波电压增高，T波高耸、直立，ST段正常或抬高，提示左心室舒张期负荷增大，但随着病程的进展，肺血管阻力和右心压力的增大，心电图逐渐从单纯左心室肥大向左右心室肥大和右心室肥大发展，同时可测得电轴右偏。

(3)超声心动图检查：行胸骨旁主动脉短轴切面及胸骨上窝探查，可在降主动脉与肺动脉之间找到动脉导管的存在，并可大致估量其粗细及长短，四腔切面及左心室长轴切面可显示左心房、左心室扩大；频谱多普勒检查可探检出经未闭导管的分流。

(4)磁共振检查：在SE序列及T_1WI横轴位，可见降主动脉与肺动脉间有管状流空相连通，若行电影MRI和MRA检查，则可显示降主动脉与肺动脉之间的高速血流信号。

(5)心导管检查及心血管造影：右心导管检查时，通常肺动脉的血氧含量超过右心室血氧含量的0.5 vol%以上或氧饱和度4%以上，如果动脉导管太小或有明显的肺动脉高压，使肺动脉水平左向右分流明显减少，肺动脉水平血氧增加不明显；如果降主动脉血氧饱和度<93%，提示有右向左分流的可能。右心导管探查时，近半数病例可将导管经动脉导管插入降主动脉。右心造影导管经右心的途径至未闭的动脉导管插入降主动脉与动脉导管开口以下1.0～1.5 cm处进行造影，造影剂反流可显示动脉导管的大小及形状。如经股动脉插管至主动脉

峡部或近动脉导管开口处进行造影,多应用于细小的动脉导管未闭。

6.诊断及鉴别诊断

大多数病例根据胸骨左缘第二肋间有连续性机器样杂音,结合X线及超声心动图检查即可确诊,但对于某些疑难病例尚需心导管检查及心血管造影确诊。需与以下疾病相鉴别。

(1)主肺动脉隔缺损:主肺动脉隔缺损的血流动力学改变与动脉导管未闭相同,且分流部位在解剖上接近动脉导管,所以临床表现上与动脉导管未闭极为相似,鉴别诊断比较困难。主肺动脉隔缺损因缺损多较大,距离主动脉开口较近,中间又无管道的阻力存在,所以左向右分流量很大,婴儿期即可出现明显的呼吸困难和心力衰竭。主肺动脉隔缺损的杂音位置较动脉导管未闭低且偏内,多数仅为收缩期杂音,在胸骨左缘第三、第四肋间最响,传导方向为左胸,脉压增宽及周围血管征一般不明显,只有少数缺损较小者有连续性杂音。X线及心电图检查对诊断帮助不大,超声心动图检查往往能发现主肺动脉的缺损,右心导管检查凡导管经肺动脉直接进入升主动脉、右颈动脉或右锁骨下动脉者,就可明确诊断,逆行升主动脉造影,不仅可显示缺损的位置和大小,还可显示出缺损下缘与冠状动脉开口的距离,对手术操作有很大帮助。

(2)室间隔缺损伴主动脉瓣关闭不全:室间隔缺损伴主动脉瓣关闭不全于胸骨左缘可听到双期杂音,同时也有脉压增大及周围血管征,故需与动脉导管未闭鉴别。室间隔缺损伴主动脉瓣关闭不全者年龄往往偏大,听诊时杂音并非连续性的,而是全收缩期和舒张期的来回样杂音,收缩期杂音与典型的室间隔缺损一样,舒张期杂音接主动脉关闭音之后,为一高调的递减型杂音,杂音并非在第二音时达高峰,亦非收缩舒张连续不断,而且杂音部位较低,胸骨左缘第三、第四肋间最响,此与室间隔缺损有别。X线检查可见心脏增大,以左心室扩大为主,但与肺野充血及肺动脉干突出不相称,主动脉结亦不大。超声心动图检查可探查到室间隔缺损和主动脉反流。右心导管检查可发现心室水平血氧含量增高,逆行主动脉造影可见在升主动脉显影的同时,左心室有造影剂逆流,右心室及肺动脉早期显影。

(3)冠状动脉瘘:冠状动脉瘘杂音部位与典型的动脉导管未闭不同,常位于胸骨左缘中下部或右缘,其连续性杂音较表浅且舒张期较收缩期响。心电图检查可示心腔增大,或有心肌缺血。X线可示心腔增大,肺血增多,偶见心脏表面有不规则的束状或蔓状动脉瘤阴影,少数病例瘤样扩张的冠状动脉可见钙化。心脏彩超检查可显示扩张的冠状动脉引流入瘘管并揭示其流路。右心导管检查血氧分析可提示瘘管开口的部位和分流量的大小，逆行主动脉造影可显示冠状动脉呈网状或束状扩张，同时右侧心腔之一也早期显影，从而了解瘘管的解剖及走向。

(4)主动脉窦瘤破裂：主动脉窦瘤破裂多见于青少年及成人，突发胸痛、气急，甚至休克，随之迅速出现右心衰竭的表现，并可听到连续性或往返性杂音，同时伴有脉压增宽及周围血管征，但其杂音位置较低，以胸骨左缘第三、第四肋间最响，且以舒张期为主；心脏彩超可显示窦瘤及其破入的心腔；右心导管检查可发现破入部位血氧含量升高，右心室和肺动脉压力增高，有时导管可从破裂处通过，逆行主动脉造影可见主动脉窦显影模糊，造影剂自主动脉进入右心室(或右心房)，使主动脉和右心室、肺动脉同时显影。

(5)静脉杂音：多见于幼儿及儿童，是一种无害性杂音，由颈部大静脉血流所产生，在右锁骨上窝及锁骨下最响，也可两侧均听到，其杂音为连续性，性质一般较动脉导管未闭柔和，且有舒张期的加强，当采取仰卧位或压迫颈静脉时，杂音减弱或消失为其特点。

7.治疗

(1)内科治疗：①一般治疗，保证营养和卡路里的摄入，精心护理，避免感染。②控制呼吸道感染，根据感染程度，选用合适的抗感染药物。③充血性心力衰竭的治疗，可选用洋地黄及血管紧张素转换酶抑制剂，若心力衰竭较重，可短期使用利尿剂。④亚急性感染性动脉内膜炎的治疗，需选用杀菌类抗生素联合用药，剂量要足，疗程 4～6 周，如血培养阳性，可根据药敏试验结果选用适当抗生素。⑤前列腺素抑制剂在早产儿动脉导管未闭中的应用，吲哚美辛作为前列腺素抑制剂，自 20 世纪 70 年代开始应用于动脉导管未闭合并 RDS 和严重充血性心力衰竭的早产儿，可促使动脉导管关闭，从而解除症状，并免除了外科手术，其有效率各家报道不一。吲哚美辛口服给药初始剂量为 0.2 mg/kg，如出生不足 48 小时，第 2、第 3 剂用 0.1 mg/kg，2～7 天用 0.2 mg/kg，超过 8 天用 0.25 mg/kg，每 12 小时1 次，共 3 剂；也可静脉给药，按 0.1 mg/kg 缓慢静脉推注，每天1 次，共 3～5 天。其禁忌证包括出血倾向，血小板＜80×10^6/L；有坏死性小肠结肠炎；氮质血症(尿素氮＞8.9 μmol/L)；高胆红素血症(未结合胆红素＞171 μmol/L)。吲哚美辛对足月儿及出生 2 周以上的早产儿关闭动脉导管的作用欠佳。前列腺素在导管依赖性先天性心脏病中的应用，如前所述，在某些复杂性先天性心脏病中，PDA 作为一种代偿机制而存在，如动脉导管关闭可引起患儿死亡，此时可应用前列腺素 E_1 静脉注射以保持导管开放，初始剂量为每分钟 0.05～0.1 μg/kg，病情好转后减为 0.01～0.02 μg/kg。近年来国内外一些医疗单位开始使用前列腺素 E_1 的脂微球载体制剂，其与传统的前列腺素制剂相比，具有靶向性、持续性、高效性、不良反应少、使用简便等优点。

（2）介入治疗：蘑菇伞形封堵法的适应证包括动脉导管未闭不合并主动脉缩窄者，年龄＞3 个月、体重 4 kg 以上，动脉导管未闭直径 2～9 mm 可做封堵，常见动脉导管未闭最窄处为 3～5 mm，98％患者可以做，肺动脉压力＜10.7 kPa（80 mmHg），肺动脉压力与主动脉压力之比＜0.75。介入治疗的最大优点是不需要全身麻醉及开胸手术，因而对患者的打击小而术后康复快，但与传统的动脉导管结扎术相比，其费用较高并有闭塞器脱落的潜在可能，故在材料学及方法学上有待于进一步提高，其远期疗效有待于进一步观察。

（3）外科治疗：手术操作简便，成功率高，手术治疗已普及。

动脉导管未闭的存在，可增加心脏的负担，并可影响患儿的生长发育和体力活动，分流量大的导管可以导致心力衰竭，易于并发亚急性感染性动脉内膜炎，导管本身可以形成动脉瘤且有破裂出血致死的危险，故动脉导管未闭一经确诊，均应进行手术治疗。理想的手术年龄是 3～6 岁。随着心脏外科手术的发展，对于影响生长发育的，任何年龄均可手术。手术的主要禁忌证是依赖动脉导管开放的先天性心脏病并复杂畸形及严重的肺动脉高压而引起右向左分流者。

（四）肺动脉瓣狭窄

肺动脉狭窄为右心室流出道梗阻的先天性心脏病，根据病变的部位可分为瓣膜型、漏斗部型、瓣膜上型及混合型狭窄，其中以单纯性肺动脉瓣狭窄最为常见，约占先天性心脏病的 10％，据统计，大约 25％的病例伴有卵圆孔未闭或房间隔缺损。以下主要讨论单纯性肺动脉瓣狭窄。

1.病理

肺动脉瓣狭窄是胚胎时期肺动脉瓣发育异常所致，解剖上可分为以下几种类型。

（1）穹隆状肺动脉瓣狭窄：瓣膜类似漏斗状或隔膜状，瓣叶不能区分，仅中部留一个小孔。

（2）二瓣化肺动脉瓣狭窄：有 2 个瓣叶 2 个交界，2 个交界互相粘连、融合。

（3）3 叶肺动脉瓣狭窄：可以看到 3 个瓣叶和 3 个交界，3 个交界可以互相融合、粘连。

（4）肺动脉瓣环发育不良：以上类型肺动脉瓣膜均可表现为瓣缘、瓣体或整个瓣膜的增厚。

2.血流动力学

肺动脉瓣狭窄使右心室排血至肺动脉干受阻，因而右心室压力升高，而肺动脉压力正常或降低，致右心室和肺动脉之间出现不同程度的收缩期压力阶差(1.33～2.66 kPa)，当血液自高压的右心室通过狭窄的瓣孔进入压力骤减的肺动脉内时，产生喷射性涡流作用于肺动脉管壁，日久使管壁弹力纤维失去弹性而形成"狭窄后扩张"，但瓣环发育不良性肺动脉狭窄，狭窄后扩张不明显。

长时期右心室收缩期负荷过重可引起右心室向心性肥厚、右心室腔缩小，并可继发流出道梗阻，使右心室压力进一步增高而排血困难进一步加重，心肌可发生缺血性改变、纤维化及心内膜下心梗，最终导致右心衰竭。

重症肺动脉瓣狭窄患儿由于右心室压力增高，右心室肥厚，右心室顺应性下降，继而右心房压力也增高，若伴有房间隔缺损或卵圆孔未闭，则可在心房水平产生右向左分流而出现发绀。

3.临床表现

症状的轻重取决于肺动脉瓣狭窄的程度。轻度狭窄者一般没有症状；中度狭窄者，婴儿期少有症状，2～3 岁后可出现活动时呼吸困难及疲倦等表现；重度狭窄者常有发绀，大多由卵圆孔的右向左分流所致，如合并有较大的 ASD，可出现严重发绀，该类患儿中度活动即可引起呼吸困难及乏力，并可因心肌供血不足而出现胸痛或上腹痛等表现，剧烈活动时可出现昏厥甚至猝死；极度严重的肺动脉瓣狭窄者，在婴儿早期即可出现喂养困难、严重发绀及右心衰竭等表现，未经治疗者大多因心力衰竭及低氧血症而死亡。肺动脉瓣狭窄的患儿生长发育往往正常，部分患儿(近 50%)面部圆润而呈"满月脸"。

重度肺动脉瓣狭窄的患儿，可见到明显的颈静脉搏动，但轻、中度患者及婴幼儿期却少见。

心脏体检：中、重度狭窄的患儿，心前区可饱满甚至隆起，心前区搏动可增强，胸骨左缘可触及右心室抬举性搏动，但轻度狭窄者一般无此表现。本病最典型的杂音为胸骨左缘第二、第三肋间粗糙、响亮的喷射性收缩期杂音，响度往往在Ⅲ/Ⅵ级以上，可向左上胸、心前区、颈部、腋下及背部传导，在心音图上杂音呈菱形，一般来说，重度狭窄时，杂音往往较轻度狭窄时响，但杂音的响度不一定与狭窄程度成比例；杂音持续时间的长短却可反映狭窄的严重度，轻度狭窄时杂音短促，振峰不超过收缩中期，严重狭窄时，杂音延时较长，甚至主动脉的关闭音亦可被杂音所掩盖，其振峰往往在收缩中晚期。在杂音最响部位可触及收缩期震颤，但轻度或重度狭窄及心力衰竭时或新生儿期震颤有时不明显。第一心音正常，大多数患者可听到收缩早期喀喇音，可能是由于肥厚但仍有弹性的瓣膜突然打开，狭窄越严重喀喇音发生越早，在重度狭窄时，甚至可与第一心音相重，使第一心音呈金属样的声响。第二心音分裂较正常增宽，宽的分裂是由于右心室射血期延长而肺动脉瓣关闭延迟之故，且分裂程度与狭窄严重性成比例，重者可达0.14 秒；轻度狭窄时，肺动脉第二音（P_2）可正常或稍减低，中重度狭窄时 P_2 明显减低，减低的程度亦与狭窄的严重性成比例，极严重的患者，甚至完全听不到，而只听到一个单一的主动脉第二音（A_2）。

4.实验室检查

（1）X 线检查：轻、中度狭窄时心脏大小可正常，重度狭窄时常有心脏增大，以右心室增大为主，亦可有右心房增大，心脏呈二尖瓣型，心力衰竭时心脏增大更加明显；轻度狭窄时肺血一般正常，中、重度狭窄时，肺血管影细小，肺野清晰；狭窄后的肺动脉扩张为本病的特征性改变（90%），但扩张的程度与狭窄的严重性并无比例关系；胸透时，可见左肺门搏动增强，而右肺门搏动减弱或呈静止状态，使两肺门不对称，此为肺动脉瓣狭窄的重要表现。主动脉弓往往为左位，如为右位主动脉弓，则要警惕法洛四联症。

（2）心电图检查：心电图的改变可反映肺动脉瓣狭窄的严重程度。轻度狭窄者，心电图往往大致正常，中度狭窄者，仅 10% 的患者心电图正常，重度狭窄者心电图均有异常。心电图异常表现：①电轴右偏，其右偏的程度往往与右心室内的压力有比例关系，严重狭窄时电轴可右偏至 110°～150°甚至更多，但伴发于 Noonan 综合征时，电轴则左偏；②右心室大，右心室收缩期负荷过重，中度狭窄时，V_1 的 QRS 波呈 rR 或 Rs 型，且 R/s＞1，但 R_{V1} 的振幅很少＞20 mm，约 50% 的患儿可见 T_{V1} 直立，重度狭窄时，V_1 的 QRS 波呈 R 或 qR 型，R_{V1} 的振幅往往＞20 mm，T_{V1} 直立或倒置，一般来说，根据 R 波高度可粗略估测右心室收缩压，即 $R_{V1} \times 5 \approx$ 右心室收缩压；③P 波高尖，示右心房大；④ST-T 改变，提示心肌缺血。

（3）超声心动图检查：于胸骨旁大动脉短轴切面或右心室流出道长轴切面探查，二维超声可显示肺动脉瓣增厚、回声增强，收缩期瓣叶活动明显受限而呈“圆顶征”，并可见狭窄后的肺动脉扩张，心尖及剑突下四腔切面可见右心房腔增大，右心室游离壁及室间隔增厚，右心室内径可正常。连续波多普勒可显示肺动脉瓣口血流加速，并可根据改良的 Bernoulli 方程式 $P = 4V^2$ 估测右心室与肺动脉间的跨瓣压差。

（4）磁共振检查：可见右心房、右心室增大，并可显示瓣叶增厚、瓣口狭窄及狭窄后的肺动脉扩张，左斜位电影 MRI 可清楚显示右心室的高速血流信号射向肺动脉，即"射流征"。

(5)心导管检查及心血管造影：右心导管检查时，将导管经右心室插至肺动脉，分别测定右心室和肺动脉的压力，然后缓慢地将导管由肺动脉回撤至右心室，记录连续压力曲线，并计算二者之间的收缩期压力阶差(跨瓣压差)。正常人右心室收缩压和肺动脉收缩压相似，二者之间的收缩期压力阶差不超过 0.7 kPa (5 mmHg)，而单纯性肺动脉瓣狭窄患者右心室压力增高，肺动脉压力正常或降低，当右心室和肺动脉间收缩期压力阶差超过 1.3 kPa(10 mmHg)时提示有单纯性肺动脉瓣狭窄存在。根据压力曲线可判断狭窄的部位，单纯性肺动脉瓣狭窄者，由肺动脉至右心室的压力曲线显示突然升高而无移行区，若合并右心室漏斗部狭窄者，其压力曲线有一移行区。根据右心室收缩压及跨瓣压差还可判断狭窄的严重程度。

若合并有卵圆孔未闭或房间隔缺损，导管自右心房可经未闭的卵圆孔或 ASD 进入左心房，并可根据左、右心房和腔静脉、肺静脉的血氧含量了解心房水平的分流情况。

选择性右心室造影，可见瓣膜增厚，狭窄的瓣膜口呈鱼口状，并可见射流征及狭窄后的肺动脉扩张。同时应测量瓣口和瓣环的直径，以便为球囊肺动脉瓣成形术选择球囊大小进行准备。

右心导管检查时，如发现右心室压力超过 26.7 kPa(200 mmHg)，则导管勿再进入肺动脉，已进入肺动脉者应至多数秒钟即迅速撤出，以防发生右心衰竭甚至猝死。

5.诊断及鉴别诊断

主要诊断依据：①心脏听诊胸骨左缘第二肋间可闻及粗糙、响亮的喷射性收缩期杂音，多伴有震颤，P_2减弱或消失；②X 线检查示肺血减少，右心房、右心室大，肺动脉段突出；③心电图示电轴右偏，右心室大及右心室收缩期负荷增加。结合超声心动图检查，诊断一般没有困难，必要时可做心导管检查及心血管造影。需与下列先天性心脏病相鉴别。

(1)房间隔缺损：房间隔缺损患者胸骨左缘的收缩期杂音不像单纯性肺动脉瓣狭窄患者那么响亮及粗糙，一般不伴有震颤，P_2亢进且固定分裂，但分裂程度不如单纯性肺动脉瓣狭窄患者那么明显，X 线片表现为双肺充血，心电图示右心室舒张期负荷增加，V_1呈 rSR 型，心脏彩超可见房间隔连续性中断，室间隔与左心室后壁呈同向运动，心房水平可见分流信号。

(2)室间隔缺损:室间隔缺损杂音一般位于胸骨左缘第 3、第 4 肋间,位置较单纯性肺动脉瓣狭窄低,且杂音性质也有所不同,前者为全收缩期反流性杂音,在心音图上呈一贯性;后者为收缩期喷射性杂音,在心音图上呈菱形;室间隔缺损 P_2 往往亢进,但分裂程度不如单纯性肺动脉瓣狭窄明显;室间隔缺损在心电图或胸片上表现为左心室大或双室大,左心房也可增大,而单纯性肺动脉瓣狭窄往往为右心室大,也可有右心房大;室间隔缺损在心脏彩超上可见室间隔连续性中断,心室水平可见分流信号。

(3)法洛四联症:伴有发绀的重度肺动脉瓣狭窄应与法洛四联症相鉴别,前者发绀一般出现较晚,蹲踞现象较少见,当给予亚硝酸异戊酯后,杂音的响度及持续时间均增加,胸片上可见肺动脉段突出,主动脉弓极少右位,而后者在给予亚硝酸异戊酯后,杂音的响度及持续时间均减少,胸片上可见肺动脉段凹陷,心影呈靴形,右位主动脉弓较常见。心脏彩超有助于鉴别。

6.治疗

(1)经皮球囊肺动脉瓣成形术(PBPV):Kan 等首先报告采用球囊扩张导管治疗肺动脉瓣狭窄,其原理为递送扩张导管至肺动脉狭窄处,利用向球囊内加压所产生的张力而引起肺动脉瓣撕裂,从而解除肺动脉瓣狭窄。近 20 年来,大量实践表明,该方法具有安全、经济、操作简单、疗效肯定等优点,目前已广泛应用于临床并已成为治疗肺动脉瓣狭窄的首选方法。其适应证较广,不受任何年龄限制,主要包括:①典型单纯性肺动脉瓣狭窄,肺动脉与右心室压差(跨瓣压差)≥4 kPa(30 mmHg);②重度单纯性肺动脉瓣狭窄,伴心房水平右向左分流;③部分轻或中度发育不良型单纯性肺动脉瓣狭窄;④伴有单纯性肺动脉瓣狭窄的发绀型先心病的姑息治疗,以缓解发绀;⑤外科手术后或 PBPV 后再狭窄。在球囊的选择上,所选球囊的直径应大于瓣环直径的 20%,球囊的长度小婴儿一般采用 20 mm,其余小儿均可采用 30 mm;在方法上,根据瓣环的大小及患儿的年龄,除可用单球囊扩张外,还可采用双球囊及双叶球囊进行扩张。扩张时间一般不宜超过 10 秒,扩张次数 3～4 次即可。PBPV 的并发症发生率为 5%左右,主要包括:血管并发症,如血栓形成、血管撕裂,年龄越小发生率越高;心律失常,如心动过速、心动过缓、室性心律失常等,单球囊扩张可堵塞右心室流出道引起血压短暂下降甚至心跳暂停;反应性漏斗部痉挛;病死率为 0.5%,多发生于新生儿、小婴儿或重症病例。

(2)外科手术治疗:由于经皮球囊肺动脉瓣成形术的迅猛发展,大部分病例可经 PBPV 而替代外科开胸手术,如 PBPV 失败后可考虑施行手术治疗,手术方式包括非开心的经心室肺动脉切开术及采用体外循环的直视肺动脉瓣切开术。

(五)法洛四联症

法洛四联症(TOF)是一组先天性心血管的联合畸形,也是1岁以后最常见的青紫型先天性心脏病。典型的法洛四联症包括四种病理变化,即肺动脉狭窄、室间隔缺损、主动脉骑跨、右心室肥厚。

1.病理

(1)肺动脉狭窄:为本病最主要的病变,可发生在右心室血入肺的任何部位,包括漏斗部、瓣膜、瓣环、右心室腔内和肺动脉及其分支,其中以漏斗部狭窄最为常见。漏斗部狭窄可单独存在,也可同时合并肺动脉瓣狭窄,还可能合并肺动脉主干或分支狭窄或一侧肺动脉缺如(以左侧多见),单纯性肺动脉狭窄一般较少见。

(2)室间隔缺损:室间隔缺损是法洛四联症的另一重要的基本病变,它是由于漏斗部间隔向前向左移位而与肌部间隔不能相连,故称为对位不良型室间隔缺损,其缺损口一般较大,与主动脉口大小相似,属于非限制性缺损,根据其部位可分为嵴下型和肺动脉瓣下型,尤以前者多见。

(3)动脉骑跨:法洛四联症中升主动脉多增粗,并向右前方移位骑跨于室间隔之上,而与左右心室相通,同时接受2个心室的血,其骑跨与右前转位的程度往往取决于右心室流出道的发育不良及漏斗隔移位的严重程度,轻者可<25%,重者可>75%。

(4)右心室肥厚:右心室肥厚是由于肺动脉狭窄及右心室压力增高的继发性病变,婴幼儿期程度一般较轻,随年龄的增长而呈进行性加重,其厚度可接近甚至超过左心室壁,并可导致右心室顺应性降低而出现舒张功能不全。

(5)法洛四联症的伴随畸形:除上述四种病变外,法洛四联症还可伴发其他畸形,据统计,约25%的病例可合并右位主动脉弓,10%的病例可合并房间隔缺损(又称为法洛五联症),5%的病例可合并左上腔静脉,四联症并发冠状动脉畸形、多发性室间隔缺损、动脉导管未闭亦较常见,此外,还可并发主动脉瓣关闭不全、房室通道、肺动脉瓣阙如等畸形。

2.血流动力学改变

其血流动力学的改变主要决定于肺动脉狭窄的严重程度。

由于肺动脉的狭窄,右心室排血受阻,右心室压力增高,从而使右心室收缩期负荷增加,右心室发生代偿性肥厚,并可使右心房压力增高,右心房也可扩大。而右心室肥厚可进一步加重右心室流出道的梗阻。法洛四联症的室间隔缺损通常较大，缺口本身对左右心室间的分流不起限制作用，如肺动脉狭窄较轻，肺循环的阻力小于体循环的阻力，则在心室水平为左向右分流，患者可无发绀，称为“无发绀型法洛四联症”；如肺动脉狭窄较明显，肺循环的阻力与体循环相仿，则在心室水平为双向分流，患儿安静时发绀不明显，活动时可出现发绀；如肺动脉狭窄较重，肺循环的阻力可超过体循环的阻力，则在心室水平出现右向左分流，患儿安静时即可有发绀；严重肺动脉狭窄时，肺循环的阻力甚至可超过体循环阻力的3～4倍，心室水平右向左分流量更大，患儿发绀则更重。但由于非限制性室间隔缺损的存在，右心室压力一般不会超过体循环压力，左右心室往往处于一种等压状态。此外，由于主动脉的骑跨，主动脉经常接受左右心室的混合血输送到全身，这是患者临床上出现发绀的另一原因。但主动脉骑跨本身并不决定分流方向与分流量的大小。在6个月以下的小儿，常因动脉导管保持开放，使较多血液流入肺部进行氧合，故发绀不明显。

法洛四联症的患者很少有心力衰竭。其右心室压力虽高，但由于有大的室间隔缺损存在，右心室血可通过肺动脉、室间隔缺损及骑跨的主动脉达至肺及体循环，通常不引起右心室容量负荷增加，因此很少有右心衰竭发生；法洛四联症肺血减少，回流至左心血液亦减少，因此左心容量负荷亦较小，因此左心衰竭亦罕见。

法洛四联症的患者由于慢性低氧血症，可引起红细胞代偿性地增生，血红蛋白含量增加，从而使血液黏稠度增加，易导致血栓形成及栓塞发生。对有肺动脉发育不良的患者，因进肺血量严重不足，体、肺循环之间可产生侧支循环，并随年龄增长而逐渐增多，患者有时可出现咯血。

3.临床表现

(1)症状：①发绀，典型的法洛四联症，婴儿时期动脉导管关闭之前，可不显症状，动脉导管关闭后，一般在3～6个月出现发绀，常表现在唇、指(趾)甲、耳垂、鼻尖、口腔黏膜等毛细血管丰富的部位，活动时更明显，并随年龄的增长及肺动脉狭窄加重而发绀加重。若在出生时即出现明显发绀，应考虑有肺动脉闭锁或严重的肺动脉狭窄。少数非典型的四联症，婴儿期有右向左分流，临床上不仅不表现发绀，而且还可有心力衰竭和呼吸道感染等病史，酷似单纯大型室间隔缺损。②活动耐力差、蹲踞位，四联症患儿因动脉血氧含量下降，故活动耐力减少，稍一活动即感心慌、气短、呼吸困难、发绀加重。婴幼儿常采取膝胸位，年长儿往往不能长时间站立或行走，喜蹲踞位。这种体位有利于血氧饱和度的恢复或避免下降，可使发绀减轻，呼吸困难好转，机制：蹲踞时体循环的阻力增加，可减少右向左的分流量而增加肺血流量，从而提高血氧含量；蹲踞可使下腔静脉回心血量减少，防止低饱和度的血从下肢回到心脏，所以动脉血氧饱和度得以升高；蹲踞后，流向下肢的血流减少，而脑血流量相应增加，可减少脑缺血缺氧。因此，蹲踞现象是四联症患儿的一种自我保护机制，并可作为其诊断依据之一，而在其他青紫型先天性心脏病中较为少见。③缺氧发作，缺氧发作是法洛四联症的另一重要表现，常因某种因素而诱发，如睡眠醒后，叫喊哭闹后，大便或喂奶后，感染及缺铁性贫血等均可引起。表现为起病突然，阵发性呼吸加深增快，伴发绀明显加重，重者最后发生昏厥、抽搐或脑血管意外。发作频繁时期多是在生后 6～18 个月，18 个月后有自然改善的倾向，可能与侧支循环的建立有关。发作一般与发绀的严重程度无关，即发绀重者也可不发作，发绀轻者也可出现频繁发作。缺氧发作的机制尚不十分清楚，多数学者认为可能是由于右心室流出道肌肉痉挛，致使流经肺动脉的血量骤然下降所致。

(2)体征：多数患儿生长发育较迟缓，身高、体重较正常儿低，肌肉及皮下组织松软，智能发育亦可稍落后于同龄儿。由于体循环含有静脉血，全身出现发绀，眼结膜充血，咽部及颊黏膜色紫，牙龈易出血。发绀持续 6 个月以上者，由于组织缺氧，指(趾)端毛细血管扩张与增生，致使局部软组织及骨组织增生肥大，可出现杵状指(趾)。心前区略饱满，胸骨左缘可有右心室肥厚的右心抬举感，部分可触及收缩期震颤。叩诊心界不大。胸骨左缘第二、第三、第四肋间可听到Ⅱ～Ⅳ/Ⅵ级喷射性收缩期杂音，此杂音一般是由右心室流出道狭窄所引起的，若为肺动脉瓣狭窄，杂音的位置较高，若为漏斗部狭窄，则位置较低。杂音的强度和时限因狭窄的严重程度而不同，一般呈反变关系：杂音越响、越长，说明狭窄越轻，右心室到肺动脉血流量也越多，发绀也越轻；反之杂音越短促与柔和，说明狭窄越重，右向左分流也越多，肺动脉的血流量也越少，发绀也越重。非发绀型法洛四联症由于心室水平以左向右分流为主，故可闻及室间隔缺损的反流性杂音。此外，有并存畸形者可有相应的体征，如在胸骨左缘第二、第三肋间发现连续性杂音，应考虑有动脉导管未闭；如在其他部位听到连续性杂音，大多数是由侧支循环引起；连续性杂音若超过右上胸部，多伴有右位主动脉弓和大的侧支循环到右上肺；有时尚可听到主动脉瓣关闭不全的舒张期杂音。第一心音往往正常，P_2减弱或呈单音亢进，其亢进是因主动脉骑跨、主动脉位置靠前及主动脉扩张所致，由于主动脉瓣第二心音的传导，在听诊上类似 P_2。

4.实验室检查

(1)血液检查：红细胞代偿性增多，一般在 $5\times10^{12}\sim8\times10^{12}$/L，血红蛋白也

增高 170～200 g/L，血细胞比容多在 60%～75%。若血红蛋白<130 g/L，则提示有相对性贫血存在。血小板降低，凝血酶原时间延长也较常见。

(2)X 线检查：典型的法洛四联症，心脏多无明显增大，或仅有轻度增大，往往以右心室增大为主，右心房也可轻度扩大，而左心房、左心室均不大；心尖圆隆上翘，心腰凹陷，心脏外形呈“靴形”；肺门影缩小，肺野血管纤细，可见侧支循环的网状影；上纵隔血管影可因主动脉的扩大及右前移位而增宽；约 25%的患者合并右位主动脉弓，可见气管左偏，上腔静脉被推向右外侧，食管吞钡检查，则可见食管右缘有右位主动脉弓的压迹；若双侧肺血管影不对称，则提示左、右肺动脉狭窄程度不一致或一侧肺动脉缺如(常为左肺动脉缺如)。

(3)心电图检查：法洛四联症心电图特点为电轴右偏；右心室肥厚，右心收缩期负荷过重，V_1 导联 QRS 波多呈 R、Rs、rsR′波形，但很少出现 qR 波形，T_{V1} 多直立或双向；约 20%的病例可有不完全性右束支传导阻滞，成人可见完全性右束支传导阻滞；年长儿可出现右心房大的高尖 P 波，但婴幼儿少见；若胸前导联出现左心室肥大波形，常提示伴有动脉导管未闭或是已有大量侧支循环存在，如有左、右心室肥厚而又以左心变化占优势者，则多见于非典型病例且伴有肺血流增加。

(4)超声心动图检查：二维超声对法洛四联症的诊断具有重要的价值，左心室长轴切面可见主动脉明显增宽前移，其前壁与室间隔连续性中断，主动脉骑跨在室间隔之上与左、右心室相通，骑跨程度以骑跨率表示，即骑跨率＝主动脉前壁内侧至室间隔左心室面的距离/主动脉内径×100%。主动脉后壁与二尖瓣前叶仍存在纤维连续，右心室流出道狭窄，右心室扩大，右心室前壁及室间隔增厚，左心室或左心房内径正常或较小。大动脉短轴切面，可显示狭窄的漏斗部、肺动脉瓣、瓣环及左右肺动脉。彩色多普勒检查，在心室水平可见双向分流或右向左分流。

(5)心导管检查及心血管造影：右心导管检查可发现下列问题。①右心室压力增高，接近或超过主动脉收缩压 12.0～20.0 kPa(90～150 mmHg)，肺动脉压力降低，右心室与肺动脉间有明显的收缩期压力阶差，并可根据连续压力曲线的动态变化判断狭窄的部位、严重程度及其类型；②导管可自右心室直接插入主动脉，提示有主动脉右移和骑跨；③导管自右心室插入左心室，则提示 VSD 存在；④动脉血氧饱和度降低。

选择性右心室造影可以显示以下几种主要征象：①右心室显影后，主动脉或肺动脉同时或先后显影，主动脉增宽并骑跨在室间隔之上；②可清楚显示肺动脉狭窄的部位及程度，尤其重要的是能了解周围肺动脉狭窄的情况，部分患者可见第三心室；③造影剂经室间隔缺损使左心室显影；④可见右心室腔增大，肌小梁粗乱，右心室壁、室间隔及室上嵴肥厚。选择性左心室造影能更清楚地显示室间隔缺损的部位及大小，并有利于观察有无多发性室间隔缺损的存在。逆行升主动脉造影可了解冠状动脉的起源，有无走向异常，是否伴有动脉导管未闭，以及有无主动脉瓣关闭不全。

5.诊断及鉴别诊断

诊断依据：①生后数月逐渐出现发绀；②活动耐力差，年长儿有蹲踞现象；③有缺氧发作史；④胸骨左缘二～四肋间可闻及Ⅱ～Ⅳ/Ⅵ级喷射性收缩期杂音，肺动脉瓣第二心音减弱；⑤X线检查示肺野缺血，心脏不大呈靴形，肺动脉段凹陷；⑥心电图示电轴右偏，右心室肥厚，可有右心房扩大；⑦红细胞计数增多，血红蛋白及红细胞比容均升高，动脉血氧饱和度降低；⑧超声心动图及心血管造影可以确诊。需与以下疾病相鉴别。

(1)完全性大动脉转位：本症生后即有明显发绀，早期即可出现心力衰竭，X线正位片示上纵隔较狭窄而左前斜位片则变宽，心影扩大呈蛋形，肺野呈充血状；而四联症除严重型或肺动脉闭锁外，发绀一般在生后数月出现，极少出现心力衰竭，X线正位片示上纵隔变宽，心影一般不大呈靴形，肺野清晰呈缺血状。

(2)严重肺动脉瓣狭窄伴心房水平右向左分流：严重的肺动脉瓣狭窄，可引起心房水平的左向右分流。本症与法洛四联症有以下几点可资鉴别：①出现发绀较晚，杵状指、趾较轻；②胸骨左缘第二肋间的喷射性收缩期杂音较长而响亮，常可听到收缩早期喀喇音，肺动脉瓣第二心音分裂明显；③X线检查心影可大，肺动脉总干有狭窄后扩张；④心电图示右心室严重肥厚，常伴有劳损，V_1导联可呈qR型；⑤心脏彩超可明确肺动脉瓣狭窄的程度，彩色多普勒可测得经心房水平右向左分流；⑥心导管检查及选择性右心室造影，可了解右心室与肺总动脉跨瓣压差，严重肺动脉瓣狭窄及心房水平的右向左分流。

(3)右心室双出口伴肺动脉狭窄：症状与法洛四联症相似，均表现为发绀、缺氧等，但本病极少有蹲踞现象及缺氧发作，且喷射性收缩期杂音较四联症更粗长些，X线检查示心脏呈中度以上扩大，而无典型的靴形改变，确诊需行超声心动图及心血管造影。

(4)无青紫型法洛四联症的鉴别诊断：无青紫型法洛四联症易误诊为VSD或单纯性肺动脉瓣狭窄，但心电图及X线检查改变可有所不同，必要时可通过超声心动图或心血管造影帮助鉴别。

6.并发症

(1)脑血管意外:发生率约4%,四联症患者由于慢性缺氧,红细胞代偿性增多,特别是当患者出现脱水时,血细胞比容明显增高,从而使血液的黏稠度增高,血流滞缓,因而容易致血栓形成。栓子可通过室间隔缺损直接进入骑跨的主动脉口到达脑血管,并发生脑栓塞,患儿可出现意识障碍或偏瘫等表现。

(2)脑脓肿:2岁以前发生率较低,多见于年长儿及成人。脑脓肿的发生机制可能为:①静脉血流中有感染栓子未经过肺过滤,由骑跨部位直接进入主动脉而到达脑部;②血液黏滞度增高,引起脑血栓形成,然后感染而形成脑脓肿;③由脑缺氧引起局灶性脑组织软化并继发感染而引起。脑脓肿一般起病缓慢,病初常出现头痛、恶心、呕吐、发热等,晚期有抽搐、失语、偏瘫、颅内压增高等表现。四联症患儿若能在2岁以前手术治疗则可降低本病的发生率。

(3)亚急性感染性心内膜炎:其发生率较室间隔缺损、动脉导管未闭等左向右分流型先心病少。多见于发绀不太重的四联症患儿,曾行心导管术或行分流术者,其发生率更高。据 Taussig 报道,四联症合并亚急性感染性心内膜炎,病死率可高达21.4%。

(4)出血倾向:法洛四联症患儿常有血小板计数减少或凝血机制的异常,可引起出血;由于肺内侧支循环丛生,尚可引起咯血,而大咯血是法洛四联症的死亡原因之一。

7.治疗

(1)内科治疗:①一般治疗,应注意患者的缺氧情况,限制每天的活动量,避免缺氧发作;因缺铁性贫血也可诱发缺氧发作,伴有贫血者应补充铁剂,严重贫血者可以酌情输血。同时应注意每天的液体摄入量,尤遇天热、腹泻、呕吐、高热等情况应防止脱水,必要时可给予静脉补液;红细胞过多时也可给予放血或换血使血红蛋白不超过200 g/L,血细胞比容不超过65%。并应积极预防和治疗感染,以防亚急性感染性心内膜炎的发生。②缺氧发作的治疗,缺氧发作时可立即将患儿下肢屈起,取膝胸卧位,以增加外周血管阻力从而减少右向左分流;给氧及皮下注射吗啡0.1~0.2 mg/kg;以上治疗仍不能终止发作,可予普萘洛尔0.1 mg/kg静脉注射以解除右心室流出道肌肉痉挛;缺氧发作时间长者可发生代谢性酸中毒,应静脉注射碳酸氢钠。对于缺氧发作频繁者,应长期口服普萘洛尔预防发作,剂量一般为每天1~3 mg/kg,分2~3次口服。

(2)外科治疗:未经手术的法洛四联症患者预后不佳,自然生存率平均10岁左右,所以凡是确诊为法洛四联症的患者,均应施行外科手术治疗。手术方式上，首选根治术，但对于年龄小、症状重、肺动脉及其分支严重狭窄或左心室发育不良的患儿，可先行姑息性手术，待年长一般条件改善后再行根治术。

姑息手术，姑息手术可增加肺血流而减轻发绀、缓解症状，并有益于肺小动脉和左心室的发育，从而为择期根治手术创造较好的条件。目前，所用的姑息手术有锁骨下动脉-肺动脉吻合术、降主动脉与左肺动脉吻合术、升主动脉与肺动脉吻合术、上腔静脉与右肺动脉吻合术、闭式漏斗部切除和肺动脉瓣切开术。无论采用何种姑息性手术，术后要严密观察，争取在半年到一年内施行根治手术。

根治手术，目前多数学者认为根治术应早期施行，认为可以降低因并发脑脓肿及亚急性感染性心内膜炎所引起的病死率；促进肺泡和肺动脉及其分支的正常发育；有利于保护左心室功能；减少心肌肥厚和纤维化，避免或减少晚期室性心律失常；有利于其他脏器，特别是中枢神经系统的发育。根治术一般在中度低温体外循环条件下进行，采用胸骨正中切口，然后切开右心室，手术过程中要彻底解除右心室流出道梗阻，修补室间隔缺损，纠正主动脉骑跨。术后常见并发症有低心排量综合征、充血性心力衰竭、心律失常、肺动脉瓣关闭不全、残余右心室流出道梗阻及肺部并发症等。近年来，由于体外循环灌注及手术方法的改进，手术前后监护技术的提高，手术病死率明显降低，国内有些医院的手术病死率已降至5%以下。

(六)完全性大动脉转位

大血管转位(TGA)是胚胎时期总动脉干间隔分隔时，主动脉与肺动脉的位置颠倒，而形成的发绀型先天性心脏病。发生率占所有先天性心脏病的7%～8%。如无合并体、肺循环之间异常交通则早期多夭折。根据心室与半月瓣连接位置而分为完全性和纠正性。以下重点讨论完全性大血管转位，即心室的位置正常，右襻型、主动脉半月瓣位于肺动脉半月瓣的右侧，称为D-TGA。

1.病理与血流动力学改变

D-TGA是指升主动脉起自右心室，位于右前方，肺动脉起自左心室，位于左后方，二尖瓣前叶与主动脉瓣之间无纤维性连接，而与肺动脉瓣之间有纤维组织直接连接。这样形成了2个隔绝而并行的循环系统。如果这两个循环系统之间无交通，从肺回流的氧合血未释放氧而再次进入肺动脉，从腔静脉回流的静脉血没有得到氧化又再次进入主动脉，这种状况患儿无法生存。如果能维持生命，必须在体、肺循环之间建立交通，发生血流混合。例如，合并卵圆孔未闭、房间隔缺损或室间隔缺损、动脉导管未闭等。如在心房水平是通过卵圆孔者，血流混合量少而不充分，不经过改善，不适应生存；如为继发孔型房间隔缺损或室间隔缺损较大者，血流混合好，改善较好；如为肺动脉水平则血流混合一般，部分改善。以上情况血流改善好的患儿，其低氧血症及代谢性酸中毒较轻，本病未经手术根治者多死于充血性心力衰竭、缺氧、代谢性酸中毒。

2.临床表现

取决于2个循环系统之间有无交通，即有无合并其他畸形。典型的临床表现是在新生儿期。

(1)不合并其他畸形者：因肺循环与体循环的血液完全分隔，主动脉内完全是未经氧合的静脉血，生后不久即出现严重发绀，呼吸困难，吸氧无改善，甚至出现充血性心力衰竭。体检：发绀明显，呼吸急促和心率增快。第二心音单一、心脏杂音无特异性、肝脏进行性增大，血气分析提示 pH 降低，低氧血症及代谢性酸中毒。

(2)合并有继发性房缺或大型室间隔缺损者：因在肺循环与体循环之间有交通，血液混合较充分，临床上发绀、呼吸困难症状不严重，但随着年龄的增加症状明显。体检：呼吸增快、心前区搏动增加，因右心室增大而心前区出现抬举样搏动，心率增快，心前区可闻及收缩期杂音或全收缩期杂音。第二心音单一，肝大甚至出现发绀，血气分析提示缺氧及代谢性酸中毒较前者轻。

(3)合并动脉导管未闭时：主动脉的部分静脉血经未闭的动脉导管流入肺动脉，回至左心房与左心室，使左心室的血流量增多，压力增高，肺动脉压力随之增高，部分动脉血经未闭的动脉导管至降主动脉，使下肢的发绀比上肢轻，出现差异性发绀。

3.实验室检查

(1)X线检查：心脏外形呈现“鸭蛋形”增大，后前位示大血管影变窄，缺少主肺动脉影，而左、右肺动脉影清晰可见，肺血增多，左前斜位示大血管影变宽，主肺动脉并列位，左右心室均扩大。

(2)心电图检查：QRS 电轴 90°～120°，右心室肥大或双心室肥大或合并右心房增大。

(3)超声心动图检查：明确2个大血管的位置关系至关重要，典型的 D-TGA 患者主动脉位于右前，肺动脉位于左后方；肺动脉瓣与二尖瓣直接相连；而主动脉瓣与右心室流出道交通，从2个大血管的半月瓣水平来看，肺动脉瓣(后半月瓣)较主动脉瓣(前半月瓣)开放早而关闭迟。

(4)磁共振检查：自弦回波(SE)序列中，在磁共振冠状位、矢状位图像上，可见两大动脉与右、左心室连接异常。升主动脉起自右心室、肺动脉起自左心室，结合横轴位的空间位置，主动脉位于肺动脉前方。

（5）心导管检查及心血管造影：经股静脉插管，导管经下腔静脉，右心房达右心室，自右心室直达主动脉，主动脉的血氧低，与右心室一致；主动脉压力也和右心室一致。合并畸形，则导管端可在心腔不同水平，发现不同部位、方向的分流。D-TGA应进行选择性右心室或左心室造影，对本病诊断价值较大。典型的发现是造影剂能从右心室直接进入主动脉显影；肺动脉延迟于主动脉后显影，主动脉的根部位于肺动脉根部之右前方。二尖瓣前瓣与主动脉瓣（后瓣）无纤维性连接，而直接与肺动脉瓣相连。侧位右心室造影，长轴斜位左心室造影，可较好地显示有无合并动脉导管未闭和室间隔缺损的部位、大小。

4.诊断与鉴别诊断

在出生后不能用其他原因解释的发绀、呼吸困难和充血性心力衰竭患儿，应考虑D-TGA的诊断，结合血气分析示低氧血症、代谢性酸中毒、吸氧发绀不能改善，X线检查心影增大似“鸭蛋形”，心底部大动脉影前后重叠狭窄，超声心动图有两个大血管与心室连接异常的特征，确诊有赖于心导管检查及心血管造影。本病应与以下疾病鉴别。

（1）法洛四联症：本病发绀出现迟，多于生后6个月左右出现发绀，充血性心力衰竭罕见，除非严重的右心室流出道狭窄，但多为右心衰竭。典型的X线表现为肺血减少，肺野清晰，心腰凹陷呈“靴型心”。

（2）永存动脉干：X线表现心影轮廓增大，有时可似D-TGA的“鸭蛋形”，但肺动脉主干并不突出为其特点。

（3）单纯肺动脉瓣狭窄：X线表现为肺血减少，肺动脉段突出，狭窄后肺动脉的扩张为本病特征。

第二节　感染性心内膜炎

感染性心内膜炎是指心脏及大动脉内膜由于细菌等病原体的侵入而引起的炎症改变，病原体除细菌外，还可有病毒、立克次体及真菌等，过去也称细菌性心内膜炎，并分为急性和亚急性，急性型多发生于原来正常的心脏，遇到毒力较强的细菌如金黄色葡萄球菌，发生败血症而导致心内膜炎，通常病程急而短，病情较重，如不及时治疗，通常在 6 周内死亡，亚急性型多发生在原有心脏病的基础上感染了毒力较弱的病原体，起病缓慢，病程多在 6 周以上。近年来，随着抗生素的广泛应用及病原微生物的改变，临床区分急性与亚急性较困难，而且病原体除细菌外，还有其他病原体，因此称为感染性心内膜炎。总的说来，感染性心内膜炎在儿科不很常见，特别是在近年来抗生素的广泛应用下。

一、病因

（一）病原体

最常见的为细菌，其中草绿色链球菌占 50%，金黄色葡萄球菌占 30%，肠球菌占 10%，其他少见的细菌有肺炎链球菌、溶血性链球菌、铜绿假单胞菌（绿脓杆菌）等，真菌、病毒、立克次体所致的心内膜炎极其罕见。

（二）心脏病变

绝大部分感染性心内膜炎患儿有心脏原发病变，尤其是以先天性心脏病最多见，约占 78%。后天性心脏病以风湿性心脏病多见，心脏有原发病亦易患感染性心内膜炎是由于心内膜下胶原组织暴露，血小板及纤维蛋白在此凝聚、沉积，形成无菌性赘生物，当感染致菌血症时，细菌即在上述赘生物上黏附，定居并繁殖，形成有菌赘生物，细菌定居的部位多在压力低的一侧，如室间隔缺损在右心室内膜，动脉导管未闭在肺动脉内膜，二尖瓣关闭不全时在瓣口的心房侧。近年来开展的心内手术及人工瓣膜置换术，术后常合并感染性心内膜炎。

（三）相关致敏因素

有相当一部分患者可查到致病因素，通常草绿色链球菌感染常与牙科手术有关，肠球菌与泌尿系统和肠道手术有关，金黄色葡萄球菌与脓皮病、导管检查、心脏手术有关，长期使用抗生素和皮质激素、免疫抑制剂与真菌感染有关。

二、病理变化

本病的基本病理变化为心脏瓣膜、心内膜大血管内膜表面附着疣状赘生物，赘生物在活动期分为 3 层。里层由血小板、坏死组织、纤维素、红细胞、胶原纤维等组成，中层由细菌组成，外层由细菌及纤维素组成。赘生物受血流冲击常有细菌栓子脱落，由于栓子的大小及栓塞部位不同可发生不同器官的栓塞，导致不同的后果，左心脱落的栓子可引起肾、脾、脑、肢体和肠系膜动脉栓塞，右心脱落的栓子常引起肺栓塞。

三、临床表现

一般有器质性心脏病，发病前有牙齿、尿道、消化道、静脉插管或心内手术病史，主要表现为下列3个方面的症状。

（一）全身症状

发热，热型极不一致，急性型起病急骤，高热，中毒症状较重，但大部分起病缓慢，开始时仅有规则发热，患儿渐感疲乏，食欲缺乏，体重减轻，可有关节痛、肌肉痛及胸痛。

（二）心脏症状

突然出现新的高调的和变化不定的杂音，除原有基础杂音外或原无杂音出现杂音，可因感染出现心力衰竭、心源性休克等严重症状。

（三）栓塞及血管症状

如原有先天性心脏病，栓塞现象多发生在右侧心血管，可引起肺栓塞，出现剧烈胸痛，频咳与咯血，气急，叩诊有实音或浊音，听诊时呼吸音减弱；如原有风湿性心瓣膜病者，赘生物多发生在左侧心血管，可导致脑、肾、脾、皮肤及四肢等栓塞症状，一般脾大、腹痛、便血、血尿等较常见，约30%的患儿发生脑动脉栓塞，皮肤瘀点见于皮肤与黏膜，指甲下偶见线状出血，偶在指趾的腹面皮下组织发生小动脉血栓，并摸到隆起的紫红色小结节，略有触痛，称为欧氏小结；如由金黄色葡萄球菌引起，除有脓毒败血症外，肝、肾、脾、脑及深部软组织可发生脓疡，或合并肺炎、心包炎、脑膜炎、骨髓炎等。

四、辅助检查

（一）常规检查

多数白细胞计数增高，中性粒细胞比例增加，可伴有核左移，血沉加快，C-反应蛋白阳性，血清球蛋白含量增高，甚至可出现清蛋白、球蛋白比例倒置，免疫球蛋白升高，循环免疫复合物及类风湿因子阳性，可出现镜下血尿。

（二）超声心动图

二维扇形超声心动图可显示直径2 mm以上的赘生物。

（三）血培养

血培养是确诊的关键，宜早期重复多次做血培养，2天内不少于3次，阳性率可达90%。

五、诊断及鉴别诊断

根据临床表现结合血培养及心脏超声心动图诊断一般不难，对于原有心脏病的患儿伴有1周以上原因不明的发热病史，即应警惕感染性心内膜炎，鉴别诊断应注意与以下疾病相鉴别。

(一)先天性心脏病合并肺炎

此病表现为发热、咳嗽、喘憋及双肺闻及中小湿啰音，一般脾不大，无栓塞的临床表现，血培养阴性。

(二)先心病合并心力衰竭

有先天性心脏病的体征，心动过速，心音低钝和循环淤血的表现，无全身感染等症状，栓塞及血管症状，血培养阴性，超声心动图看不到赘生物。

六、治疗

(一)一般治疗

注意休息，并给予营养丰富的饮食，保持水、盐平衡，加强支持疗法，根据情况可输血、输血浆及静脉注射免疫球蛋白，如并发心力衰竭时应用洋地黄及利尿剂等，并发心律失常则需要抗心律失常治疗。

(二)抗生素治疗

应争取及早应用大剂量抗生素治疗，特别是中毒症状重的急危重患者，应及时选用强有力的抗生素治疗，对不同的病原菌选用抗生素也不同，疗程4～6周，根据血培养结果及药敏试验结果进行选药，一般对于草绿色链球菌感染，首选大剂量青霉素20万～30万U/(kg·d)，最大剂量可达每天20×10^{6}U，分4次静脉滴注，可加用庆大霉素3 000～5 000 U/(kg·d)，如疗效不佳，则可换头孢类抗生素或万古霉素，一般均能控制，对于肠球菌通常也选用青霉素加庆大霉素，还可选用万古霉素、阿莫西林、克拉维酸、氨苄西林、舒巴坦等药物。对于起病急，中毒症状重的金黄色葡萄球菌感染，青霉素、新青霉素Ⅱ常耐药，应使用对金黄色葡萄球菌强有力的药物如万古霉素、去甲万古霉素及头孢菌素类(头孢美唑、头孢呋辛、头孢曲松等)；对革兰阴性菌感染，一般选用头孢第2代，第3代类抗生素，也可选用氨苄西林，或氨基糖苷类药物；对于真菌感染，选用两性霉素B，不能耐受者可选用酮康唑、氟康唑等；对于病原菌不明者，可用新青霉素Ⅱ加氨苄西林和庆大霉素，或用头孢菌素类抗生素，也可用万古霉素。

（三）手术治疗

感染性心内膜炎手术治疗的目的是彻底清除全部感染组织，修复或替换受损的瓣膜，恢复瓣膜启闭功能，同时矫正其他并发症，其手术指征有以下几条。

(1)瓣膜功能不全导致心力衰竭难以控制。

(2)抗生素治疗无效。

(3)赘生物阻塞瓣口。

(4)反复发生栓塞。

(5)瓣周脓肿或心肌脓肿，导致心脏传导系统阻滞，主动脉窦破裂或室间隔穿孔，换瓣术对于治疗活动性感染性心内膜炎有较好的疗效。

在应用抗生素治疗前本病的病死率几乎100%，经合理抗生素治疗，近年来病死率已降为20%～95%，约半数患儿可并发以下疾病：充血性心力衰竭、肺栓塞、瓣膜破坏、腱索断裂、感染性动脉瘤、肾衰竭等。

第三节　病毒性心肌炎

病毒性心肌炎(VM)是指因病毒引起的局灶性或弥漫性的心肌间质性炎性渗出和心肌纤维的变性或坏死导致不同程度的心功能障碍和全身症状的疾病，常为全身疾病的一部分，部分可伴有心包炎或心内膜炎症表现，其临床表现轻重不一，重者症状明显，轻者可无症状，在临床上往往不易识别，大多预后良好，少数可发生心力衰竭，心源性休克甚至猝死。

病毒性心肌炎是儿科临床中经常遇到的一个疾病，其确切的发病率尚不清楚，近年来发病率明显增长，在小儿心肌炎中占重要地位。

目前国内外倾向认为病毒性心肌炎是病毒对心肌细胞直接侵袭和机体免疫损害叠加的结果，因此治疗上早期应注意抗病毒治疗，并防止病毒持续存在，而晚期则以免疫失控为主，应用免疫抑制剂。

一、发病机制

目前，已证实能引起心肌炎的病毒达20余种，如柯萨奇病毒、埃可病毒、脊髓灰质炎病毒、流感病毒、副流感病毒、腮腺炎病毒、麻疹病毒、风疹病毒、疱疹病毒、腺病毒、鼻病毒及EB病毒等，其中以柯萨奇B组病毒多见，占50%左右，其次是腺病毒和埃可病毒。

病毒侵入体内首先引起病毒血症，继而进入心肌细胞，在心肌细胞内增殖直接损害心肌，或由于其毒素影响引起心肌病变，电镜下可见到心肌中有病毒颗粒，免疫荧光检查在心肌中可找到特异性病毒抗原等。

病毒感染后经一段时间的潜伏期才出现心脏受累征象，某些患儿在病程后期心肌中已找不到病毒，心肌病变即继续进展，血中测得的抗心肌抗体含量增高，免疫荧光检查发现在心肌中有免疫球蛋白及补体沉积，动物试验证明小鼠柯萨奇 B_3 病毒对细胞免疫起主导作用，病毒的局部损伤次之，自身反应性溶细胞性 T 淋巴细胞对心肌细胞抗原有自身免疫作用，而导致心肌细胞溶解坏死。

近年来，生化机制的研究认为活性氧可引起细胞损伤导致一些疾病，国内外报道急性心肌炎患者红细胞超氧化物歧化酶活性降低，因此可导致细胞内活性氧自由基增多，可导致心肌细胞核酸断裂，多糖解聚，不饱和脂肪酸过氧化，造成心肌细胞膜损伤和线粒体氧化磷酸化作用改变而损伤心肌。

二、临床表现

小儿病毒性心肌炎的临床表现多种多样，轻重悬殊，轻者可无症状，极重者可因暴发性心源性休克、急性充血性心力衰竭或严重心律失常而猝死，且自觉症状一般偏轻，与客观检查不相符。

典型症状与体征在心脏症状出现前数天或 2 周内有呼吸道或肠道感染，可伴有中度发热，咽痛、腹泻、皮疹等症状，某些病毒感染疾病如麻疹、流行性腮腺炎等，则有特异性征象。

主要症状有疲乏无力、食欲缺乏、恶心、呕吐、呼吸困难、面色苍白、发热。年长儿可诉心前区不适、心悸、头晕、腹痛、肌痛，严重者可发生昏厥、惊厥。体格检查示心脏大小正常或增大，多向两侧扩大，左心明显，病愈后可恢复正常。心尖部第一心音多低钝，可有奔马律，心率过速或过缓，或有心律失常。因常合并心包炎可听到心包摩擦音，并发心力衰竭者可出现水肿、气急、发绀、肺部湿啰音、肝大等，出现心源性休克者脉搏微弱，血压下降，皮肤发花，四肢湿冷。

临床上可根据病情分为轻、中、重 3 型，轻型可无症状或仅有一过性 ST-T 改变，第一心音减弱，或有心动过速，心界正常，中、重型多有充血性心力衰竭和心源性休克的表现，如及时治疗，多数病例经数天或数年后可获痊愈，少数患者未能控制而死亡，特别是出现心源性休克者如抢救不及时，可在数小时或数天内死亡，少数心力衰竭可呈慢性经过，反复发生，迁延数年，最后因心力衰竭难于控制而死亡。

新生儿时期柯萨奇B组病毒感染引起的心肌炎，病情常较重，一般生后数小时可发病，大多在生后10天内起病，发病突然，出现拒食、呕吐、发热、烦躁、气促、发绀、昏迷、惊厥或休克等，临床表现类似败血症，常伴有其他器官的炎症如脑膜炎、肝炎等，可发生急性心力衰竭而在数小时死亡。

三、辅助检查

(一)X线检查

心脏大小正常或轻度至重度增大，左心室较明显，心搏动减弱，常伴有肺淤血或肺水肿，少数可见心包或胸腔积液。

(二)心电图检查

心电图检查是诊断病毒性心肌炎的一个重要指标，对症诊断敏感性强而特异性差，常表现为ST段偏移，T波低平，双向，倒置，QRS波低电压，Q-T间期延长，还可见各种心律失常如期前收缩、阵发性心动过速、房室传导阻滞、心房扑动或颤动及心室颤动等，慢性病例可见左心室肥厚。

(三)超声心电图检查

早期多见左心室和左心房内径扩大，左心室流出道增宽，大约1/3的病例可见左心室扩大，室间隔及左心室后壁运动幅度降低。

(四)心肌酶的检查

心肌显像阳性提示心肌炎，单克隆抗肌凝蛋白抗体心肌显像可检测心肌坏死，有助于心肌炎的诊断，国外应用此方法较多，国内仍沿用Tc心肌灌注显像，特异性较差，急性早期血清谷草转氨酶(GOT)、肌酸磷酸激酶(CPK)、肌酸磷酸激酶同工酶(CPK-MB)及乳酸脱氢酶(LDH)水平均升高，其中CPK及CPK-MB对心肌损伤的诊断较有意义，CPK-MB是心肌特异性同工酶，可作为心肌炎的早期诊断依据的LDH在体内分布较广泛，特异性差，相对来说LDH同工酶血清酶谱分析价值较大，正常的顺序为$LDH_2>LDH_1>LDH_3>LDH_4>LDH_5$，如$LDH_1>LDH_2$或$LDH_1>40\%$则对心肌炎诊断有意义。近年来，国内外开展了血清心肌肌钙蛋白的检查，阴性率较高，时间维持较长，常用的有血清心肌肌钙蛋白T(cTnI)，其中cTnI敏感性特异性较高。

(五)运动负荷试验

定期对幼儿或学龄儿童做踏车或食管心房心脏负荷试验，检查恢复期患儿心功能和心肌储备力，判断良性和病理性期前收缩，注意要从轻级开始，避免突然激烈运动和骤停而诱发心律失常而死亡。

(六)心内膜心肌活检(EMB)

EMB作为诊断依据是特异性的方法，对判断病情，指导治疗，评价预后帮助极大，但属有创伤性，且目前使用右心导管法取室间隔右面标本，而本病心肌损伤以左心室为主，且每次只取数小块组织，这样就难以反映全心病变，同时对同一患儿，不同的病理学检查者所得结果差异很大，近年来国外常用EMB标本以PCR法或病毒基因原位杂交法检验病毒基因，阳性率较高，最近国外开展了免疫组织学方法，检查EMB标本，用抗体直接结合人淋巴细胞表面抗原法对心肌组织淋巴细胞做定量分析，分析心肌组织中MHC-Ⅰ、MHC-Ⅱ和黏附分子的表达。

(七)病毒病原学诊断

疾病早期可从咽拭子、粪便、血液、心包液中分离出病毒，双份血清(间隔2～3周)测定同型病毒抗体滴度升降4倍以上者有助于病原诊断，但限于技术条件和设备条件，较难推广，20世纪90年代以来逐渐开展了病毒核酸检查，其中核酸探针原位杂交法较准确，但需时较久，试剂需进口，故亦难于开展，PCR法比较简单，但国内滥用，假阳性和假阴性率较高，经严格规范后应用有发展前途。

四、诊断及鉴别诊断

(一)临床诊断依据

(1)心功能不全、心源性休克或心脑综合征。

(2)心脏扩大(X线，超声心动图检查具有表现之一)。

(3)心电图改变以R波为主的2个或2个以上主要导联(Ⅰ、Ⅱ、aVF、V_5)的ST-T改变持续4天以上伴动脉变化，窦房传导阻滞，房室传导阻滞，完全性右或左束支阻滞，成联律，多形，多源，成对或并行性期前收缩，非房室结及房室折返引起的异位性心动过速，低电压(新生儿除外)及异常Q波。

(4)CK-MB水平升高或心肌肌钙蛋白(cTnI或cTnT)阳性。

(二)病原学诊断依据

1.确诊指标

自患儿心内膜、心肌、心包(活检，病理)或心包穿刺液检查，发现以下之一者可确诊心肌炎由病毒引起。

(1)分离到病毒。

(2)用病毒核酸探针查到病毒核酸。

(3)特异性病毒抗体阳性。

2.参考依据

有以下之一者结合临床表现可考虑心肌炎系病毒引起。

(1)自患儿粪便、咽拭子或血液中分离出病毒,且恢复期血清同型抗体滴度较第1份血清升高或降低4倍以上。

(2)病程早期患儿血中特异性IgM抗体阳性。

(3)用病毒核酸探针自患儿血中查到病毒核酸。

(三)确诊依据

(1)具备临床诊断依据2项,可临床诊断为心肌炎,发病同时或发病前1~3周有病毒感染的证据支持诊断者。

(2)同时具备病原学确诊依据之一,可临床诊断为病毒性心肌炎,具备病原学参考依据之一,可临床诊断为病毒性心肌炎。

(3)凡不具备确诊依据,应给予必要的治疗或随诊,根据病情变化,确诊或除外心肌炎。

(4)应除外风湿性心肌炎、中毒性心肌炎、先天性心脏病、结缔组织及代谢性疾病的心肌损害、甲状腺功能亢进症、原发性心肌病、原发性心内膜弹力增生症、先天性房室传导阻滞、心脏自主神经功能异常、受体功能亢进和药物引起的心电图改变。

病毒性心肌炎应同风湿性心肌炎、中毒性心肌炎、皮肤黏膜淋巴结综合征、原发性心肌病、先天性心脏病、结缔组织疾病和代谢性疾病的心肌损害、先天性房室传导阻滞、高原性心脏病、克山病、良性期前收缩,神经功能或电解质紊乱,以及药物引起的心电图改变相鉴别。

五、治疗

目前无特效疗法,主要采取综合措施及对症治疗,关键是早期治疗,同时注意抗病毒治疗,并防止病毒持续存在,晚期注意防止变为心肌病,同时注意改善心功能。

(一)休息

休息对患儿至关重要,急性期不论症状轻重均需卧床休息,一般认为至少到体温正常后3~4周,有心力衰竭,心脏扩大者,休息应不少于6个月,且应等心力衰竭完全控制或心脏大小恢复正常后再逐步增加活动量。

(二)抗生素治疗

虽然抗生素对病毒性心肌炎无直接作用,但因细菌感染是本病的重要条件因子,特别是链球菌与心肌有共同抗原,感染链球菌后易引起变态反应性心肌损伤,因此在开始治疗时,应用青霉素或其他敏感抗生素治疗 1~2 周,以消除链球菌和其他敏感细菌。

(三)抗病毒治疗

本病是病毒进入细胞致发病,且先有病毒血症过程,故急性期症状显著可选用利巴韦林、阿昔洛韦等抗病毒药治疗。但由于抗病毒药多不能进入细胞,有人试用干扰素认为有效,还有人试用丙种球蛋白及牛磺酸进行动物试验,取得了较好的疗效。

(四)自由基消除剂及心脏营养剂的使用

1.维生素 C

作为一种还原剂,有消除过多自由基的作用,且可增加冠状动脉流量,剂量为每天 100~200 mg/(kg·d),疗程 4 周。

2.辅酶 Q_{10}

可激活细胞代谢和细胞呼吸,是心肌代谢的重要辅酶,在呼吸链中起递氢作用,能抑制线粒体的过氧化,从而保护心肌,每天肌内注射 5 mg,连用 1~3 个月。

3.能量合剂

通常有 ATP(20 mg)、辅酶 A(50 U)、胰岛素(4~6 U)、10%氯化钾 8 mL 溶于 10%的葡萄糖 250 mL 中静脉滴注,每天或隔天1 次,10 天为 1 个疗程。

4.1,6-二磷酸果糖(FDP)

可改善心肌代谢,剂量为每天 100~250 mg/kg,每天 1 次,连用 1~3 周。

5.肾上腺皮质激素的应用

对激素是否用于病毒性心肌炎,国内外都有争论,多数人认为只用于心源性休克和病中发生完全性房室传导阻滞,以及对难控制的心力衰竭和其他治疗无效者。病毒感染 10~15 天和轻症病例不用,一般使用氢化可的松 15~20 mg/(kg·d),静脉滴注,症状减轻后改为泼尼松口服,1~2 mg/(kg·d),疗程 4~8 周。

(五)心源性休克的治疗

1.补液

心肌炎引起的心源性休克是由于心肌收缩无力，心搏量急剧下降，从而发生休克。为了恢复循环，保证入量，增加前负荷，应静脉补液，但不能过多过快，以免加重心脏负担，24 小时总量控制在 1 000～1 200 mL/m²，可按下列顺序补：①低分子右旋糖酐 10 mL/kg，30～60 分钟滴完，可以恢复循环量，改善微循环，预防血栓形成。②有酸中毒者，应输碳酸氢钠液 10～15 mL/kg，亦在 30～60 分钟滴完。③其余所有液体量用维持液(每 100 mL 含氯化钠 0.18 g，氯化钾 0.15 g，葡萄糖 5～10 g)补足，但应注意氯化钾应在患儿有尿排出后加入，以均匀速度在22～23 小时输入。

2.大剂量维生素 C

建立另一条静脉通道静脉注射维生素 C，剂量 100～200 mg/kg，用 10%的葡萄糖溶液稀释，在开始抢救时缓慢静脉注射(5～10 分钟)，如血压仍低或上升不稳定，可在 0.5～1 小时内重复注射 1 次，至血压稳定后，以同样剂量每 6～12 小时注射 1 次。也可加用多巴胺，第一个 24 小时可用 3～5 mg 加入前述维持液 200～300 mL 中，按2～5 μg/(kg·min)的速度静脉滴注，监测血压，根据血压及所输入的总液量调整药物浓度和输入速度，病情好转后，减量后停用多巴胺。

此外，还可使用激素和改善心肌代谢的药物 1,6-二磷酸果糖和能量合剂。

(六)控制心力衰竭和严重心律失常

值得提出的是心肌炎症时心肌对洋地黄类药物较敏感，宜选用快速制剂，总量较一般情况下减少 1/3～1/2，每次剂量勿超过总量的 1/3。

第五章

呼吸系统疾病

第一节 急性上呼吸道感染

急性上呼吸道感染(AURI)简称上感,是小儿最常见的疾病。当主要侵犯鼻、鼻咽和咽部时,常诊断为急性鼻咽炎、急性咽炎、急性扁桃体炎等,也可统称为上呼吸道感染。

病毒、细菌和肺炎支原体等均可引起,但原发性上感以病毒引起者最为多见,占90%以上,主要有呼吸道合胞病毒、流感病毒、副流感病毒、腺病毒、鼻病毒、柯萨奇病毒、埃可病毒、冠状病毒等。病毒感染后易继发细菌感染,形成混合感染。常见于溶血性链球菌、肺炎链球菌、流感嗜血杆菌等。婴幼儿由于上呼吸道的解剖生理特点和免疫特点易患本病。若有全身诱因如维生素D缺乏性佝偻病、营养不良等疾病,或护理不当、气候改变和不良环境因素等,则易致反复感染或使病程迁延。

本病症状轻重不一。与患儿年龄、感染病原及机体抵抗力不同有关,年长儿症状较轻,而婴幼儿常较重。

一、急性鼻咽炎

急性鼻咽炎俗称伤风或感冒,病原体侵犯鼻及鼻咽部,主要病原为鼻病毒、副流感病毒、呼吸道合胞病毒和冠状病毒,其他病原少见。以鼻塞、打喷嚏、流涕、干咳、咽痛、发热等为主要症状。年长儿症状较轻,常于受凉后1～3天出现上述症状;有些在发病早期可有阵发性脐周疼痛,与发热所致阵发性肠痉挛或肠系膜淋巴结炎有关。婴幼儿局部症状不显著而全身症状重,可骤然起病,高热、咳嗽、食欲差,可伴有呕吐、腹泻、烦躁,甚至高热惊厥。体格检查可见咽部充血,扁桃体肿大,颌下淋巴结肿大、触痛等。病程3～5天,如体温持续不退或病情加重,应考虑合并细菌感染或出现并发症。

二、急性咽炎

急性咽炎是咽黏膜、黏膜下组织和淋巴组织的急性炎症。单纯性咽炎以学龄前儿童多见,婴儿期较少。主要由病毒引起,亦可由A组溶血性链球菌或支原体引起。如患儿同时伴有结膜炎、鼻炎、咳嗽、声音嘶哑或溃疡、皮疹、腹泻等,常提示病毒性咽炎。

(一)疱疹性咽炎

本病是由柯萨奇A组病毒引起。急性起病,表现为高热、咽痛、流涎、厌食、呕吐等,咽部充血,咽腭弓、腭垂、软腭等处可伴有2~4 mm大小的疱疹,周围有红晕,破溃后形成小溃疡。病程1周左右。多发生于夏秋季。

(二)咽-结合膜热

由腺病毒3、7型引起。以发热、咽炎、结膜炎为特点,表现为高热、咽痛、眼部刺痛、咽部充血、一侧或两侧滤泡性眼结膜炎,可伴有胃肠道症状,颈部、耳后淋巴结肿大。病程1~2周。本病常发生于春夏季,可在儿童集体机构中流行。

(三)链球菌咽炎

以5岁以上高发。年长儿常以头痛、腹痛、呕吐等非特异性症状起病,伴高热。数小时后出现咽痛。后者轻重不一,重者可造成吞咽困难。但咽部检查只有1/3的患儿发现典型扁桃体肿大、渗出和咽部充血。早期可伴有颈前淋巴结肿大伴触痛。扁桃体广泛充血,软腭表面有瘀点、瘀斑提示链球菌感染。发热一般持续1~4天,严重者病程可达2周。年长儿急性咽炎伴发热,但缺乏上呼吸道卡他症状,应首先考虑本病。一般认为,本病年长儿居多,但亦可发生于婴儿,而且一旦发生,常病程迁延。

三、急性扁桃体炎

急性扁桃体炎多伴有不同程度的急性咽炎。可由细菌或病毒引起,也可为混合感染。病毒感染所致者,症状与一般咽炎相似,有咽痛、低热和其他轻度全身症状。检查可发现扁桃体及舌腭弓黏膜充血肿胀,有时在扁桃体表面可见斑点状渗出物,同时软腭和咽后壁可见小溃疡,双侧颊黏膜充血伴散在出血点,但黏膜表面光滑。急性化脓性扁桃体炎起病急,局部及全身症状均较重,咽痛剧烈,吞咽困难,疼痛常向耳部放射。下颌角淋巴结肿大。全身表现常有畏寒、高热，幼儿可因高热而抽搐、呕吐或昏睡。检查可见扁桃体弥漫性红肿，隐窝口可有滤泡状黄白色脓点，并可连成假膜，但不超出扁桃体范围，易于拭去，不留出血创面，此点可与白喉鉴别。链球菌感染所致者多>2岁。

上呼吸道感染的并发症在婴幼儿较为多见。可波及邻近器官，或向下蔓延，引起中耳炎、鼻窦炎、咽后壁脓肿、颈淋巴结炎、喉炎、气管炎、支气管肺炎等。病原亦可通过血液向远处传播，形成脓毒血症、化脓性病灶及心肌炎等。年长儿若患链球菌性上感，可由于变态反应引起急性肾炎、风湿热等。

病毒感染者血白细胞计数正常或偏低，细菌感染者血白细胞数常增高，以中性粒细胞为主。咽拭子培养可有病原菌生长；链球菌引起者血中抗"O"抗体滴度可增高。病毒分离和双份血清抗体反应有助于病毒感染的诊断，但由于费时较长，操作复杂，难以在临床中应用。近年来，免疫荧光、酶联免疫等方法的开展，有利于病毒感染的早期诊断。

根据临床表现，急性上感不难诊断，但需与流行性感冒鉴别。后者有明显流行病史；全身症状重，如发热、头痛、咽痛、肌肉酸痛等；上呼吸道卡他症状常不明显。腹痛明显者应与急性阑尾炎鉴别。后者腹痛常先于发热，腹痛部位以右下腹为主，呈持续性，有腹肌紧张和固定压痛点；血白细胞计数及中性粒细胞比例增高。此外，上感可作为各种传染病，如麻疹、流行性脑脊髓膜炎、猩红热等的前驱症状，因而应结合流行病史、临床表现及实验室资料综合分析，并观察病情演变加以鉴别。

病毒感染者以对症支持治疗为主，注意休息、多饮水。高热患儿以物理降温为主，酌情结合口服药物降温。咽痛者可含服咽喉片，严重者适当应用对乙酰氨基酚或布洛芬；如发生高热惊厥可予镇静、止惊等处理。酌情使用抗病毒药物如利巴韦林，疗程为3～5天。细菌感染者或病情重、有继发细菌感染可能者，或有并发症者可选用抗菌药物，常用青霉素，疗程3～5天。如证实为溶血性链球菌感染，或既往有风湿热、肾炎病史者，青霉素疗程应为10～14天。青霉素过敏，或青霉素治疗无效者可应用含β内酰胺酶抑制剂的复合β内酰胺类，或头孢霉素、大环内酯类抗生素。为提高用药依从性，有人主张应用头孢霉素每天1次，并缩短疗程，但目前尚缺乏大规模的临床验证。阿莫西林每天1次可能成为青霉素治疗链球菌咽炎的替代方案。应注意呼吸道隔离，预防并发症。

上呼吸道感染的预防主要靠加强体格锻炼、增强抵抗力；合理喂养，防治佝偻病及营养不良；避免去人多拥挤的公共场所，避免被动吸烟。根据气温变化适当增减衣服。根据病情酌情使用免疫调节剂，如无明确指征（如低丙种球蛋白血症），一般不主张使用丙种球蛋白。

第二节 支气管哮喘

支气管哮喘（简称哮喘）是多种细胞（嗜酸性粒细胞、肥大细胞、T淋巴细胞、中性粒细胞和气道上皮细胞等）和细胞组分共同参与的气道慢性炎症性疾病。这种慢性气道炎症导致气道反应性增高，当接触到各种危险因素（如暴露于尘螨、花粉等变应原，烟草烟雾，呼吸道病毒感染，剧烈情绪波动，化学刺激等）时，出现广泛多变的可逆性气流受限，引起反复发作性喘息、气促、胸闷、咳嗽等症状，常在夜间和（或）清晨发作或加剧，多数病例可经治疗缓解或自行缓解。

哮喘也已经成为最常见的慢性疾病之一，全世界大约有3亿患者，且患病率仍在上升中。流行病学调查显示我国城区儿童哮喘患病率为1.97%，其中70%～80%的儿童哮喘发病于5岁以前。

一、发病机制

哮喘的发病机制十分复杂，目前认为与免疫因素、神经、精神和内分泌因素、遗传学背景和环境因素刺激有关。

（一）免疫学因素

哮喘被认为是一种免疫性疾病，主要表现为Th1/Th2细胞失衡（Th1细胞功能下降和Th2细胞功能异常增高），刺激嗜酸性粒细胞、肥大细胞、T淋巴细胞、中性粒细胞和气道上皮细胞等产生一系列炎症介质（如组胺、白三烯、前列腺素等）。哮喘的发作（或加重）是阶段性的，但气道炎症是慢性长期存在的。气道炎症被认为是哮喘的本质，是导致哮喘气道高反应性的病理生理学基础。

（二）神经、精神和内分泌因素

气道内胆碱能神经、肾上腺素能神经、非肾上腺素能非胆碱能神经失调及神经肽等因素参与了哮喘的发病。一些哮喘病例的发作与情绪及内分泌紊乱有关。

(三)遗传因素

哮喘有明显的遗传倾向,哮喘患儿及其家庭成员多具有特应质,有湿疹、过敏性鼻炎、食物或药物过敏等过敏性疾病史。哮喘为多基因遗传病,目前已发现许多与哮喘疾病相关的基因。

(四)环境因素

哮喘常由某些危险因素诱发,如吸入变应原(尘螨、花粉、动物毛屑及排泄物、蟑螂、真菌等)、食入变应原(牛奶、鸡蛋、花生等)、呼吸道感染(主要是病毒和支原体感染)、冷空气、运动,以及过度通气、强烈情绪变化、药物(阿司匹林、β受体阻滞剂等)、化学刺激物、烟草烟雾等。

二、病理

支气管哮喘的本质是下气道慢性变应性炎症,主要病理改变包括支气管痉挛、管壁炎症性水肿、黏液栓形成、气道重塑。

三、诊断

(一)临床表现

1.先兆期

哮喘典型发作前1～2天往往有上呼吸道感染或接触变应原病史,先兆症状主要有咳嗽、打喷嚏、流涕和胸闷等。自先兆症状到哮喘典型发作,起病或急或缓,多在夜间或气候变化时发作。

2.哮喘发作时症状

表现为反复发作性咳嗽、喘息、胸闷、气促,以夜间和清晨明显,出现呼气相延长性喘鸣;严重病例呈端坐呼吸、大汗淋漓、恐惧不安、发绀、面色青灰。

(二)体征

胸部体征可见桶状胸,吸气时出现三凹征,叩诊肺部呈鼓音,听诊肺部呼吸音减弱,双肺可闻及哮鸣音。

(三)辅助检查

1.肺功能检查

主要用于5岁以上儿童。对于第一秒用力呼气量(FEV_1)<正常预计值70%的疑诊哮喘病例,可进行支气管舒张试验,以评估气流受限的可逆性变化。对于FEV_1≥正常预计值70%的疑诊哮喘病例,可进行支气管激发试验,以评估

气道反应性。呼气峰流速(PEF)日间变异率亦可用于帮助诊断哮喘和判断哮喘严重度,若 PEF 日间变异率>20%、使用支气管扩张剂后 PEF 增加超过 20%,可以诊断为哮喘。

2.胸部 X 线检查

主要用于排除肺部其他疾病,如结核、肺部感染、支气管异物、呼吸系统先天性疾病等。

3.其他检查

包括诱导痰试验、呼出气一氧化氮浓度测定、血气分析等。

(四)诊断标准

1.儿童哮喘的诊断标准

(1)反复发作的喘息、咳嗽、气促、胸闷,多与接触变应原、冷空气、物理或化学性刺激、呼吸道感染及运动等有关,常在夜间和(或)清晨发作及加剧。

(2)发作时双肺可闻及散在或弥漫性、以呼气相为主的哮鸣音,呼气相延长。

(3)上述症状经抗哮喘治疗有效或自行缓解。

(4)除外其他疾病所引起的喘息、咳嗽、气促和胸闷。

(5)临床表现不典型者(如无明显喘息或哮鸣音),应至少具备以下几项。①支气管激发试验或运动激发试验阳性。②证实存在可逆性气流受限:支气管舒张试验,吸入 β_2受体激动剂 15 分钟后 $FEV_1 \geqslant 12\%$。抗哮喘治疗有效,使用支气管舒张剂和口服(或吸入)糖皮质激素治疗 1～2 周后 FEV_1 增加≥12%。③PEF每天变异率(连续监测 1～2 周)≥20%。

符合第(1)～(4)条或第(4)、(5)条者,可以诊断为哮喘。

2.咳嗽变异型哮喘的诊断标准

(1)持续咳嗽>4 周,常在夜间和(或)清晨发作及加剧,以干咳为主。

(2)临床上无感染征象,或经较长时间抗生素治疗无效。

(3)抗哮喘药物诊断性治疗有效。

(4)排除其他原因引起的慢性咳嗽。

(5)支气管激发试验阳性和(或)PEF 每天变异率(连续监测 1～2 周)≥20%。

(6)个人或一级、二级亲属有特应性疾病史或变应原测试阳性。

以上(1)～(4)项为诊断的基本条件。

3.哮喘预测指数(API)

API 主要用于判断 3 岁以内喘息婴幼儿发展为哮喘的危险性。在过去 1 年喘息≥4 次,具有以下 1 项主要危险因素或 2 项次要危险因素,则为 API 阳性。主要危险因素包括:①父母有哮喘病史。②经医师诊断为特应性皮炎。③有吸入变应原致敏的依据。次要危险因素包括:①有食物变应原致敏的依据。②外周血嗜酸性粒细胞≥4%。③与感冒无关的喘息。如 API 阳性,建议进行哮喘规范治疗,哮喘的确诊有赖于定期复查的临床判断。

(五)哮喘控制水平评估和哮喘急性发作

哮喘的治疗目标是取得和维持哮喘的临床控制,对每一个哮喘病例均应该进行哮喘控制水平的评估,并依此确定哮喘的治疗方案。

哮喘急性发作是指出现呼吸短促、咳嗽、喘息、胸闷等症状中的某一症状或某些症状的进行性加重。

四、鉴别诊断

不是所有喘息病例(尤其是 5 岁及以下儿童)都是哮喘,应注意与毛细支气管炎、支气管淋巴结结核、气道异物、先天性呼吸系统畸形、先天性心血管疾病等相鉴别。以咳嗽为唯一症状的咳嗽变异型哮喘宜注意与上气道咳嗽综合征、胃食管反流性咳嗽、嗜酸性粒细胞性支气管炎等疾病相鉴别。

五、治疗

哮喘治疗的目标是取得和维持临床控制,治疗药物主要分为控制药物和缓解药物两大类。

(一)控制药物

控制药物是抑制气道炎症的药物,需要长期使用,主要药物有:①糖皮质激素(包括吸入型糖皮质激素和全身使用的糖皮质激素)。②抗白三烯类药物。③长效 β_2受体激动剂(吸入剂和缓释片剂)。④缓释茶碱。⑤肥大细胞膜保护剂(色甘酸钠、尼多克罗米)。⑥抗 IgE 抗体。其中,吸入型糖皮质激素(ICS)是哮喘长期控制的首选药物,也是目前最有效的控制药物。

(二)缓解药物

主要用于迅速缓解哮喘急性症状,主要药物有:①短效 β_2受体激动剂(包括吸入型和全身使用的剂型)。②抗胆碱能药物。③短效茶碱。④全身性糖皮质激素。⑤肾上腺素。其中短效 β_2受体激动剂是目前最有效、临床应用最广泛的支气管舒张剂。

(三)哮喘急性发作期治疗

(1)吸入适量速效 β_2 受体激动剂为首选,开始第 1 小时内每20 分钟吸入2～4 喷;然后,轻度发作者每 3～4 小时吸入 2～4 喷,重度发作者每 1～2 小时吸入 6～10 喷。亦可采取压力雾化或氧气雾化方式吸入速效 β_2 受体激动剂。

(2)联合吸入速效 β_2 受体激动剂和抗胆碱能药物有助于进一步改善 PEF 和 FEV_1 及降低住院率。

(3)短效茶碱可用于缓解哮喘急性症状,如已吸入大量 β_2 受体激动剂,则不推荐再使用茶碱。长期使用茶碱者最好能监测茶碱血药浓度。

(4)对中度或严重发作的哮喘病例,可给予糖皮质激素短程(1～7 天)口服,泼尼松每天 0.5～1 mg/kg。严重哮喘发作时,可静脉给予甲泼尼龙,每天 2～6 mg/kg,分 2～3 次输注;琥珀酸氢化可的松或氢化可的松,每次 5～10 mg/kg。雾化吸入布地奈德混悬液对急性哮喘发作亦有一定的帮助。

(5)对于存在低氧血症者给予氧疗,使氧饱和度达到 95%。

(四)特异性免疫治疗

为针对变应原的特异性脱敏治疗,主要方法有皮下注射和舌下含服。

第三节　支气管肺炎

一、病因

凡能引起上呼吸道感染的病原均可诱发支气管肺炎,但以细菌和病毒为主,其中以肺炎链球菌、流感嗜血杆菌、呼吸道合胞病毒(RSV)最为常见。20 世纪 90 年代以后美国等发达国家普遍接种 b 型流感嗜血杆菌(Hib)疫苗,因而流感嗜血杆菌所致肺炎已明显减少。

二、发病机制

气道和肺泡壁的充血、水肿和渗出,导致气道阻塞和呼吸膜增厚,甚至肺泡填塞或萎陷,引起低氧血症和(或)高碳酸血症,发生呼吸衰竭,并引起其他系统的广泛损害,如心力衰竭、脑水肿、中毒性脑病、中毒性肠麻痹、消化道出血、稀释性低钠血症、呼吸性酸中毒和代谢性酸中毒等。一般认为,中毒性心肌炎和肺动脉高压是诱发心力衰竭的主要原因。但近年来有研究认为,肺炎患儿并无心肌收缩力的下降,而血管紧张素Ⅱ水平的升高、心脏后负荷的增加可能起重要作用。重症肺炎合并不适当血管升压素分泌综合征亦可引起非心源性循环充血症状。

三、临床表现

典型肺炎的临床表现:①发热,热型不定,多为不规则发热,新生儿可不发热或体温不升。②咳嗽,初期为干咳,极期咳嗽可减少,恢复期咳嗽增多、有痰,新生儿、早产儿可无咳嗽,仅表现为口吐白沫等。③气促,多发生于发热、咳嗽之后,呼吸频率加快(出生 2 个月内>60 次/分,2～12 月>50 次/分,1～4 岁>40 次/分),重症者可出现发绀。④呼吸困难,鼻翼翕动,重者呈点头状呼吸、三凹征、呼气时间延长等。⑤肺部固定细湿啰音,早期可不明显或仅呼吸音粗糙,以后可闻及固定的中、细湿啰音,叩诊正常;但当病灶融合扩大累及部分或整个肺叶时,可出现相应的肺实变体征。

重症肺炎除呼吸系统严重受累外,还可累及循环、神经和消化等系统,出现相应的临床表现。

(一)呼吸衰竭

早期表现与肺炎相同,一旦出现呼吸频率减慢或神经系统症状应考虑呼吸衰竭可能,及时进行血气分析。

(二)循环系统

常见心力衰竭,表现:①呼吸频率突然加快,超过 60 次/分。②心率突然加快,>160 次/分。③骤发极度烦躁不安,明显发绀,面色发灰,指(趾)甲微血管充盈时间延长。④心音低钝,奔马律,颈静脉怒张。⑤肝脏迅速增大。⑥少尿或无尿、颜面眼睑或双下肢水肿。以上表现不能用其他原因解释者即应考虑心力衰竭。

(三)神经系统

轻度缺氧表现为烦躁、嗜睡;脑水肿时出现意识障碍、惊厥、呼吸不规则、前囟隆起、脑膜刺激征等,但脑脊液化验基本正常。

(四)消化系统

轻症肺炎常有食欲缺乏、呕吐、腹泻等;重症可引起麻痹性肠梗阻,表现为腹胀、肠鸣音消失,腹胀严重时可加重呼吸困难。消化道出血时可呕吐咖啡渣样物，大便隐血阳性或排柏油样便。

四、辅助检查

(一)特异性病原学检查

病毒性肺炎早期，尤其是病程在5天以内者，可采集鼻咽部吸出物或痰(脱落上皮细胞)，进行病毒检测。病程相对较长的患儿则以采集血标本进行血清学检查为宜。病毒分离与急性期/恢复期双份血清抗体测定是诊断病毒感染最可靠的依据，但因费时费力，无法应用于临床。目前大多通过测定鼻咽部脱落细胞中病毒抗原、DNA或RNA或测定其血清特异IgM进行早期快速诊断。

肺炎患儿的细菌学检查则较为困难。由于咽部存在着大量的正常菌群，而下呼吸道标本的取出不可避免地会受到其污染，因而呼吸道分泌物培养结果仅供参考。血和胸腔积液培养阳性率甚低。通过纤维支气管镜取材，尤其是保护性毛刷的应用，可使污染率降低至2%以下，有较好的应用前景。肺穿刺培养是诊断细菌性肺炎的金标准，但患儿和医师均不易接受。

支原体的检测与病毒相似。早期可直接采集咽拭子标本进行支原体抗原或DNA检测，病程长者可通过测定其血清特异IgM进行诊断。

(二)非特异性病原学检查

如外周血白细胞计数和分类计数、血白细胞碱性磷酸酶积分、氮蓝四唑试验等，对判断细菌或病毒可能有一定的参考价值。细菌感染时以上指标大多增高，而病毒感染时多数正常。支原体感染者外周血白细胞总数大多正常或偏高，分类以中性粒细胞为主。血C-反应蛋白(CRP)、前降钙素(PCT)、白细胞介素-6(IL-6)等指标，细菌感染时大多增高，而病毒感染时大多正常，但两者之间有较大重叠，鉴别价值不大。如以上指标显著增高，则强烈提示细菌感染。血清冷凝集素试验>1∶32对支原体肺炎有辅助诊断价值。

(三)血气分析

对肺炎患儿的严重度评价、预后判断及指导治疗具有重要意义。

(四)影像学检查

早期见肺纹理增粗，以后出现小斑片状阴影，以双肺下野、中内带及心膈区居多，并可伴有肺不张或肺气肿。斑片状阴影亦可融合成大片，甚至波及整个节段。

五、并发症

若延误诊断或病原体致病力强者(如金黄色葡萄球菌感染)可引起并发症。如在肺炎治疗过程中,中毒症状或呼吸困难突然加重,体温持续不退或退而复升,均应考虑有并发症的可能,如脓胸、脓气胸、肺大疱等。支原体肺炎患儿可由于病原体本身直接侵犯或变态反应引起肺外损害,如心肌炎、心包炎、溶血性贫血、血小板计数减少、脑膜炎、吉兰-巴雷综合征、肝炎、胰腺炎、脾大、消化道出血、各型皮疹、肾炎、血尿、蛋白尿等。

六、诊断与鉴别诊断

根据典型临床症状,结合 X 线胸片所见,诊断多不困难。但需与肺结核、支气管异物、哮喘伴感染相鉴别,同时应对其严重度、有无并发症和可能的病原菌进行评价。

七、治疗

(一)一般治疗

保持室内空气新鲜,并保持适当的室温(18～20 ℃)及湿度(60%左右)。保持呼吸道通畅,经常翻身更换体位,利于排痰。不同病原体肺炎宜分室居住,以免交叉感染。水分供给充足,宜给热量丰富、含有较多维生素并易于消化吸收的食物。少量多餐,重症不能进食者给予静脉营养。合并佝偻病者应注意补充维生素 D 和钙剂,伴维生素 A 缺乏症或麻疹肺炎,应给予维生素 A 治疗。

(二)病因治疗

绝大多数重症肺炎由细菌感染引起,或混合感染,需采用抗生素治疗。使用原则:①根据病原菌选用敏感药物。肺炎链球菌感染首选青霉素 G,青霉素耐药者可选用第二代或第三代头孢霉素类或万古霉素;金黄色葡萄球菌感染首选苯唑西林,耐药者用万古霉素;支原体、衣原体和军团菌感染首选大环内酯类抗生素。②早期治疗。③联合用药。④选用渗入下呼吸道浓度高的药。⑤足量、足疗程,重症宜经静脉途径给药。用药时间应持续至体温正常后 5～7 天,临床症状基本消失后 3 天。支原体肺炎用药 2～3 周,以免复发。葡萄球菌肺炎比较顽固,易于复发及产生并发症,疗程宜长,一般于体温正常后继续用药 2 周,总疗程在 6 周左右。

目前,尚无理想的抗病毒药物。针对病毒性肺炎可试用利巴韦林、干扰素等。

(三)对症及支持疗法

(1)氧疗:凡具有明显低氧血症、PaO_2<8.0 kPa(60 mmHg)者,或临床上有呼吸困难、喘憋、口周发绀、面色苍灰等缺氧指征者应立即吸氧。一般采取鼻导管给氧,氧流量为 0.5～1 L/min;氧浓度不超过 40%。保持血氧浓度 10.7 kPa(80 mmHg)左右为宜。氧气应湿化,以免损伤气道纤毛上皮细胞和痰液变黏稠。缺氧明显者可用面罩给氧,氧流量 2～4 L/min,氧浓度为 50%～60%。若出现呼吸衰竭,则应使用人工呼吸器。

(2)保持呼吸道通畅:①保证足够液体量的摄入,以免痰液黏稠。②雾化吸入药物,裂解黏蛋白。③口服或静脉应用祛痰剂。④喘憋严重者可选用支气管解痉剂。⑤胸部物理治疗:体位引流、震荡、拍背、吸痰。

(3)心力衰竭的治疗:①给氧。②镇静。③增强心肌的收缩力,常用洋地黄类强心药。心力衰竭严重者或伴有先天性心脏病者,宜先用毛花苷 C 饱和,量为 0.02～0.04 mg/kg,首剂给总量的 1/2,余量分 2 次,每隔 4～6 小时给予。洋地黄化后 12 小时可开始给予维持量,常用地高辛口服。维持量的疗程视病情而定。心力衰竭较轻者可用毒毛花苷 K,每次 0.007～0.010 mg/kg。④利尿:常用呋塞米每次 1 mg/kg。⑤血管活性药物:常用酚妥拉明或卡托普利等。⑥限制液体总量和输入速度。

(4)腹胀的治疗:伴低钾血症者应及时补钾。如是中毒性肠麻痹,应禁食、胃肠减压、皮下注射新斯的明,每次 0.04 mg/kg;亦可联用酚妥拉明(0.5 mg/kg)及间羟胺(0.25 mg/kg),加入 10%葡萄糖注射液 20～30 mL 中静脉滴注,1 小时后可重复应用,一般 2～4 次可缓解。

(5)激素疗法:中毒症状明显或喘憋较重者,可用氢化可的松4～8 mg/kg 静脉滴注或地塞米松每次 0.2～0.4 mg/kg 静脉滴注,一般用 3～5 天,病情改善后停药。

(6)伴有脓胸、脓气胸者应及时处理,包括胸腔抽气、抽脓、闭式引流等。

(7)液体疗法:肺炎患者常有水、钠潴留趋势,故液体量及钠盐均应适当限制。总液体量 60～80 mL/(kg·d),以 1/5～1/3 张为宜。如伴有严重呕吐腹泻,应根据血清钾、钠、氯及血气分析测定结果给予补液。单纯呼吸性酸中毒的治疗以改善通气功能为主,但当血 pH<7.2,已失代偿并合并代谢性酸中毒时,可给 5%碳酸氢钠每次 2～3 mL/kg,适当稀释后静脉输入。所需碱性液体量最好根据血气分析结果进行调整。必须指出,在通气未改善前使用碳酸氢钠,有加

重二氧化碳潴留的可能，因此，保证充分通气和氧合是应用碳酸氢钠纠正酸中毒不可忽视的前提。

(8)其他病情较重、病程较久、体弱、营养不良者可酌情应用丙种球蛋白、胸腺肽等免疫调节剂，以提高机体抵抗力。肺部理疗有促进炎症消散的作用；适当补充维生素 C、维生素 E 等氧自由基清除剂，可促进疾病康复。

第四节　气管、支气管异物

小儿气管、支气管异物(以下简称气管异物)在临床上是威胁生命的急症，在儿童，气管异物是导致死亡的原因之一。Black 等报道出生 12 个月内的婴儿气管异物引起的死亡占意外死亡的 40%。在国内，由于医疗水平地区差异很大，以及家长对气管异物的危险性认识程度较低，儿童气管异物发病率与病死率较高。

一、好发年龄及性别

气管异物主要在儿童发病，其中好发年龄为 1～3 岁，有报道 1～3 岁患儿发生气管异物占总体的 64%～77%。这个年龄段好发的原因：①婴幼儿喉部的特殊解剖结构，喉部反射性保护发育不完善；②婴幼儿牙齿发育不完全，不能完全将食物咬碎；③婴幼儿在跑、笑、哭闹时，含于口中的食物很容易呛进气管。此年龄段呛入气管内异物多为植物或动物类异物。男性发生气管异物的概率高于女性，可能是由于男性比女性好动。

二、气管异物的种类

以植物类最多见，有报道称，植物类异物占异物总数的 60%以上，以花生最为多见，占 38.9%；其次有瓜子、苹果、大豆、核桃等。动物类异物，如骨头、肉类等。其他还包括：①金属类异物，如大头针、螺丝钉等；②塑料类异物，如笔帽、哨、塑料球、玩具零件等。不同异物，对气管黏膜的刺激及手术中取出的难易程度不同。如核桃等油性植物类异物对黏膜的刺激大，容易引起气管黏膜的炎症、肉芽增生；尖锐异物对气管黏膜的损伤大，容易在手术中、手术后引起并发症。手术前明确异物种类，对于判断异物对黏膜的损伤程度和处理有指导意义。

三、气管异物的诊断

气管异物在临床诊断中有一定难度，主要是因为气管异物引起的临床表现与一般呼吸道感染有很相似的症状。因此，在临床上气管异物容易被误诊或漏诊，曾有报道气管异物误诊长达30年。异物在气管内存留时间长是造成死亡和并发症的主要原因，所以早期诊断、早期治疗至关重要。如果气管异物治疗被延误，很容易引起肺部反复炎症发作、肺气肿、肺不张等并发症。因异物呛入引起的急性气道梗阻如果不及时诊断、及时手术取出异物，会造成呼吸、循环衰竭，甚至导致死亡。

(一)依据

目前，国内诊断气管异物的主要依据：①有明确的异物呛咳史；②患儿因异物呛入气管、支气管内而突然引起阵发性咳嗽或喘息，可伴有发热、呼吸困难甚至窒息等；③肺部听诊，一侧或双侧呼吸音减低，肺部可闻及喘鸣音，正气管异物可闻及拍击音；④胸部X线及透视下可观察到阻塞性肺气肿、纵隔摆动及心影反常大小，目前胸透仍为诊断气管异物的首选辅助检查，此外还有胸部CT扫描、螺旋CT扫描等。

(二)异物呛咳史

明确的异物呛咳史对于诊断气管异物非常重要。明确诊断为气管异物的患儿中有异物呛咳史的占45.7%～80%，甚至更高。但是异物呛咳的过程往往不被家长或患儿自己重视，尤其是低年龄患儿(＜3岁)的呛咳过程更容易被忽略，异物吸入史不清是导致延误诊治的主要原因。绝大多数患儿就诊的原因是阵发性咳嗽和(或)喘息，临床医师也容易忽略此病，因诊断为支气管炎、肺炎、结核或哮喘等疾病而延误手术治疗时机。只有长期正规抗感染、止咳、止喘治疗而症状无好转时，临床医师才考虑是否气管内有异物。病史＜1个月的气管异物定为急性气管异物，病史＞1个月的气管异物定为慢性气管异物。气管异物病史＞1个月的病例占总数的2%～23%，病史＞1个月的气管异物引起的并发症高于病史＜1个月的气管异物。异物存留气管内时间长，引起气管黏膜的强烈反应，增加了手术取出异物的难度。同时长时间的气管异物引起呼吸、循环系统障碍，导致患儿对手术的耐受性降低，也是造成手术并发症出现概率增加的原因之一。

(三)鉴别

气管异物的临床症状没有特异性，它与其他呼吸系统疾病的过程很相似，症状与异物种类、异物阻塞支气管的位置及异物存留气管内时间长短有关。主要症状：阵发性咳嗽、喘息、发热、呼吸困难甚至窒息，肺部表现为支气管炎、肺炎、肺不张、肺气肿，严重者可引起气胸、皮下气肿、纵隔气肿，如果吸入异物较大或异物存留气管时间较长，甚至可引起急性或慢性呼吸、循环衰竭。

气管异物的临床体征：①体积较大的异物可引起吸气性呼吸困难、三凹征阳性。②一侧支气管异物的患儿，多数有一侧呼吸音减低，可闻及喘鸣音、哮鸣音。③若为声门下或正气管异物，除有吸气性呼吸困难、三凹征阳性外，还可伴有声嘶或拍击音，双侧呼吸音降低或有喘鸣音。如果异物存留气管内时间较长或异物对气管刺激较大，合并肺炎、肺不张、肺气肿等并发症时，可以同时伴有相应的体征，如肺部叩诊为浊音或过清音，肺部听诊有细湿啰音。

(四)辅助检查

以影像学检查为主。包括胸透、胸片及胸部 CT 扫描，以及近年来发展的螺旋 CT 等技术，但传统的胸部 X 线及透视下观察纵隔摆动及心影反常大小的检查方法因诊断迅速、费用低廉，仍为诊断气管异物的首选辅助检查。

气管异物分为不透 X 线异物和透 X 线异物两种。不透 X 线异物在正侧位胸片或透视下即可确诊。透 X 线异物在胸透下主要通过观察有无过度充气和纵隔摆动及心影反常大小判定。气管异物的 X 线表现与异物的大小，异物在气管、支气管的位置有关。纵隔摆动是异物阻塞单侧支气管的表现，单侧支气管异物纵隔摆动发生率为 96.0%。对于有明确呛咳史，胸透没有纵隔摆动，但有心影反常大小的病例，多提示有正气管异物。异物较小或异物位于支气管远端，透视下可无纵隔摆动。

近年来，CT 在临床上的广泛应用，使对气管异物的诊断率有明显提高。胸部 CT 扫描多为轴位扫描，对异物的停留部位、形态、毗邻结构等难以明确显示。冠状面 CT 扫描能克服这一缺点，使诊断符合率大大提高。气管、支气管异物冠状面 CT 扫描表现如下。①直接征象：支气管腔内高密度影和“线样”异常密度区。②间接征象：纵隔“双边征”、横膈“双边征”。冠状面 CT 扫描能最大限度地显示“支气管树”，对确定有无异物及异物定位较准确。国内报道冠状面扫描对叶以上“支气管树”显示率为 88.9%，而轴位扫描仅为 11.1%；在发现和显示病灶的能力方面，轴位扫描为 62.2%，冠状面扫描为 93.3%；定位符合率，轴位扫描为 55.6%，冠状面扫描为 91.1%。虽然冠状面 CT 扫描对呈冠状面走行的支气管腔内异物诊断符合率较高，但对呈前后方向走行的支气管腔内异物及叶以下支气管腔内异物显示率较低，仅能作为轴位扫描的补充。

目前，多层螺旋CT及三维重建后处理技术为诊断气管异物提供了快速、准确、无创的检查手段。螺旋CT及三维重建扫描与普通CT扫描相比较，对气管、支气管异物的诊断有较高的敏感性和特异性。优点是可以直观地显示异物的部位、大小、形态及与支气管黏膜的关系，为气管镜取出异物提供依据和更多的信息。多层螺旋CT可以直接显示异物在气管、支气管树的腔内影像，结合多平面重建可观察病变的位置、范围和邻近组织的关系，便于异物定位。CT仿真支气管镜能模拟纤维内镜检查，很容易发现透光或半透光异物，观察异物在气管内的表面形态。

目前，随着纤维支气管镜和新设备的发展，临床上使用纤维支气管镜去诊断和取出异物越来越普遍。纤维支气管镜检查已成为诊治支气管异物的重要手段，使用纤维支气管镜取异物的成功率为60%～94%，纤维支气管镜检查是确诊及取出气管异物的最有效的方法之一。

由于气管异物与其他呼吸道疾病不易区分，在临床上要想降低气管异物的误诊率和漏诊率，需要临床医师结合病史、肺部体征和辅助检查综合评判，以便尽早明确诊断，尽早手术治疗。

第六章

消化系统疾病

第一节　口　　炎

小儿口腔黏膜的炎症，简称口炎。好发于口腔颊黏膜、舌、齿龈及上腭等处。小儿口炎在婴幼儿较多见，可以单独发病，也可继发于腹泻、营养不良、急性感染和久病体弱等全身性疾病。根据致病因素分为感染性口炎和非感染性口炎。

一、细菌感染性口炎

(一)球菌性口炎

细菌性口炎以球菌感染多见，常以黏膜糜烂、溃疡伴假膜形成为其特征，又称膜性口炎或假膜性口炎。

1.病因

在正常人口腔内存在一定数量的各种细菌，在一般情况下并不致病。但当内外环境发生变化，身体防御能力下降时，如感冒、发热、感染、滥用抗生素和(或)肾上腺皮质激素、化疗和放疗等，口腔内细菌增殖活跃，毒力增强，菌群关系失调，就可发病。致病菌主要包括链球菌、金黄色葡萄球菌及肺炎链球菌等。

2.临床表现及诊断

发病急骤，伴有全身反应如发热、头痛、咽痛、哭闹、烦躁、拒食及颌下淋巴结肿大等，病损可发生于口腔黏膜各处，以舌、唇内及颊黏膜多见。初起为黏膜充血水肿，继之出现大小不等的糜烂或溃疡，散在、聚集后融和均可见到表面披有灰白色假膜，易于擦去，但留下溢血的创面，不久又被假膜覆盖。实验室检查白细胞总数和中性粒细胞显著增多。

葡萄球菌性口炎发病部位以牙龈为主，覆有暗白色苔膜，易被拭去，但不引起溃疡，口腔其他部位的黏膜有不同程度的充血，全身症状轻微。涂片可见大量葡萄球菌，细菌培养可明确诊断。

链球菌口炎呈弥漫性急性齿龈口炎，在口腔黏膜急性充血的基础上，出现大小不等的黄色白苔膜，剥去假膜则留有出血糜烂面，不久又重新被假膜覆盖。全身症状明显，常并发有链球菌性咽炎。苔膜涂片或细菌培养检查发现链球菌，即可确诊。

肺炎链球菌性口炎多发生于冬春季节或气候骤变时，好发于硬腭、口底、舌下及颊黏膜。在充血水肿黏膜上出现银灰色假膜，伴有不同程度的全身症状。苔膜涂片或细菌培养检查发现肺炎链球菌而确诊。

3.治疗

主要是控制感染，局部涂2%甲紫及金霉素甘油，病情较重者要给予抗生素静脉滴注或肌内注射，如青霉素及红霉素等，也可根据细菌药物敏感实验选用抗生素，则效果更好。止痛是对症处理的重要措施，常用2%利多卡因涂患处，外用中药养阴生肌散也能消肿止痛和促进溃疡愈合，口腔局部湿敷也必不可少。此外还要加强口腔护理，保持口腔卫生。

(二)坏死性龈口炎

1.病因

主要致病菌为梭形杆菌和奋森疏螺旋体，这些细菌是口腔固有的，在正常情况下不致病，当机体代谢障碍、免疫功能低下、抵抗力下降或营养不良时，或口腔不卫生时，则因细菌大量繁殖而致病。

2.临床表现

发病急骤，症状显著，有发热、全身不适及颌下淋巴结肿大。溃疡好发于牙龈和颊黏膜，形态不定，大小多在1 cm左右，表浅，披以污秽的、灰白色苔膜，擦去此苔膜会出现溢血的溃疡面，但不久又会再被覆以同样的苔膜，周围黏膜有明显充血水肿，触痛明显，并有特别强烈的坏死组织臭味。此病确诊的依据为特殊性口臭、苔膜与小溃疡，涂片中找到大量梭形杆菌与奋森疏螺旋体。

3.治疗

原则是去除病因，控制感染，消除炎症，防止病损蔓延和促进组织恢复。全身抗感染治疗可给予广谱抗生素如青霉素、红霉素及交沙霉素等。局部消炎可用3%过氧化氢清洗坏死组织，然后用2%甲紫液或2%碘甘油或2%金霉素甘油涂患处。饮食上应给予高维生素、高蛋白饮食，必要时输液以补充液体和电解质。另外，由于本病具有传染性，应做好器具的清洁消毒工作，防止交叉感染。

二、病毒感染性口炎

病毒感染性口炎中，疱疹性口腔炎的发病率最高。终年可以发生，以2～4月份最多，具传染性，可群体发病。

(一)病因

疱疹性口炎又称疱疹性齿龈口炎，由疱疹病毒感染而引起，通过飞沫和接触传染。发热性疾病、感冒、消化障碍及过度疲劳等均可为诱因。

(二)临床表现及诊断

多见于1～5岁儿童。在疱疹出现前2～3天(潜伏期)患儿常有烦躁、拒食、发热与局部淋巴结肿大。3天后体温下降，但口腔症状加重，病损最初表现为弥漫性黏膜潮红，在24小时内渐次出现密集成群的针尖大小水疱，呈圆形或椭圆形，周围环绕红晕，水疱很快破溃，暴露出表浅小溃疡或溃疡相互融合成大溃疡，表面覆有黄白色分泌物。本病为自限性，2周内口腔黏膜恢复正常，溃疡愈合后不留瘢痕。疱底细胞、病毒分离和血清学检查可帮助诊断。

(三)治疗

无特效治疗，主要是对症治疗以减轻痛苦、促进愈合。一般不用抗生素，局部可用疱疹净(研细涂抹)或中药锡类散等。进食前为减轻疼痛可用2%利多卡因局部涂抹。有发热者给予退热剂，患病期间应加强全身支持治疗如给予高维生素高营养流质，或静脉补充营养。口腔护理是必要的，包括保持口腔清洁，勤喂水，禁用刺激性、腐蚀性、酸性或过热的食品、饮料及药物。

三、真菌感染性口炎

念珠菌感染引起的口炎中以白色念珠菌致病力最强，儿童期感染常称为鹅口疮。念珠菌是人体常见的寄生菌，其致病力弱，仅在一定条件下感染致病，故为条件致病菌，近年来，随着抗生素及肾上腺皮质激素的广泛应用，使念珠菌感染日益增多。

(一)病因

为白色念珠菌感染。诱因有营养不良、腹泻及长期使用抗生素、肾上腺皮质激素等，这些诱因加上乳具污染，便可引起鹅口疮。

(二)临床表现及诊断

鹅口疮的特点是口腔黏膜上出现白色乳凝块样物，分布于颊黏膜、舌、齿龈和上腭表面。初起时呈小点状和小片状，渐融合成大片，不易擦去，若强行擦拭后局部潮红，可有溢血。患儿一般情况良好，无痛，不影响吃奶，偶有个别因累及消化道和呼吸道而出现呕吐、声嘶或呼吸困难。细菌涂片和培养可帮助诊断。

(三)治疗

鹅口疮的治疗，主要是用碱性药物及制霉菌素。局部治疗，因为口腔的碱性环境可抑制白色念珠菌的生长繁殖。一般用2%碳酸氢钠清洗口腔后，局部涂抹2%甲紫或冰硼散，每天1～2次，数天后便可痊愈。若病变广泛者可用制霉菌素10万单位，加水1～2 mL涂患处，每天3～4次。

第二节　婴幼儿腹泻病

腹泻病是一组多病原、多因素引起的疾病。在我国，腹泻是常见多发病，每年5岁以下约3亿人发病，腹泻病若治疗不及时，可有严重并发症，如营养不良、肠道外感染，可导致死亡。腹泻是指大便次数的增多及性状的改变，尤以性状改变最为重要。

一、分类

根据《中国腹泻病诊断治疗方案》，可进行如下分类。

(一)病程分类

1.急性腹泻病

病程在2周以内。

2.迁延性腹泻病

病程在2周至2个月。

3.慢性腹泻病

病程在2个月以上。

(二)病情分类

1.轻型

无脱水，无中毒症状。

2.中型

有些脱水或有轻度中毒症状。

3.重型

有明显中毒症状，循环障碍，水、电解质及酸碱失衡。

(三)病因分类

1.感染性

细菌性、病毒性、原虫性、霉菌性、真菌性等。

2.非感染性

食物性、症状性、过敏性及其他。

二、病因

(一)感染因素

在我国农村小儿腹泻的病原依次为致泻性大肠埃希菌、轮状病毒、志贺菌属、空肠弯曲菌；而在城市则为轮状病毒、致泻性大肠埃希菌、志贺菌属和沙门菌。其中夏季多发细菌性腹泻，秋冬季节则多发轮状病毒肠炎。某些肠道外感染的病原体可同时感染肠道(主要是病毒)。

(二)非感染因素

人工喂养儿常因饮食不当引起腹泻。乳类喂养的小儿中，牛奶过敏，原发或继发乳糖酶、双糖酶缺乏引起的腹泻也很常见。此外，天气突变、腹部受凉使肠蠕动增加，天气炎热使消化液分泌减少，由于吃奶过多增加消化道负担均可诱发腹泻。

三、发病机制

(一)渗透性腹泻

由于消化过程发生障碍，食物不能充分消化和吸收，积滞于小肠上部，在细菌的作用下，分解产生的小分子短链有机酸(如乙酸、乳酸)使肠腔内渗透压增高，使水和电解质从肠壁反流肠腔发生腹泻。禁食、水 24～48 小时，腹泻减轻或停止。常见疾病有轮状病毒肠炎、双糖酶缺乏等。

(二)毒素介导性腹泻

细菌不入侵肠黏膜组织，仅接触黏膜表面，经毒素引起腹泻。这类腹泻以霍乱弧菌和产肠毒素大肠埃希菌为代表。其毒素通过改变空肠和回肠部位肠液和电解质的转运而引起分泌亢进，刺激隐窝细胞主动分泌氯化物，同时抑制绒毛的细胞对氯化物正常吸收。由于刺激分泌，抑制吸收从而引起腹泻。其粪便特点：

排出大量水样便，粪便中含大量电解质，其内无脓血，禁食后腹泻仍不止，一般无腹痛。

(三)侵袭性腹泻

细菌入侵肠黏膜引起广泛炎症，引起“痢疾样综合征”。如痢疾志贺菌、沙门菌、空肠弯曲菌、耶尔森菌、产肠毒素大肠埃希菌、轮状病毒等引起的腹泻，最终使黏膜炎症以致溃疡。目前，已知某些致病菌(志贺菌Ⅰ型、沙门氏菌、大肠埃希菌、耶尔森菌等)除可以侵袭组织外，还可产生肠毒素，在发病机制中侵袭性和毒素介导性两者皆起作用。

四、临床表现

(一)腹泻的共同表现

1.侵袭性细菌以外的病因引起的腹泻

轻型腹泻多为饮食及肠道外感染所致。主要是胃肠道症状，食欲缺乏、恶心、呕吐、大便次数增多，每天可达10余次，但大便量不多，大便可为黄色或黄绿色，有时带泡沫、有少许黏液，一般无脓血，中毒症状无或很轻，无脱水征等。重型腹泻多由肠道感染所致，也可由轻型转化而来。大便增至每天十余次至数十次，大便量增至每次10～30 mL，多者可达50 mL。大便中水分增加，伴有严重中毒症状如高热，如治疗不及时，迅速发生脱水、酸中毒。

2.侵袭性细菌性肠炎

此类致病菌多以侵犯结肠为主，症状多表现为痢疾样，主要为腹痛、里急后重、腹泻频繁、大便以黏液脓血便为主并伴有明显的全身中毒症状。

3.水、电解质和酸碱平衡紊乱

(1)水：主要是丢失体液和摄入不足导致的细胞外液丢失。脱水可以是轻度、中度及重度。依据体内丢失电解质和水的比例不同，脱水的性质可以是低渗性(电解质丢失大于水分)、等渗性(电解质和水分等比例丢失)及高渗性(以丢失水分为主)。

(2)代谢性酸中毒：由腹泻丢失大量碱性物质，进食少，摄入不足等原因造成。轻者表现为呼吸增快，重者可出现呼吸深快、厌食、恶心、呕吐、疲乏无力甚至昏睡、昏迷。小儿口唇黏膜呈樱红色。小婴儿亦可表现为精神萎靡、拒食、面色苍白或发绀。一般来说，腹泻小儿的脱水程度越重，酸中毒也越重。

(3)代谢性碱中毒：最常见的原因为呕吐造成的胃液丢失，由于氯离子丢失而发生。慢性腹泻病尤其是肠造瘘术后慢性腹泻的小儿，代谢性碱中毒也是较为常见的一种酸碱失衡。

(4)低钾血症:见于腹泻严重或腹泻周期长的小儿。

(5)低钙血症:由于腹泻丢失增多,加之进食少、吸收不良可导致低钙血症,多不严重。但当输液使血钙被稀释及纠正酸中毒后,游离钙减少可发生手足搐搦或惊厥。当输液后出现惊厥或手足搐搦补钙治疗无效时,应想到低钙的可能,应及时给予补钙。

(二)几种类型肠炎的临床特点

1.轮状病毒肠炎

轮状病毒肠炎是秋、冬季小儿腹泻的最常见病。本病多见于6～24个月的婴幼儿。潜伏期为1～3天,主要临床特点为发热、呕吐、腹泻和水及电解质紊乱。由于病毒侵袭小肠绒毛上成熟的带有微绒毛的上皮细胞,受累的小肠黏膜上皮细胞及微绒毛迅速脱落,导致双糖酶尤其是乳糖酶活性降低,发生乳糖消化吸收障碍,未消化的乳糖积滞在肠腔内,使肠腔渗透压增高发生渗透性腹泻。患儿大便呈水样或蛋花汤样,每天可达10次至数十次。本病病程1周左右,有自限性。轻者停喂乳类可很快恢复,重者以液体疗法为主。

2.空肠弯曲菌肠炎

本病主要是一种动物感染性疾病。家畜和家禽是重要的传染源,人是因食入带菌的动物或受污染的水而感染。多发生于夏季,潜伏期2～11天,时间长短与感染范围和致病菌的侵入数量有关。患儿可有发热、头痛、肌痛等先驱症状。起病急,大便次数可在每天10次以上,大便性状为血性、黏液状,也可为水样泻,常伴有脐周绞痛,大便镜检可见红、白细胞。腹痛可为首发症状,有时易误诊为阑尾炎或肠套叠。病程4～5天,严重者可出现脱水和酸中毒。

3.沙门氏菌肠炎

沙门氏菌感染常因为食物和水受带病菌的粪便污染,再被人食入后引起感染传播。可能是由肠道黏膜细胞受细菌侵害引起,于食入污染食物后约24小时发病。其症状为发热、腹痛、恶心、呕吐、腹泻水样便,有臭味,有时可泻血便,粪便镜检可见到白细胞。本病为自限性疾病,病程3～7天,但重症者可引起败血症,招致身体其他部位感染,并可引起严重的脱水、电解质紊乱及酸碱失衡,应引起足够的重视。婴幼儿常见鼠伤寒沙门菌肠炎,多因小儿机体抵抗力低下、营养不良、长期患病时发生,也是医院内感染常见的病原体之一。鼠伤寒肠炎大便性状多样,为黄色或黄绿色、水样、黏液样,有时有脓血,大便次数每天可达十余次,常伴有严重的中毒症状如发热、腹胀,易发生水、电解质紊乱及酸碱失衡,易合并败血症。并发症是导致小儿死亡的重要原因之一。大便镜检可见到红细胞、白细胞,大便培养可检出细菌。

4.耶尔森菌小肠结肠炎

本病主要表现为发热、恶心、呕吐及腹痛且其部位常位于右下腹,易与阑尾炎相混淆,大便可为水样,量多,也可为黏液、脓血样不能与细菌性痢疾相区别。严重时可发生脱水、肠穿孔。大便镜检有红细胞、白细胞,病程1～3周。

5.大肠埃希菌肠炎

大肠埃希菌可分5个类型,而其中4型与腹泻有密切的关系。产毒性大肠埃希菌和致病性大肠埃希菌所引起的肠炎在临床上的表现基本相似,主要为大量绿色水样便伴有恶心、呕吐,可发生水、电解质及酸碱失衡。大便镜检偶见白细胞,病程3～7天。出血性大肠埃希菌肠炎(典型菌株为O_{157}∶H_7)表现为发热、腹泻黏液脓血便或血性便、腹痛,体温多正常。重症者可引起溶血尿毒综合征,是致死的主要原因之一。大便镜检可见大量红细胞。侵袭性大肠埃希菌肠炎其临床表现与细菌性痢疾极其相似,可表现为发热、腹痛、腹泻频繁、里急后重、大便为黏液脓血便,可伴有严重的全身中毒症状甚至休克。镜检可见红细胞、白细胞、巨噬细胞。

6.抗生素相关性肠炎(AAD)

有些抗生素降低碳水化合物的转运和乳糖酶的水平。正常肠道菌丛的清除和其他致病微生物的过度生长可导致腹泻。通常是在使用抗生素治疗的过程中或完成治疗后的8周内发生腹泻,而且找不到其他病因。引起AAD的病因不甚明了,可能与白色念珠菌和金黄色葡萄球菌感染有关,沙门菌和产气荚膜梭状芽胞杆菌也可见到。最常见的致病菌为难辨梭状芽胞杆菌,常引起假膜性结肠炎。金黄色葡萄球菌肠炎常表现为恶心、呕吐,腹泻大便为水样,呈喷射状。粪便镜检可见白细胞,培养可有金黄色葡萄球菌生长,凝固酶试验阳性。

7.假膜性结肠炎

假膜性结肠炎是由难辨梭状芽胞杆菌感染引起的,是一种毒素介导性疾病。其产生的毒素A具有肠毒性和细胞毒性,被认为是腹泻的主要原因。本病常发生于外科手术后,如肠梗阻、巨结肠、肠套叠等,在使用氨苄西林、林可霉素、克林洁霉素后更常见。患者有发热、里急后重、腹痛、腹胀、腹泻,大便有时含有脓血,可出现脱水、酸中毒和电解质紊乱。重症者可伴有严重的中毒症状,如高热、乏力、谵妄甚至休克。如临床认识不足,易误诊为肠梗阻、坏死性小肠炎等。本病仅凭临床表现难以确诊,主要通过内镜检查及组织学活检确诊,在镜检中可见结肠黏膜表面有多发的、略微隆起的淡黄色斑，病变大小可以是几毫米到1～2 cm。假膜性结肠炎是AAD中所见到的最严重的黏膜改变。在AAD的病因中，当出现结肠炎时，梭状芽胞杆菌感染的概率升至50%～75%。粪便常规检查有白细胞，潜血阳性，组织培养毒素检测是实验室诊断的标准，但有技术上的难度，需要2～3天。酶联免疫标记法可用于毒素检测，其敏感性和特异性可达85%以上，时间短，只需2～3小时。大便可做厌氧菌培养，但在技术上是比较困难的。

五、诊断与鉴别诊断

腹泻病诊断过程中注意下列问题：发病季节、年龄、病史、临床表现、大便性状及用药史。诊断时须确定有无脱水，其程度及性质如何；有无电解质紊乱及酸碱失衡。一般来说，脱水程度越重，电解质紊乱及酸碱失衡也越重。同时积极寻找病因。实验室检查除血、尿、粪常规外，尚应进行大便培养、病毒分离检测。血清电解质测定和血气分析是必检项目，对于重症患儿要动态观察。

水样大便除由病毒、细菌、寄生虫等感染引起外，尚可见于下述情况。①生理性腹泻：常见于母乳喂养的6个月以下的婴儿。外观虚胖，常有湿疹，大便每天4～6次，为金黄色稀糊状，无其他伴随症状，生长发育不受影响，添加辅食后大便次数即可减少并成形。②乳糖耐受不良：本病可以是先天的乳糖酶缺乏所致，也可是后天继发于其他疾病引起。如轮状病毒肠炎常引起乳糖酶活性降低而继发乳糖耐受不良。患儿大便呈水样，其内可有泡沫，患儿腹中作响，大便pH降低，常＜5.5，还原物质阳性，对去乳糖食物有反应。③乳蛋白不耐受：乳类不耐受在男性和有过敏特异性反应家族史的小婴儿中更常见。偶尔可见继发于急性胃肠炎的乳蛋白过敏。主要症状为腹痛、呕吐、腹泻。大便含血和黏液。症状出现前有时先有病毒性肠炎。母乳喂养的6个月以下的婴儿也可有带血的大便，以及与牛乳蛋白过敏婴儿类似的乙状结肠镜下改变即表浅性结肠炎，常伴有嗜酸性粒细胞浸润。在乳类蛋白过敏的患者中有30%对豆类蛋白也敏感，症状相似。

在发热、泻脓血便、黏液便的疾病中，除上述的侵袭性大肠埃希菌、空肠弯曲菌、耶尔森菌和沙门菌外，尚需与下列疾病鉴别：痢疾、坏死性小肠炎及溶组织阿米巴痢疾。本组疾病的共同特点是病原菌主要侵犯结肠黏膜引起结肠黏膜发生炎症、溃疡而产生共同的临床症状。

六、治疗

治疗原则：要继续适宜饮食；大力推广口服补液，控制过多的静脉输液；合理用药，纠正滥用抗生素。

(一)一般治疗

1.轮状病毒肠炎

治疗要点以对症为主。轻症给予口服补液，重症予以静脉输液。对于本病的治疗应注意饮食疗法，饮食中以无乳糖配方奶、酸牛奶暂时替代，可缓解腹泻情况。

2.空肠弯曲菌肠炎

本病具有自限性。轻症者只需对症治疗，重症者需静脉输液，抗生素可选用红霉素、呋喃唑酮等。

3.耶尔森菌肠炎

对症治疗为主。抗生素可选用氨苄西林、阿莫西林、复方新诺明或第 3 代头孢菌素。

4.大肠埃希菌肠炎

对症治疗。抗生素可选用复方新诺明、氨苄西林或依据药敏试验。

5.沙门菌肠炎

对症治疗、补液、抗感染。可选用氨苄西林、阿莫西林、复方新诺明、第 3 代头孢菌素及喹诺酮类。

6.AAD

确诊后停用原用抗生素，给予对症治疗、补液治疗。若考虑为假膜性结肠炎，可选用万古霉素口服，剂量为 10 mg/(kg·次)，每天 3～4 次。同时可选用甲硝唑及杆菌肽。

(二)护理

对感染性腹泻注意消毒隔离。注意喂水和口服补液。防止呕吐后误吸入肺内。勤换尿布，大便后冲洗臀部，以预防上行性尿路感染、尿布疹及臀部感染。

(三)液体疗法

(1)口服补液(ORS 液)：口服补液适用于轻至中度脱水的患儿。如果患儿无频繁呕吐，严重腹胀，休克，心、肾功能不全或严重并发症者均可口服补液。口服补液盐有氯化钠、碳酸氢钠、氯化钾及葡萄糖组成，配制的溶液为 2/3 张。总钾浓度为 0.15%。该溶液不仅能补充液体纠正代谢性酸中毒，而且还可以减轻腹泻。所含的 2% 葡萄糖可以促进钠离子吸收。补液时轻度脱水者喂补 50 mL/(kg·4 h)以上，中度脱水喂补 100 mL/(kg·6 h)以上，如补液不理想，可继续服用。

(2)静脉补液：液体疗法在腹泻病的治疗中有着举足轻重的作用，只有将患儿的水、电解质紊乱及酸碱失衡纠正，使其内环境达到生理平衡状态，才能达到理想的治疗效果。静脉补液成功的关键是准确地估计脱水的程度、性质，按补液步骤正确补充累积损失量、继续丢失量和生理需要量。由于目前大多数小儿营养状况良好，脱水体征不易观察，故在临床治疗中对脱水的程度估计不足影响疗效，其次补液中的不规范也是影响液体疗法效果的因素之一。补液过程中应注意观察脱水体征的改善情况及尿量变化。如患儿输液后尿量增多，脱水征改善，精神好转，说明补液量及张力适当；如尿量增多，而脱水征改善不明显，说明液体张力偏低；如补液后尿量仍少，脱水征也未见改善，说明补液失败，应重新调整治疗方案。对于以呕吐为主的患儿来说，补液中要注意盐、水的补充。

(3)轻度代谢性酸中毒可以经口服补液纠正。如酸中毒较重，可予以等渗的碳酸氢钠或乳酸钠溶液静脉补充。在纠正酸碱失衡时，最好依据血气分析及血清电解质结果来进行治疗。

(4)对于重度脱水伴有周围循环障碍的患儿在补液时，应首先予以扩容治疗。可选用 2∶1 液以 20 mL/kg 计算，于 30～60 分钟快速静脉输入以迅速增加血容量，改善循环和肾脏功能。

(5)在输液过程中，可因低钙血症而发生抽搐，可能是由于快速输液稀释血钙或纠正酸中毒后游离钙浓度降低，此时可予以钙剂治疗，如补钙后不能奏效，可予以补充镁。

(四)对症治疗

1.止泻剂

腹泻患儿病情于恢复期，如无中毒症状，也无脱水，仅大便此时较多时，可试用止泻剂。对于毒素介导性腹泻，现已知氯丙嗪、糖皮质激素、阿司匹林、吲哚美辛等具有抗分泌作用，可抑制肠黏膜分泌作用，减轻腹泻，但疗效有待于观察。

2.腹胀

引起腹泻患儿腹胀的原因可有感染中毒，低钾，水、电解质紊乱。可予以抗感染、补钾等治疗。对于感染中毒引起的腹胀，给予酚妥拉明 0.5～1 mg/kg，静脉注射，有一定的疗效。

3.呕吐

在发病的初期由毒素、胃肠道运动紊乱引起，而发病晚期则多因酸中毒所致。所以呕吐严重者，初期应暂停进食，并予以抗感染补液及纠正酸中毒治疗。

(五)其他

中医疗法、针灸等。

第三节 功能性消化不良

功能性消化不良(FD)是指有持续存在或反复发作的上腹痛、腹胀、早饱、嗳气、厌食、胃灼热、泛酸、恶心及呕吐等消化功能障碍症状，经各项检查排除器质性疾病的一组小儿消化内科最常见的临床综合征。功能性消化不良的患儿主诉各异，又缺乏肯定的特异性病理生理基础，因此，对这一部分患者，曾有许多命名，主要有功能性消化不良、非溃疡性消化不良(NUD)、特发性消化不良、原发性消化不良、胀气性消化不良及上腹不适综合征等。目前，国际上多采用前3种命名，而“功能性消化不良”尤为大多数学者所接受。

一、流行病学

FD发病十分普遍，美国东北部郊区507名社区青少年调查发现，5%～10%的受调查者具有典型的消化不良症状。西伯利亚青少年消化不良调查表明，女性患病率为27%，男性为16%。意大利北部校园儿童研究表明3.5%存在溃疡样消化不良的表现，3.7%存在动力障碍样消化不良，但此研究中未纳入12岁以上的青少年，所以患病率低。一项在儿科消化专科门诊进行的研究表明，4～9岁功能性胃肠病患儿中，13.5%被诊断为消化不良，10～18岁中有10.2%有消化不良。

在我国，此病有逐年上升的趋势，以消化不良为主诉的成人患者约占普通内科门诊的11%、占消化专科门诊的53%。国内儿科患者中功能性消化不良的发病率尚无规范的统计。

二、病因及发病机制

FD的病因不明，其发病机制亦不清楚。目前认为是多种因素综合作用的结果。这些因素包括了饮食和环境、胃酸分泌、幽门螺杆菌感染、消化道运动功能异常、心理因素及一些其他胃肠功能紊乱性疾病，如胃食管反流性疾病(GERD)、吞气症及肠易激综合征等。

(一)饮食与环境因素

FD患者的症状往往与饮食有关，许多患者常常主诉一些含气饮料、咖啡、柠檬或其他水果及油炸类食物会加重消化不良。虽然双盲法食物诱发试验对食物诱因的意义提出了质疑，但许多患儿仍在避免上述食物并平衡了膳食结构后感到症状有所减轻。

(二)胃酸

部分FD的患者会出现溃疡样症状，如饥饿痛，在进食后渐缓解，腹部有指点压痛，当给予制酸剂或抑酸药物后症状可在短期内缓解。这些都提示这类患者的发病与胃酸有关。

然而绝大多数研究证实FD患者基础胃酸和最大胃酸分泌量没有增加，胃酸分泌与溃疡样症状无关，症状程度与最大胃酸分泌也无相关性。所以，胃酸在功能性消化不良发病中的作用仍需进一步研究。

(三)慢性胃炎与十二指肠炎

功能性消化不良患者中有30%～50%经组织学检查证实为胃窦胃炎，欧洲不少国家将慢性胃炎视为功能性消化不良，认为慢性胃炎可能通过神经及体液因素影响胃的运动功能，也有作者认为非糜烂性十二指肠炎也属于功能性消化不良。应当指出的是，功能性消化不良症状的轻重并不与胃黏膜炎症病变相互平行。

(四)幽门螺杆菌感染

幽门螺杆菌是一种革兰阴性细菌，一般定植于胃的黏液层表面。幽门螺杆菌感染与功能性消化不良关系的研究结果差异很大，有些研究认为幽门螺杆菌感染是FD的病理生理因素之一，因为在成人中，功能性消化不良患者的胃黏膜内常可发现幽门螺杆菌，检出率在40%～70%。但大量的研究却表明，FD患者的幽门螺杆菌感染率并不高于正常健康人，阳性幽门螺杆菌和阴性幽门螺杆菌者的胃肠运动和胃排空功能无明显差异，且幽门螺杆菌阳性的FD患者经根除幽门螺杆菌治疗后其消化不良症状并不一定随之消失，进一步研究证实幽门螺杆菌特异性抗原与FD无相关性，甚至其特异血清型CagA与任何消化不良症状或任何原发性功能性上腹不适症状均无关系。目前，国内学者的共识意见为幽门螺杆菌感染为慢性活动性胃炎的主要病因，有消化不良症状的幽门螺杆菌感染者可归属于FD范畴。

(五)胃肠运动功能障碍

许多的研究都认为FD其实是胃肠道功能紊乱的一种。它与其他胃肠功能紊乱性疾病有着相似的发病机制。近年来,随着对胃肠功能疾病在生理学(运动-感觉)、基础学(脑-肠作用)及精神社会学等方面的进一步了解,并基于其所表现的症状及解剖位置,罗马委员会制订了新的标准,即罗马Ⅲ标准。罗马Ⅲ标准不仅包括诊断标准,亦对胃肠功能紊乱的基础生理、病理、神经支配及胃肠激素、免疫系统做了详尽的叙述,同时在治疗方面也提出了指导性意见。因此罗马Ⅲ标准是目前世界各国用于功能性胃肠疾病诊断、治疗的一个共识文件。

该标准认为:胃肠道运动在消化期与消化间期有不同的形式和特点。消化间期运动的特点则是呈现周期性移行性综合运动。空腹状态下由胃至末端回肠存在一种周期性运动形式,称为消化间期移行性综合运动(MMC)。出现在正常餐后4～6小时,这种周期性、特征性的运动起于近端胃,并缓慢传导到整个小肠。每个MMC由4个连续时相组成:Ⅰ相为运动不活跃期;Ⅱ相的特征是间断性蠕动收缩;Ⅲ相时胃发生连续性蠕动收缩,每个慢波上伴有快速发生的动作电位(峰电位),收缩环中心闭合而幽门基础压力却不高,处于开放状态,故能清除胃内残留食物;Ⅳ相是Ⅲ相结束回到Ⅰ相的恢复期。与之相对应,在Ⅲ期还伴有胃酸分泌、胰腺分泌和胆汁分泌。在消化间期,这种特征性运动有规则的重复出现,每一个周期90分钟左右。空腹状态下,十二指肠最大收缩频率为12次/分,从十二指肠开始MMC向远端移动速度为5～10 cm/min,90分钟后达末端回肠,其作用是清除肠腔内不被消化的颗粒。

消化期的运动形式比较复杂。进餐打乱了消化间期的活动,出现一种特殊的运动类型——胃窦-十二指肠协调收缩。胃底出现容受性舒张,远端胃出现不规则时相性收缩,持续数分钟后进入较稳定的运动模式,即3次/分的节律性蠕动性收缩,并与幽门括约肌的开放和十二指肠协调运动,推动食物进入十二指肠。此时小肠出现不规则、随机的收缩运动,并根据食物的大小和性质,使得这种运动模式可维持2.5～8小时。此后当食物从小肠排空后,又恢复消化间期模式。

在长期的对FD患者的研究中发现:约50%的FD患者存在餐后胃排空延迟,可以是液体和(或)固体排空障碍。小儿FD中有61.53%胃排空迟缓。这可能是胃运动异常的综合表现,胃近端张力减低、胃窦运动减弱及胃电紊乱等都可以影响胃排空功能。胃内压力测定发现,25%的功能性消化不良胃窦运动功能减弱，尤其餐后明显低于健康人，胃窦甚至无收缩。儿童中，FD 患儿胃窦收缩幅度明显低于健康儿。胃容量-压力关系曲线和电子恒压器检查发现患者胃近端容纳舒张功能受损，胃顺应性降低，近端胃壁张力下降。

部分 FD 患者有小肠运动障碍，以近端小肠为主，胃窦-十二指肠测压发现胃窦-十二指肠运动不协调，主要是十二指肠运动紊乱，约有 1/3 的 FD 存在肠易激综合征。

（六）内脏感觉异常

许多 FD 的患者对生理或轻微有害刺激的感受异常或过于敏感。一些患者对灌注酸和盐水的敏感性提高；一些患者即使在使用了 H_2受体拮抗剂阻断酸分泌的情况下，静脉注射五肽胃泌素仍会发生疼痛。一些研究报道，球囊在近端胃膨胀时，FD 患者的疼痛往往会加重，他们疼痛发作时球囊膨胀的水平显著低于对照组。因此，内脏感觉的异常在功能性消化不良中可能起到了一定作用。但这种感觉异常的基础尚不清楚，初步研究证实功能性消化不良患者存在 2 种内脏传入功能障碍，一种是不被察觉的反射传入信号，另一种为感知信号。2 种异常可单独存在，也可以同时出现于同一患者。当胃肠道机械感受器感受扩张刺激后，受试者会因扩张容量的逐渐增加而产生感知、不适及疼痛，从而获得不同状态的扩张容量，功能性消化不良患者感知阈明显低于正常人，表明患者感觉过敏。

（七）心理社会因素

心理学因素是否与 FD 的发病有关一直存在着争议。国内有学者曾对 186 名FD 患者的年龄、性别、生活习惯及文化程度等进行了解，并做了焦虑及抑郁程度的评定，结果发现 FD 患者以年龄偏大的女性多见，它的发生与焦虑及抑郁有较明显的关系。但目前尚无确切的证据表明功能性消化不良症状与精神异常或慢性应激有关。FD 患者重大生活应激事件的数量也不一定高于其他人群，但很可能这些患者对应激的感受程度要更高。所以作为医师，要了解患者的疾病就需要了解患者的性格特征及生活习惯等，这可能对治疗非常重要。

（八）其他胃肠功能紊乱性疾病

1.GERD

胃灼热和反流是胃食管反流的特异性症状，但是许多 GERD 患者并无此明显症状，有些患者主诉既有胃灼热又有消化不良。目前，有许多学者已接受了以下看法：有少数 GERD 患者并无食管炎，许多 GERD 患者具有复杂的消化不良病史，而不仅是单纯胃灼热与酸反流症状。用食管 24 小时 pH 监测研究发现，约有 20%的 FD 患者和反流性疾病有关。

2.吞气症

许多患者常下意识地吞入过量的空气，导致腹胀、饱胀和嗳气，这种情况也常继发于应激或焦虑。对于此类患者，治疗中进行适当的行为调适往往非常有效。

3.肠易激综合征(IBS)

FD 与其他胃肠道紊乱之间常常有许多重叠。约有 1/3 的 IBS 患者有消化不良症状；功能性消化不良患者中有 IBS 症状的比例也近似。

三、临床表现及分型

临床症状主要包括上腹痛、腹胀、早饱、嗳气、厌食、胃灼热、泛酸、恶心和呕吐。病程多在 2 年内，症状可反复发作，也可在相当一段时间内无症状。可以某一症状为主，也可有多个症状的叠加。多数难以明确引起或加重病情的诱因。

一般将 FD 分为 5 个亚型：反流样消化不良、运动障碍样消化不良、溃疡样消化不良、吞气症及特发性消化不良。目前，采用较多的是 4 型分类：运动障碍样型、反流样型、溃疡样型、非特异型。

(一)运动障碍样消化不良

此型患者的表现以腹胀、早饱及嗳气为主，症状多在进食后加重。过饱时会出现腹痛、恶心，甚至呕吐。动力学检查 50%～60%的患者存在胃近端和远端收缩和舒张障碍。

(二)反流样消化不良

突出的表现是胸骨后痛、胃灼热、反流。内镜检查未发现食管炎，但 24 小时 pH 监测可发现部分患者有胃食管酸反流。对于无酸反流者出现此类症状，认为与食管对酸敏感性增加有关。

(三)溃疡样消化不良

主要表现与十二指肠溃疡特点相同：夜间痛和饥饿痛，进食或服抗酸剂能缓解，可伴有反酸，少数患者伴胃灼热，症状呈慢性周期性。内镜检查未发现溃疡和糜烂性炎症。

(四)非特异型消化不良

消化不良表现不能归入上述类型者。此型常合并 IBS。

但是，罗马Ⅲ标准对FD的诊断更加明确及细化：指经排除器质性疾病，反复发生上腹痛、烧灼感、餐后饱胀或早饱半年以上且近3个月有症状，成人根据主要症状的不同还将FD分为餐后不适综合征(PDS，表现为餐后饱胀或早饱)和腹痛综合征(EPS，表现为上腹痛或烧灼感)两个亚型。

四、诊断及鉴别诊断

(一)诊断

对于FD的诊断，首先应排除器质性消化不良。除了仔细询问病史及全面体检外，应进行以下的器械及实验室检查：①血常规；②粪隐血试验；③上消化道内镜；④肝、胆、胰超声；⑤肝、肾功能；⑥血糖；⑦甲状腺功能；⑧胸部X检查。其中①～④为第一线检查，⑤～⑧为可选择性检查，多数根据第一线检查即可基本确定FD的诊断。此外，近年来开展的胃食管24小时pH监测、超声或放射性核素胃排空检查及胃肠道压力测定等多种胃肠道动力检查手段，在FD的诊断与鉴别诊断上也起到了十分重要的作用。许多原因不明的腹痛、恶心及呕吐患者往往经胃肠道压力检查找到了病因，这些检查也逐渐开始应用于儿科患者。

(二)FD通用的诊断标准

(1)慢性上腹痛、腹胀、早饱、嗳气、泛酸、胃灼热、恶心、呕吐、喂养困难等上消化道症状，持续至少4周。

(2)内镜检查未发现胃及十二指肠溃疡、糜烂和肿瘤等器质性病变，未发现食管炎，也无上述疾病史。

(3)实验室、B超及X线检查排除肝、胆、胰疾病。

(4)无糖尿病、结缔组织病、肾脏疾病及精神病史。

(5)无腹部手术史。

(三)儿童FD的罗马Ⅲ诊断标准

必须包括以下所有项。

(1)持续或反复发作的上腹部(脐上)疼痛或不适。

(2)排便后不能缓解，或症状发作与排便频率或粪便性状的改变无关(即除外肠易激综合征)。

(3)无炎症性、解剖学、代谢性或肿瘤性疾病的证据可以解释患儿的症状。

诊断前至少2个月内，症状出现至少每周1次，符合上述标准。

(四)鉴别诊断

1.胃食管反流

GERD,FD中的反流亚型与其鉴别困难。GERD具有典型或不典型反流症状,内镜证实有不同程度的食管炎症改变,24小时食管pH监测有酸反应,无内镜下食管炎表现的患者属于反流样消化不良或GERD不易确定,但两者在治疗上是相同的。

2.具有溃疡样症状的器质性消化不良

包括十二指肠溃疡、十二指肠炎、幽门管溃疡、幽门前区溃疡、糜烂性胃窦炎。在诊断功能性消化不良溃疡亚型前,必须进行内镜检查以排除以上器质性病变。

3.胃轻瘫

许多全身性的或消化道疾病均可引起胃排空功能的障碍,造成胃轻瘫。较常见的原因有糖尿病、尿毒症及结缔组织病。在诊断功能性消化不良运动障碍亚型时,应仔细排除其他原因所致的胃轻瘫。

4.慢性难治性腹痛(CIPA)

CIPA患者70%为女性,多有身体或心理创伤史。患者常常主诉有长期腹痛(超过6个月),且腹痛弥漫,多伴有腹部以外的症状。大多数患者经过广泛的检查而结果均为阴性。这类患者多数有严重的潜在的心理疾病,包括抑郁、焦虑和躯体形态的紊乱。他们常坚持自己有严重的疾病并要求进一步检查。对这类患者应提供多种方式的心理、行为和药物联合治疗。

五、治疗

(一)一般治疗

一般说来,治疗中最重要的是在医师和患者之间建立一种牢固的治疗关系。医师应通过详细询问病史和全面细致的体格检查取得患者的信赖。经过初步检查之后,应与患者讨论鉴别诊断,包括功能性消化不良的可能。应向患者推荐合理的诊断和检查步骤,并向患者解释他们所关心的问题。经过诊断性检查之后,应告诉患者功能性消化不良的诊断,同时向他们进行宣教、消除疑虑,抑制“过分检查”的趋势,将重点从寻找症状的原因转移到帮助患者克服这些症状。

医师应该探究患者的生活应激情况,包括患者与家庭、学校、人际关系及生活环境有关的事物。改变他们的生活环境是不太可能的,应指导患者减轻应激反应的措施,如体育锻炼和良好的饮食睡眠习惯。

还应了解患者近期的饮食或用药的改变。要仔细了解可能使患者症状加重的食物和药物,并停止使用。

(二)药物治疗

对于功能性消化不良,药物治疗的效果不太令人满意。目前为止,没有任何一种特效的药物可以使症状完全缓解。而且,症状的改善也可能与自然病程中症状的时轻时重有关,或者是安慰剂的作用。所以治疗的重点应放在生活习惯的改变和采取积极的克服策略上,而非一味地依赖于药物。在症状加重时,药物治疗可能会有帮助,但应尽量减少用量,只有在有明确益处时才长期使用。下面介绍一下治疗功能性消化不良的常用药物。

1.抗酸剂和制酸剂

(1)抗酸剂:在消化不良的治疗用药中,抗酸剂是应用最广泛的一种。在西方国家这是一种非处方药,部分患者服用抗酸剂后症状缓解,但也有报告抗酸剂与安慰剂在治疗功能性消化不良方面疗效相近。抗酸剂(碳酸氢钠、氢氧化铝、氧化镁、三硅酸镁):在我国常用的有碳酸钙口服液、复方氢氧化铝片等。这类药物对于缓解饥饿痛、反酸及胃灼热等症状有较明显效果。但药物作用时间短,须多次服用,而长期服用易引起不良反应。

(2)抑酸剂:抑酸剂主要指 H_2受体拮抗剂和质子泵抑制剂。H_2受体拮抗剂治疗功能性消化不良的报道很多,药物的疗效在统计学上显著优于安慰剂。主要有西咪替丁、雷尼替丁及法莫替丁等。它们抑制胃酸的分泌,对溃疡亚型和反流亚型都有明显的效果。质子泵抑制剂奥美拉唑,可抑制壁细胞 H^+-K^+-ATP 酶活性,抑制酸分泌作用强,持续时间长,适用于 H_2 受体拮抗剂治疗无效的患者。

2.促动力药物

根据有对照组的临床验证,现已肯定甲氧氯普胺、多潘立酮及西沙比利对消除功能性消化不良诸症状确有疗效。儿科多潘立酮应用较多。

(1)甲氧氯普胺:具有抗中枢和外周多巴胺的作用,同时兴奋 5-HT_4受体,促进内源性乙酰胆碱释放,增加胃窦-十二指肠协调运动,促进胃排空。儿童剂量为每次 0.2 mg/kg,3～4 次/天,餐前 15～20 分钟服用。因不良反应较多,故临床应用逐渐减少。

(2)多潘立酮:为外周多巴胺受体阻滞剂,可促进固体和液体胃排空,抑制胃容纳舒张,协调胃窦-十二指肠运动,松弛幽门,从而缓解消化不良症状。儿童剂量每次 0.3 mg/kg,3～4 次/天,餐前 15～30 分钟服用。1 岁以下儿童由于血-脑屏障功能发育尚未完全，故不宜服用。

(3)西沙比利：通过促进胃肠道肌层神经丛副交感神经节后纤维末梢乙酰胆碱的释放，增强食管下端括约肌张力，加强食管、胃、小肠和结肠的推进性运动。对胃的作用主要有增加胃窦收缩，改善胃窦-十二指肠协调运动。降低幽门时相性收缩频率，使胃电活动趋于正常，从而加速胃排空。儿童剂量每次 0.2 mg/kg，3～4 次/天，餐前 15～30 分钟服用。临床研究发现，该药能明显改善消化不良症状，但因有心脏的不良反应，故应用受到限制。

(4)红霉素：虽为抗生素，但也是胃动素激动剂，可增加胃近端和远端收缩活力，促进胃推进性蠕动，加速空腹和餐后胃排空，可用于 FD 小儿。

3.胃黏膜保护剂

这类药物主要有硫糖铝、米索前列醇、恩前列素及蒙脱石散等。临床上这类药物的应用主要是由于功能性消化不良的发病可能与慢性胃炎有关，患者可能存在胃黏膜屏障功能的减弱。

4.5-HT_3

受体阻滞剂和阿片类受体激动剂这两类药物促进胃排空的作用很弱，用于治疗功能性消化不良患者的原理是调节内脏感觉阈。但此类药在儿科中尚无用药经验。

5.抗焦虑药

国内有人使用小剂量多虑平和多潘立酮结合心理疏导治疗功能性消化不良患者，发现对上腹痛及嗳气等症状有明显的缓解作用，较之不使用多虑平的患者有明显提高。因此，在对 FD 的治疗中，利用药物对心理障碍进行治疗有一定的临床意义。

第七章

泌尿系统疾病

第一节　先天性肾病综合征

肾病综合征(NS)简称肾病,是指由多种原因引起肾小球基底膜通透性增高导致大量蛋白丢失,从而出现低蛋白血症、高度水肿和高胆固醇血症的一组临床综合征。本病在儿童较为常见,国外报道16岁以下人口年发生率约为1/50 000。我国各地区协作调查统计,原发性肾病综合征约占儿科泌尿系统住院患者的21%和31%,是儿科最常见的肾脏疾病之一。

一、病因

肾病综合征按病因可分为原发性、继发性及先天性,原发性肾病综合征占90%以上,其次为各种继发性肾病综合征,先天性肾病综合征极为罕见。

原发性肾病综合征的病因不清楚,其发病往往因呼吸道感染及变态反应等而触发,继发性肾病综合征病因则主要有感染、药物、中毒等或继发于肿瘤、遗传及代谢疾病及全身性系统性疾病之后。

(一)感染

各种细菌(链球菌感染后肾炎及葡萄球菌感染后肾炎等)、病毒(HBV相关性肾炎、HIV相关性肾炎及HCV相关性肾炎)、寄生虫(疟疾、血吸虫及丝虫)、支原体感染,梅毒及麻风等。

(二)药物、中毒、过敏

药物有含金属有机、无机物(有机汞及元素汞)、青霉胺、海洛因、非甾体抗炎药、丙磺舒、卡托普利、三甲双酮、甲妥因、高氯酸盐、抗蛇毒素及造影剂;中毒及过敏因素则有蜂蜇、蛇毒、花粉、血清及预防接种等。

（三）全身性系统性疾病

包括系统性红斑狼疮，过敏性、疱疹性皮炎，淀粉样变性，类肉瘤病，类风湿关节炎及混合性结缔组织病等。

（四）肿瘤

恶性肿瘤特别是淋巴细胞恶性肿瘤易诱发肾病综合征，包括霍奇金病、非霍奇金淋巴瘤、白血病、肾胚胎瘤、黑色素瘤、多发性骨髓瘤及肺透明细胞癌等。

（五）遗传性疾病

Alport 综合征、指甲-髌骨综合征、Fabry 病、镰状红细胞贫血、胱氨酸病、Jenue 综合征及抗胰蛋白酶缺乏等。

（六）代谢及内分泌疾病

糖尿病、桥本甲状腺炎及淀粉样变性等。

（七）其他

高血压、恶性肾小球硬化及肾移植慢性排斥反应等。

二、病理

尽管有些肾间质小管疾病累及肾小球后可出现大量蛋白并达到肾病综合征标准，但绝大多数原发或继发肾病综合征都是以肾小球病变为主，并可分别根据光镜下的肾小球病变而做病理分型，主要有 5 种病理类型：微小病变肾病（MCN）、系膜增生性肾炎（MsPGN）、局灶节段性肾小球硬化（FSGS）、膜性肾病（MN）和膜增生性肾炎（MPGN）。

儿童肾病综合征以 MCN 最常见。Glassock 报告在 1 066 例儿童肾病中 MCN 占 66%，而在成人病例中仅占 21%。我国曾报告全国 20 家医院 699 例儿童肾病综合征肾活体组织检查中 MCN 占18.7%，MsPGN 占 37.8%，FSGS 占 11.6%、MN 占 6.0%、MPGN 占 5.5%，余为轻微病变等其他类型。但这些比例受患者来源影响，且均为非选择性肾活体组织检查，因而难以准确反映其实际分布情况。国外有人对 596 例非选择性儿童肾病综合征病例做病理检查发现 MCN 占 77.8%、MsPGN 占 2.7%、FSGS 占 6.7%、MN 占 1.3%、MPGN 占 6.7%，因此 MCN 为儿童肾病最主要的病理类型。

三、发病机制

本病的发病机制尚未完全明了，一般认为蛋白尿是由肾小球细小血管壁电荷屏障和(或)筛屏障的破坏所致。正常肾小球滤过膜带负电荷,电荷屏障由基底膜上的固定阴离子位点(主要为硫酸肝素多糖)及内皮、上皮细胞表面的多阴离子(主要为涎酸蛋白)所组成。筛屏障则由滤过膜内侧的内皮细胞窗孔、基底膜及上皮细胞裂孔膜组成,其中基底膜起主要作用。

非微小病变型肾病综合征通过免疫反应,激活补体及凝血、纤溶系统,以及基质金属蛋白酶而损伤基底膜,导致筛屏障的破坏,出现非选择性蛋白尿。而且,其也可通过非免疫机制,如血压增高、血糖增高或由于基底膜结构缺陷而破坏筛屏障,出现蛋白尿。微小病变型肾病综合征可能与细胞免疫紊乱,特别是T细胞免疫功能紊乱有关,其依据在于:①MCN肾组织中无免疫球蛋白及补体沉积;②T细胞数降低,CD4/CD8比例失衡,Ts活性增高,淋巴细胞转化率降低,PHA皮试反应降低;③抑制T细胞的病毒感染可诱导本病缓解;④出现T细胞功能异常的疾病如霍奇金病可导致MCN;⑤抑制T细胞的皮质激素及免疫抑制剂可诱导本病缓解。尽管肾病状态下血生化及内分泌改变也有可能诱导免疫抑制状态的产生,但这些改变主要见于MCN,而在非微小病变型肾病综合征中少见,说明这种免疫紊乱更可能是原因,而非肾病状态的结果。

关于MCN免疫紊乱如何导致蛋白尿的产生的问题,现已发现:①淋巴细胞可产生一种29 000的多肽,其可导致肾小球滤过膜多阴离子减少,而出现蛋白尿;②刀豆素(ConA)刺激下的淋巴细胞可产生60 000～160 000的肾小球通透因子(GPF),GPF可直接引起蛋白尿;③淋巴细胞还可通过分泌12 000～18 000的可溶免疫反应因子(SIRS)而导致蛋白尿。

四、病理生理

(一)大量蛋白尿

为最根本的病理生理改变,也是导致本征其他三大特点的根本原因。由于肾小球滤过膜受免疫或其他病因的损伤,电荷屏障和(或)分子筛的屏障作用减弱,血浆蛋白大量漏入尿中。近年还注意到其他蛋白成分的丢失,及其造成的相应后果,如:①多种微量元素的载体蛋白,如转铁蛋白丢失致小细胞低色素性贫血,锌结合蛋白丢失致体内锌不足;②多种激素的结合蛋白,如25-羟骨化醇结合蛋白由尿中丢失致钙代谢紊乱,甲状腺素结合蛋白丢失导致T_3、T_4下降;③免疫球蛋白IgG、IgA及B因子、补体成分的丢失致抗感染力下降;④抗凝血酶Ⅲ、Ⅹ、Ⅺ因子及前列腺素结合蛋白丢失导致高凝及血栓形成。

此外,肾小球上皮细胞及近端小管上皮细胞可胞饮清蛋白并对其进行降解,如果蛋白过载可导致肾小球上皮细胞及小管上皮细胞功能受损，这可能与疾病进展及治疗反应减低有关。

(二)低清蛋白血症

大量血浆清蛋白自尿中丢失是低清蛋白血症的主要原因；蛋白质分解的增加，为次要原因。低清蛋白血症是病理生理改变中的关键环节，对机体内环境(尤其是渗透压和血容量)的稳定及多种物质代谢可产生多方面的影响。当血清蛋白<25 g/L 时可出现水肿，同时因血容量减少，在并发大量体液丢失时极易诱发低血容量性休克。此外，低清蛋白血症还可影响脂类代谢。

(三)高胆固醇血症

可能由于低蛋白血症致肝脏代偿性清蛋白合成增加，有些脂蛋白与清蛋白经共同合成途径而合成增加，再加上脂蛋白脂酶活力下降等因素而出现高脂血症。一般血浆清蛋白<30 g/L，即出现血胆固醇含量增高，如清蛋白进一步降低，则三酰甘油含量也增高。

(四)水肿

肾病综合征时水肿机制尚未完全阐明，可能机制：①由于血浆清蛋白下降，血浆胶体渗透压降低，血浆中水分由血管内转入组织间隙直接形成水肿；②水分外渗致血容量下降，通过容量和压力感受器使体内神经体液因子发生变化(如抗利尿激素、醛固酮及利钠因子等)，引起水、钠潴留而导致全身水肿；③低血容量使交感神经兴奋性增高，近端小管重吸收钠增多，加重水、钠潴留；④其他肾内原因导致肾近曲小管回吸收钠增多。因此，肾病综合征的水肿可能是上述诸多因素共同作用的结果，而且在不同的患者，不同病期也可能有所不同。

五、临床表现

(一)症状与体征

1.起病

多隐匿起病，诱因不明确，有诱因者往往为上呼吸道感染、肠炎、皮肤感染或各种过敏等。

2.发病年龄

与病因有关，先天性肾病一般在生后不久(3～6 个月)发病；原发性肾病综合征可见于婴幼儿期、学龄前期及学龄期，其中微小病变多在 2～5 岁发病，而继发于结缔组织病的肾病综合征主要见于年长儿。

3.水肿

呈凹陷性，多见于颜面及下肢，严重者伴腹水、胸腔积液及阴囊水肿。单纯性肾病水肿尤剧，而许多肾炎性肾病往往水肿较轻。

4.蛋白尿

大量蛋白尿是肾病综合征的必备条件，其标准为：①2 周连续3 次定性≥＋＋＋；②定量≥50 mg/(kg・d)；③国际小儿肾脏病学会(ISKDC)建议>40 mg/(m^2・h)；④婴幼儿难以收集24 小时尿。Mendoza 建议任意一次尿蛋白/肌酐>2.0。

5.低清蛋白血症

血浆清蛋白<30.0 g/L，婴儿则<25.0 g/L。

6.高脂血症

主要为高胆固醇血症及高三酰甘油血症，血胆固醇≥5.7 mmol/L，婴儿则≥5.2 mmol/L，三酰甘油>1.2 mmol/L。

7.其他

肾炎性肾病患儿还可有血尿甚至肉眼血尿、高血压或肾功能不全等表现。

(二)常见并发症

1.感染

感染是最常见的并发症及引起死亡的主要原因。据国际小儿肾脏病研究学会统计，直接或间接因感染死亡者占肾病患儿死亡的 70%。感染也常是病情反复和(或)加重的诱因，并可影响激素的疗效。

本征易发生感染的原因：①体液免疫功能低下(免疫球蛋白自尿中丢失、合成减少及分解代谢增加)；②常伴有细胞免疫功能和补体系统功能不足；③蛋白质营养不良及水肿致局部循环障碍；④常同时应用糖皮质激素(简称激素)及免疫抑制剂。

细菌性感染中既往以肺炎链球菌感染为主，近年革兰阴性杆菌所致感染亦见增加(如大肠埃希菌)。常见的有呼吸道感染、泌尿系统感染、皮肤蜂窝织炎和丹毒及原发性腹膜炎等。病毒感染多发生在接受激素和免疫抑制剂治疗的过程中，多为并发水痘、麻疹及带状疱疹等，病情往往较一般患儿为重。

2.高凝状态及血栓栓塞并发症

肾病时体内凝血和纤溶系统可有如下变化：①纤维蛋白原增高；②血浆中第Ⅴ、Ⅷ凝血因子增加；③抗凝血酶Ⅲ下降；④血浆纤溶酶原活性下降；⑤血小板数量可增加，其黏附性和聚集力增高。其结果可导致高凝状态，并可发生血栓栓塞并发症，其中以肾静脉血栓形成最为临床重视。急性者表现为骤然发作的肉眼血尿和腹痛，检查有脊肋角压痛和肾区肿块，双侧者有急性肾功能减退。慢性的肾静脉血栓形成临床症状不明显，常仅为水肿加重及蛋白尿不缓解。X线检查患肾增大及输尿管有切迹。B超有时能检出，必要时做肾静脉造影以确诊。除肾静脉外，其他部位的静脉或动脉也可发生此类并发症，如股静脉、股动脉、肺动脉、肠系膜动脉、冠状动脉和颅内动脉等，并引起相应症状。

3.电解质紊乱

主要为低钠血症、低钾血症及低钙血症。长期禁盐，过多应用利尿剂及呕吐、腹泻均可导致低钠血症及低钾血症。当出现厌食、乏力、懒言、嗜睡、血压下降甚至休克、惊厥时应注意有无低钠血症的可能。蛋白尿时钙与蛋白结合而丢失，维生素D结合蛋白丢失，肠吸收钙减低，服用激素的影响及骨骼对甲状旁腺素调节作用的敏感性降低均可导致低钙血症，可出现低钙惊厥及骨质疏松。

4.低血容量休克

因血浆清蛋白低下、血浆胶体渗透降低，本征常有血容量不足，加上部分患儿长期不恰当忌盐，当有较急剧的体液丢失(如吐、泻、大剂量利尿剂应用及大量放出腹水等)时即可出现程度不等的血容量不足乃至休克的症状，如烦躁不安、四肢湿冷、皮肤花斑纹、脉搏细速、心音低钝及血压下降测不出等表现。

5.急性肾衰竭

起病时暂时性轻度氮质血症并不少见，病程中可发生急性肾衰竭。其原因为：①低血容量，不恰当地大量利尿致肾血液灌注不足，甚至可致肾小管坏死；②严重的肾间质水肿，肾小管为蛋白管型堵塞以致肾小囊及近曲小管内静水压力增高而肾小球滤过减少；③药物引起的肾小管间质病变；④并发双侧肾静脉血栓形成；⑤肾小球严重增生性病变。

6.肾小管功能障碍

可表现为糖尿、氨基酸尿，以及从尿中丢失钾及磷，浓缩功能不足等。

7.肾上腺皮质危象

见于激素突然撤减或感染应激时内源性激素水平不足，表现为表情淡漠、呕吐、血压降低乃至休克。

8.其他

如生长障碍，可能与蛋白丢失致营养不良，激素作用及IGF及其结合蛋白失衡有关。动脉粥样硬化与长期高脂血症有关。

六、实验室检查

(一)尿液分析

(1)尿常规：蛋白定性≥+++，肾炎性肾病可见血尿(离心尿红细胞>10个/HP)。

(2)尿C3及尿纤维蛋白原降解产物(FDP)：肾炎性肾病时尿C3(+)、尿FDP增高。

(3)尿蛋白电泳：单纯性肾病主要为清蛋白，肾炎性肾病时可出现大分子及小分子蛋白尿。

(4)尿酶学：N-乙酰-β-葡萄糖氨基苷酶(NAG)升高见于大量蛋白尿时或病变影响肾小管功能时，尿溶菌酶升高反映肾小管吸收功能下降。

(5)其他：视黄醛结合蛋白(RBP)、尿β_2-微球蛋、尿Kappa及Lamda轻链分析均是反映肾小管病变的指标，肾炎性肾病时可增高。

(二)血生化

总蛋白<30.0 g/L，胆固醇>5.7 mmol/L，三酰甘油>1.2 mmol/L，LDL及VLDL增高，而HDL多下降。

(三)血浆蛋白电泳

清蛋白降低，α_2及β升高，γ在单纯性肾病时降低，肾炎性肾病可正常或增高。

(四)免疫学检查

(1)血IgG降低，IgA降低，但IgM可升高。

(2)补体一般正常，膜增生性肾炎可下降。

(3)微小病变性肾病往往有细胞免疫功能降低表现如Ts细胞活性增高、CD4/CD8降低等。

(4)血清细胞因子水平各异，可表现为Th_1细胞因子(如IFN、IL_2及IL_{12})降低，而Th_2细胞因子(IL_4、IL_{10}及IL_{13})升高。

(五)血沉

多明显增快，单纯性肾病时尤为显著，可>100 mm/h。

(六)血电解质及肾功能

正常或出现低钠血症、低钾血症及低钙血症。肾功能一般正常，合并肾功能不全时可有 BUN 及 Cr 升高，内生肌酐清除率下降。

(七)肾活体组织检查

此检查是明确肾病综合征病理分型的主要依据。

七、诊断

中华医学会儿科分会肾脏学组制定的肾病综合征诊断及临床分型标准如下。

(一)诊断标准

大量蛋白尿[尿蛋白(+++)～(++++)；1 周内 3 次，24 小时尿蛋白定量≥50 mg/kg]；血浆清蛋白＜30 g/L；血浆胆固醇＞5.7 mmol/L；存在不同程度的水肿。

以上 4 项中以大量蛋白尿和低清蛋白血症为必要条件。

(二)依临床表现分为 2 型

(1)单纯型肾病综合征。

(2)肾炎型肾病综合征：凡具有以下 4 项之一项或多项者属于肾炎型肾病综合征。①2 周内 3 次以上离心尿检查红细胞≥10 个/HP，并证实为肾小球源性血尿者；②反复或持续高血压[学龄儿童≥17.3/12.0 kPa(130/90 mmHg)学龄前儿童≥16.0/10.7 kPa(120/80 mmHg)]并除外使用激素等原因所致；③肾功能不全，并排除由血容量不足等所致；④持续低补体血症。

八、治疗

(一)一般治疗

1.休息与饮食

高度水肿时宜卧床，病情稳定后可正常活动，但应避免剧烈活动。不应过分低盐以免出现低钠血症，可予盐 1～2 g/d。蛋白摄入量应适宜[1～2 g/(kg·d)]，肾衰竭时宜低蛋白饮食[＜0.5 g/(kg·d)]，并注意补充各种水溶性维生素及维生素 D 和钙、锌等。

2.利尿

轻度水肿可口服氢氯噻嗪(DHCT)2 mg/(kg·d)，3 次/天；保钾利尿剂如螺内酯 2 mg/(kg·d)。重者可静脉注射呋塞米每次1～2 mg/kg，肾病综合征患儿多有血容量不足，因此在应用呋塞米前可快速输注低分子右旋糖酐 10 mL/kg，较单用呋塞米利尿效果明显。

3.抗凝

肾病活动期多为高凝状态，可常规给予双嘧达莫 5～8 mg/(kg·d)，3 次/天及肝素每次 1 mg/kg，每天 1～2 次。还可选用尿激酶(3～6)×10^4 U/d，一日 2 次；或华法林，起始剂量为2.5 mg，3 次/天，以后维持在 2.5～10 mg/d，根据凝血酶原时间调整剂量。

4.其他

抗感染、降压及各种并发症的治疗。

(二)肾上腺皮质激素

仍为治疗肾病综合征的首选药物。

1.泼尼松

口服治疗应用最广泛，适用于初治患者。可分为以下几种。①短程治疗：2 mg/(kg·d)口服 4 周或蛋白转阴后继续服用 2 周，然后剂量减少一半或减少 1/3，改为隔天晨顿服，8 周后停止。一年内复发率为 83%，现已少用。②中程疗法：2 mg/(kg·d)口服 4 周，最长不超过 6 周，然后改为每次 2 mg/kg 隔天晨服 4 周，此后逐步减量，直至停药，总疗程不少于 6 个月。一年内复发率为 61%。③长程疗法：2 mg/(kg·d)口服 4 周，最长 8 周，后改为每次 2 mg/kg 隔天晨服，然后逐步减量，直至停药，总疗程 9～12 个月。一年内复发率最低，约 32%，因而应用最广。

疗效判断：按上法治疗 8 周后判断疗效，如治疗 8 周后尿蛋白转阴为激素敏感，其中 4 周内转阴为高度敏感，8 周后尿蛋白减少为＋～＋＋则为部分敏感；尿蛋白仍大于＋＋＋为激素耐药；对激素敏感但需长期维持某一剂量的激素则为激素依赖；尿蛋白阴性，停药4 周后又升至＋＋以上为复发；未停用激素，尿蛋白由阴性转为＋＋以上为反复；半年内复发或反复≥2 次或 1 年内≥3 次为频复发或频反复。激素耐药、依赖及频复发或频反复为难治性肾病。

患儿对激素是否敏感与其类型有关。据我国临床分型资料，单纯性病例 78.9%呈完全效应，而肾炎型者为 34.3%。在病理组织类型方面，据 ISKDC 报告，471 例小儿原发性肾病综合征呈现激素敏感者 368 例(78.1%)。同时发现微小病变者中对激素敏感占93.1%、局灶节段硬化者中占 29.7%、系膜增生者中占 55.6%、膜增殖性肾炎者中仅占 6.9%。

2.甲泼尼龙

冲击治疗主要用于难治性肾病。剂量为 20～30 mg/(kg·d)，总量<1.0 g，加入 10%葡萄糖 100～250 mL 中静脉滴注，时间为1～2 小时。每天 1 次，连用

3 天为 1 个疗程。如需冲击 2 个疗程则在第 2 个疗程改为隔天静脉滴注 1 次，连用 3 次。

3.其他

也可用甲泼尼龙片剂（每片 4 mg，相当于泼尼松 5 mg）和曲安西龙（每片 4 mg，相当于泼尼松 5 mg）取代泼尼松口服，且水、钠潴留的不良反应要小，而治疗作用一样甚至更好，但价格较为昂贵。对于反复的患者也可试用换激素剂型疗法，即以地塞米松取代泼尼松口服。一片地塞米松（0.75 mg）等于一片泼尼松（5 mg），一般 2～4 周蛋白阴转后再换回泼尼松。还可用地塞米松静脉冲击治疗，剂量每次 1～2 mg/kg，每天 1 次，连用 3 天为 1 个疗程，疗效与甲泼尼龙相似，但不良反应明显增加，易致高血压及水、钠潴留，并且抑制垂体肾上腺轴的作用强，尽量少用。此外曲安奈德每次 0.6～1 mg/kg，每 1～2 个月肌内注射 1 次，用于肾病激素减完后的稳定期，可防复发。

长期服用激素，可产生许多不良反应，如脂肪代谢紊乱，表现为水肿、体脂分布异常及库欣貌；蛋白质分解代谢增加出现氮负平衡、肌肉萎缩无力及伤口愈合不良；糖代谢紊乱可引起高血糖和糖尿；水、电解质紊乱，出现水、钠潴留和高血压；钙磷代谢紊乱发生高尿钙及骨质稀疏；胃肠道可发生消化性溃疡，甚至穿孔；神经精神方面有欣快感、兴奋及失眠，严重时发生精神病和癫痫发作；抑制抗体形成易发生感染或隐性感染灶（如结核病）的活动和播散；长期用药还可发生白内障及股骨头无菌坏死。小儿于生长期中，其生长尤其是身高可受影响。此外，如突然停药或遇手术、感染等应激状态时，内源性激素分泌不足，可产生肾上腺皮质功能不全甚至肾上腺危象表现，如恶心、呕吐、腹痛和休克。

（三）免疫抑制剂

适用于难治性肾病综合征。一般与中小剂量的激素合用，有协同作用。常用的药物有以下几种。

1.环磷酰胺（CTX）

2～3 mg/（kg・d）口服，疗程 2～3 个月，累积量不超过250 mg/kg。静脉冲击时，每次 0.5～0.75 mg/m^2，每月 1 次，连用6 次，必要时可追加 2～4 次，累积量一般 150 mg/kg。冲击时应充分水化，液体入量≥2.5 L/m^2。CTX 主要不良反应有胃肠反应、血白细胞计数减少、脱发、出血性膀胱炎及性腺损害（主要为男孩），青春期应慎用。

2.其他

包括苯丁酸氮芥 0.2 mg/（kg・d），总剂量＜12 mg；氮芥0.1 mg/（kg・d）静脉

注射,4 天为 1 个疗程,1 个月后可重复 1 个疗程;环孢素 A(CsA)5 mg/(kg · d)口服,缓解后减量,可用 6 个月,维持全血 CsA 谷浓度在 100～200ng/mL 水平;6-硫鸟嘌呤(6-TG)1.5 mg/(kg · d)口服,疗程 1 年。普乐可复 0.15 mg/(kg · d),分2 次口服,疗程 3 个月。霉酚酸酯,1～2 g/d,分 2 次口服,疗程 6 个月以上,均有一定疗效。

(四)中医、中药治疗

可用中药抗凝、调节免疫并防止复发,常用雷公藤多苷片 2 mg/(kg · d),分 3 次口服,逐步减量至 1 mg/(kg · d),疗程 3～5 个月;川芎嗪 4 mg/(kg · d),有抗凝功效;保肾康 1 次 100～150 mg,每天 3 次口服;肾炎舒等。也可用黄芪、生地、知母及白术等滋阴补气中药治疗。

第二节　急性肾小球肾炎

急性肾小球肾炎通常指急性链球菌感染后肾小球肾炎(APSGN),是由 A 组 β 溶血性链球菌感染后所引起的免疫复合物沉积在肾小球而致的弥漫性肾小球毛细血管内渗出性、增生性炎症病变。本病是最常见的小儿肾脏疾病,据全国 105 所医院儿科住院患者统计,APSGN 占同期住院泌尿系统疾病患者的 53%。每年 1 月、2 月和 9 月、10 月为发病高峰期,多见于学龄期患儿。男∶女发病率为2∶1。临床表现轻重不一,典型表现为水肿、尿少及高血压。预后良好,绝大多数完全恢复,少数(1%～2%)可迁延不愈而转为慢性。

一、病因

能引起急性感染后肾小球肾炎的病原体:①β 溶血性链球菌A 组;②非链球菌(包括其他的葡萄球菌、链球菌及革兰阴性杆菌等)、病毒(流感病毒、柯萨奇病毒 B_4 及 EB 病毒)、肺炎支原体及疟原虫等。

在 A 组 β 溶血性链球菌中,由呼吸道感染所致肾炎的菌株以12 型为主,少数为 1、3、4、6、25 及 49 型,引起肾炎的侵袭率约 5%。由皮肤感染引起的肾炎则以 49 型为主,少数为 2、55、57 和 60 型,侵袭率可达 25%。

二、发病原理

细菌感染多是通过抗原-抗体复合物在肾小球沉积后激活补体,诱发炎症反应而发病。而病毒和支原体等则是直接侵袭肾组织而致肾炎。

关于A组β溶血性链球菌感染后导致肾炎的机制，一般认为机体对链球菌的某些抗原成分(如胞壁的M蛋白或胞质中某些抗原成分)产生抗体，形成循环免疫复合物，随血流抵达肾脏，并沉积于肾小球基膜，进而激活补体，造成肾小球局部免疫病理操作而致病。但近年还提出了其他机制，有人认为链球菌中的某些阳离子抗原，先植入于肾小球基膜，通过原位复合物方式致病；致肾炎链球菌株通过分泌神经氨酸酶改变了机体正常的IgG，从而使其具有了抗原性，导致抗体产生，沉积在肾脏而发病；还有人认为链球菌抗原与肾小球基膜糖蛋白具有交叉抗原性，此少数病例属肾抗体型肾炎。

沉积在肾脏的链球菌抗原一直不甚清楚，原以为是其细胞壁抗原(M蛋白)，但在肾小球内未发现M蛋白沉积。后发现在患者的肾小球内沉积有内链球菌素、肾炎菌株协同蛋白和前吸收抗原等链球菌成分，但是否APSGN是由上述抗原所诱发的免疫机制致病尚未完全肯定。

三、病理

APSGN的早期肾活检主要为弥漫性毛细血管内增生性肾小球肾炎。光镜下可见肾小球肿大，内皮细胞及系膜细胞增生(称为毛细血管内增生)，中性多形核白细胞和单核细胞在肾小球内浸润，使毛细血管壁狭窄乃至闭塞，但毛细血管壁通常无坏死。沿毛细血管壁基膜外侧，偶有不连续的蛋白质性沉积物(驼峰)，即沉积的免疫复合物，在电镜下表现为上皮侧大块状的电子致密沉积物。在少数肾小球，可见局限性毛细血管外增生(新月体)，但很少有弥漫性新月体形成。肾小球之外的血管和肾小管间质区一般正常。在远端小管腔内常见红细胞，可形成红细胞管型。免疫荧光检查可分系膜型、星空型及花环型三种，在毛细血管襻周围和系膜区可见IgG颗粒样沉积，常伴有C3和备解素沉积，但较少见有C1q和C4沉积。血清补体成分的改变和肾小球毛细血管襻明显的C3、备解素的沉积，表明补体激活可能主要途径是替代途径。

四、临床表现

(一)典型病例

1.前驱表现

发病前10天左右常有上呼吸道感染及扁桃体炎等链球菌前驱感染史，以皮肤脓疱疮为前驱病史者，前驱期稍长，为2～4周。

2.水肿

常为最先出现的症状。初期以眼睑及颜面为主，渐下行至四肢，呈非凹陷性，合并腹水及胸腔积液都极为少见。

3.尿量

尿量减少与水肿平行，尿量越少水肿越重。少尿标准为学龄儿童每天尿量＜400 mL，学龄前儿童＜300 mL，婴幼儿＜200 mL 或每天尿量＜250 mL/m^2；无尿标准为每天尿量＜50 mL/m^2。

4.疾病初期

可出现肉眼血尿，1～2 周后转为镜下血尿，轻症患者多数无肉眼血尿。

5.高血压

见于 70%的病例。不同年龄组高血压的标准不同：学龄儿童≥17.3/12 kPa(130/90 mmHg)，学龄前期儿童≥16/10.7 kPa(120/80 mmHg)，婴幼儿≥14.7/9.3 kPa(110/70 mmHg)为高血压。

6.其他

部分患者可出现腰痛及尿痛症状，高血压明显时常伴有头晕、头痛、恶心、呕吐和食欲缺乏等。

(二)严重病例

除上述表现外，还出现下列之一的临床表现即为严重病例。

1.急性肾功能不全

表现为严重少尿甚至无尿，血肌酐及尿素氮水平明显升高，血肌酐≥176 mmol/L(2 mg/dL)。

2.严重循环充血

高度水、钠潴留可引起严重循环充血及心力衰竭、气肿等。表现为明显水肿、持续少尿乃至无尿，心慌气促、烦躁、不能平卧、发绀、两肺湿啰音、心音低钝、心率增快、奔马律和肝脏进行性增大。

3.高血压脑病

血压急骤升高达 21.3/14.7 kPa(160/110 mmHg)以上，超过脑血管代偿收缩功能，使脑血流灌注过多而出现脑水肿表现，如强烈头痛、频繁呕吐、视物模糊乃至失明，严重者神志不清、昏迷及惊厥等。

(三)非典型病例

(1)肾外症状性肾炎：又称尿轻微改变肾炎，虽有前驱病史、水肿、高血压及血清补体的降低，有或者无尿少，但尿中往往无蛋白、红细胞及白细胞或呈一过性异常。

(2)表现为肾病综合征的急性肾小球肾炎，蛋白尿明显的急性肾炎可出现低蛋白血症、高脂血症和凹陷性水肿。通过尿检动态观察及血清补体检测可与肾炎性肾病综合征相鉴别。

五、实验室检查

(一)尿液分析

尿液改变有很大的个体差异。一般表现为：①尿量少而比重较高；②常见有肉眼血尿，尿液外观为烟雾状的咖啡色，常伴有红细胞管型，尿沉渣中的红细胞为畸形；③常有蛋白尿，但程度不一，一般 24 小时尿蛋白定量为 0.2～3.0 g，如果蛋白尿明显并持续时间较长，可发生肾病综合征；④尿中有白细胞和白细胞管型，早期尤显著；⑤多种管型尿，除红细胞管型、白细胞管型外还可有透明管型、颗粒管型及透明管型等。

(二)血液检查

红细胞计数及血红蛋白可稍低，是因：①血容量扩大，血液稀释；②伴肾衰竭者出现促红细胞生成素减少导致肾性贫血；③溶血性贫血。白细胞计数可正常或增高，此与原发感染灶是否继续存在有关。血沉多增快，1～3 个月可恢复正常。

(三)血生化及肾功能检查

肾小球滤过率(GFR)呈不同程度的下降，但肾血浆流量仍可正常，因而滤过分数常减少。与肾小球功能受累相比，肾小管功能相对良好，肾浓缩功能多能保持。临床常见一过性氮质血症，血中尿素氮、肌酐水平轻度增高。伴急性肾功能不全时可出现血中尿素氮、肌酐水平的明显升高。不限水量的患儿，可有轻度稀释性低钠血症。此外，患儿还可有高血钾及代谢性酸中毒。血浆蛋白含量可因血液稀释而轻度下降，在尿蛋白达肾病水平者，血清蛋白含量下降明显，并可伴一定程度的高脂血症。

(四)链球菌感染的证据

可进行皮肤病灶或咽部拭子细菌培养以发现 A 组 β 溶血性链球菌，或者检查血清中抗链球菌溶血素或酶的抗体。抗“O”(ASO)升高见于 80%以上呼吸道感染为前驱症状的患者和 50%以脓疱疮为前驱症状的患者，一般在感染后 2～

3周开始升高，3～5周达高峰，半年内恢复正常。还可检测抗脱氧核糖核酸酶B(anti-DNAase B)、抗透明质酸酶(anti-Hase)及抗双磷酸吡啶核苷酸酶(anti-ADPNase)，这些酶活性的增高都是链球菌感染的证据。anti-Hase在皮肤感染时阳性率较高，anti-ADPNase则在呼吸道感染时阳性率高，而anti-ADPNase B则在2种感染时阳性率都>90%。

(五)免疫学检查

血清总补体(CH_{50})和C3水平的下降是诊断急性肾小球肾炎的关键，但下降水平与病变程度及预后无关；血清γ球蛋白和免疫球蛋白IgG水平常增高；血清C4水平正常或轻度降低。降低的血清补体3多在1～2个月恢复正常，但少数3个月才恢复正常。

(六)肾活体组织检查

早期表现为毛细血管内渗出性、增生性炎症，内皮细胞及系膜细胞增生，上皮下大量沉积物并且呈驼峰样，后期以轻度系膜增生为主。严重患者可出现大量新月体。

(七)其他

ECG检查可表现为低电压、T波低平等改变。X线检查还可发现心影轻度增大，超声检查可见双肾正常或弥漫性肿大、皮质回声增强。

六、诊断

典型急性肾小球肾炎诊断并不困难。链球菌感染后，经1～3周无症状间歇期，出现水肿、高血压及血尿(可伴有不同程度蛋白尿)，再加以血C3的动态变化即可明确诊断。但确诊APSGN则需包括下述3点中的2点：①在咽部或皮肤病损处，检出致肾炎的β溶血性链球菌。②对链球菌成分的抗体有一项或多项呈阳性：ASO、anti-DNAase B抗体、anti-Hase抗体及anti-ADPNase抗体等。为了使诊断的准确率达到90%，必须进行多种抗体测试。值得注意的是，早期使用抗生素治疗，能阻止上述抗体的产生，并使咽部细菌培养为阴性，但不能阻止APSGN的发生。③血清补体C3降低。

七、鉴别诊断

由于多种肾脏疾病均可表现为急性肾炎综合征，还有一些肾脏病伴有血C3下降，因此需要进行鉴别诊断。

(一)其他病原体感染后的肾小球肾炎

已知多种病原体感染也可引起肾炎,并表现为急性肾炎综合征。可引起增殖性肾炎的病原体有细菌(葡萄球菌和肺炎链球菌等)、病毒(流感病毒、EB病毒、水痘-带状疱疹病毒、柯萨奇病毒、腮腺炎病毒、埃可病毒、巨细胞病毒及乙型肝炎病毒等)、肺炎支原体及原虫等。参考病史、原发感染灶及其各自特点一般均可区别,这些感染后肾炎的患者往往C3下降不如APSGN显著。

(二)其他原发性肾小球疾病

1.膜增生性肾炎

起病似急性肾炎,但常有显著蛋白尿、血补体C3持续低下,病程呈慢性过程,必要时行肾活检鉴别。

2.急进性肾炎

起病与急性肾炎相同,常在3个月内病情持续进展恶化,血尿、高血压、急性肾衰竭伴少尿持续不缓解,病死率高。

3.IgA肾病

多于上呼吸道感染后1～2天即以血尿起病,通常不伴水肿和高血压。一般无血清补体下降,有时有既往多次血尿发作史。鉴别困难时需行肾活体组织检查。

4.原发性肾病综合征肾炎型

肾炎急性期偶有蛋白尿严重达肾病水平者,与肾炎性肾病综合征易于混淆。经分析病史、补体检测,甚至经一阶段随访观察,可以区别,困难时需行肾活体组织检查。

(三)继发性肾脏疾病

也可以急性肾炎综合征起病,如系统性红斑狼疮、过敏性紫癜、溶血尿毒综合征、坏死性小血管炎及儿童肺出血-肾炎综合征。据各病的其他表现可以鉴别。

(四)急性泌尿系统感染或肾盂肾炎

在小儿也可表现有血尿,但多有发热、尿路刺激症状,尿中以白细胞为主,尿细菌培养阳性可以区别。

(五)慢性肾炎急性发作

儿童病例较少,常有既往肾脏病史,发作常于感染后1～2天诱发,缺乏间歇期，且常有较重贫血，持续高血压及肾功能不全，有时伴心脏和眼底变化，尿比重固定，B超检查有时见双肾体积偏小。

八、治疗

本病主要治疗方法为清除体内残余病原、对症及保护肾功能。

（一）一般治疗

1.休息

卧床休息直至水肿消退、血压正常及肉眼血尿消失。血沉正常后可上学，但尿 Addis 计数正常前应控制活动量。

2.饮食

急性期宜限制水、盐及蛋白质摄入量。盐摄入量控制在1～2 g/d水平，伴肾功能不全时蛋白质摄入量以0.5 g/(kg·d)为宜。

（二）抗生素

主要目的为清除残余病菌，可用青霉素（20～30）×10^4 U/(kg·d)或红霉素30 mg/(kg·d)静脉滴注治疗2周。疑有其他病原时，可加用其他抗生素。

（三）对症治疗

利尿、消肿及降压等。

1.利尿

轻度水肿者可选用氢氯噻嗪(DHCT)2～3 mg/(kg·d)口服，尿呈增多后加用螺内酯2 mg/(kg·d)口服。口服利尿剂效果差或重度水肿患者可静脉滴注或肌内注射呋塞米，每次1～2 mg/kg。还可采用新型利尿合剂，即多巴胺和酚妥拉明各0.3～0.5 mg/kg、呋塞米2 mg/kg，一起加入10%葡萄糖100～200 mL中静脉滴注，利尿效果优于单用呋塞米。

2.降压

首选硝苯地平，每次0.25～0.5 mg/kg，一日3次或4次口服或舌下含服。如血压仍不能控制可用尼卡地平每次0.5～1 mg/kg，一日2次；卡托普利1～2 mg/(kg·d)，一日2～3次；哌唑嗪每次0.02～0.05 mg/kg，一日3～4次口服。

（四）重症病例治疗

1.急性肾功能不全

维持水、电解质及酸碱平衡，加强利尿，呋塞米可用至每次3～5 mg/kg。

2.严重循环充血

以利尿剂为主。伴明显高血压时，也可试用血管扩张剂，如硝普钠1～

2 μg/(kg·min)。一般不用洋地黄，心力衰竭明显时，可小剂量应用毛花苷C每次0.01 mg/kg，一般1～2次即可，不必维持用药。上述治疗无效时可用血液滤过、血液透析或腹膜透析治疗。

3.高血压脑病

首选硝普钠静脉滴注，剂量为1～5 μg/(kg·min)，最大量<8 μg/(kg·min)，需新鲜配制，>4小时后不宜使用，输液中需避光，主要不良反应有恶心、呕吐、头痛、肌痉挛及血压过低等。也可用二氮嗪每次3～5 mg/kg或佩尔地平0.5～6 μg/(kg·min)静脉注射。对惊厥者可用地西泮每次0.3 mg/kg静脉注射或苯巴比妥每次5～8 mg/kg肌内注射治疗。

(五)激素治疗

一般患者禁用激素，以免加重水、钠潴留及高血压。对于持续大量蛋白尿者或临床病理有慢性化趋势的患儿，可口服泼尼松治疗，剂量1～2 mg/(kg·d)，并逐步减量，疗程以1～2个月为宜。对于肾活组织检查有大量新月体的患者可先以甲泼尼龙每次20～30 mg/kg冲击治疗，然后改为泼尼松口服治疗。

(六)恢复期治疗

在肉眼血尿、水肿及高血压消失后，可用中药如六味地黄丸(1次6 g，一天3次)或白茅根(1次20 g，煎服)等治疗，直至镜下血尿消失。

第三节 肾 衰 竭

一、急性肾衰竭

肾脏的生理功能包括排泄(滤过与重吸收)，调节水、电解质及酸碱平衡及内分泌代谢等方面。这几方面功能是相辅相成，密切相关的。肾小球滤过率(GFR)减低达正常水平50%以下，血清肌酐很快升高>176 μmol/L(2.0 mg/dL)，血尿素氮(BUN)同时升高，并引起水、电解质及酸碱平衡紊乱，出现急性尿毒症症状，则称急性肾衰竭(ARF)。

急性肾衰竭是一常见的临床综合征，见于小儿各年龄组，每个年龄组急性肾衰竭的病因有各自的特点。急性肾衰竭按病因可分为肾前性、肾性及肾后性。

按临床表现又可分为少尿型与非少尿型及高分解型。小儿急性肾衰竭如能早期诊断,及时救治,肾功能可逆转至正常,否则遗留慢性肾功能不全。

(一)病因学

急性肾衰竭按病因可分为肾前性(约占55%)、肾性(约占40%)和肾后性(约占5%)。

1.肾前性

由于肾灌注减少,GFR降低而出现急性肾衰竭。由于肾脏本身无器质损害,病因消除后肾功能随即恢复。

(1)低血容量:如大出血、胃肠道失液(如腹泻、呕吐及胃肠减压)、肾脏失液(如渗透性利尿、利尿剂及肾上腺功能不全)、皮肤丢失(如烧伤及大量出汗)、第三间隙失液(如胰腺炎、腹膜炎、大面积损伤伴挤压伤)。

(2)心排血量降低:心源性休克、充血性心力衰竭、心脏压塞及巨大的肺梗死。

(3)全身性血管扩张:变态反应、使用降压药、败血症和扩血管药物过量。

(4)全身性或肾血管收缩:麻醉、大手术、α受体激动剂或高剂量多巴胺、肝肾综合征。

(5)肾脏自身调节紊乱:如非甾体抗炎药物及血管紧张素转换酶抑制剂药物的应用。

2.肾性

GFR降低可由于:①低灌注或肾毒性物质损害导致肾小管细胞损害(急性肾小管坏死);②肾小球、肾小管间质或血管炎症;③血栓形成导致栓塞性肾血管阻塞或血管运动性肾病。

(1)急性肾小管坏死:急性肾缺血,如创伤、烧伤,大手术,大出血及严重失盐、脱水,急性血红蛋白尿,急性肌红蛋白尿,革兰阴性杆菌败血症等均可引起肾脏缺血、缺氧而导致急性肾小管坏死。肾毒性物质损伤,引起肾小管中毒坏死的物质有外源性和内源性2种。①外源性:如抗生素(如氨基糖苷类,头孢菌素类,四环素、两性霉素B、万古霉素及多黏菌素等);X线造影剂;重金属类(如汞、铅、砷及铋等);化疗制剂(如顺铂、甲氨蝶呤及丝裂霉素);免疫抑制剂(如环孢素A);有机溶剂(如乙醇及四氯化碳);杀虫剂;杀真菌剂;生物毒素(如蛇毒、蝎毒、蜂毒、生鱼胆及毒蕈等)。②内源性:如横纹肌溶解,溶血,尿酸,草酸盐,浆细胞病恶病质(如骨髓瘤)。

(2)急性肾小球肾炎和(或)血管炎:急性链球菌感染后肾炎、急进性肾炎、肺出血肾炎综合征、急性弥漫性狼疮性肾炎、紫癜性肾炎等。

(3)急性间质性肾炎：感染变态反应、药物变态反应(如青霉素族、磺胺药、止痛药或非甾体抗炎药等)、感染本身所致(如流行性出血热等)。

(4)急性肾实质坏死：急性肾皮质坏死、急性肾髓质坏死。

(5)肾血管疾病：坏死性血管炎、过敏性血管炎、恶性高血压、肾动脉血栓形成或栓塞、双侧肾静脉血栓形成。败血症也可引起DIC，导致急性肾衰竭。

(6)其他：移植肾的急性排斥反应等。

3.肾后性

肾以下尿路梗阻引起肾盂积水，肾间质压力升高，肾实质因受挤压而损害，时间久后反射性使肾血管收缩，肾发生缺血性损害，若伴继发感染，更加重损害。

(1)尿道梗阻：尿道狭窄、先天性瓣膜、包茎、骑跨伤损伤尿道。

(2)膀胱颈梗阻：神经源性膀胱、结石、癌瘤、血块。

(3)输尿管梗阻：输尿管先天狭窄、结石、血块或坏死肾组织(乳头)脱落、肿瘤压迫、腹膜后纤维化。

(二)病理

肉眼检查：肾脏增大而质软，剖开肾脏可见髓质呈暗红色，皮质因缺血而苍白，两者呈鲜明对照。

显微镜检查：急性肾衰竭由于病因的不同，病理改变也不同，可出现相应肾血管、肾小球、肾小管及肾间质的改变。急性肾小管坏死(ATN)可分为缺血性和中毒性。中毒性ATN的病变限于近端小管，呈局灶性分布，坏死的肾小管基膜完整，小管上皮再生良好。而缺血性ATN病变可涉及各段肾小管，呈弥漫性分布，坏死的小管基底膜断裂，上皮细胞再生较差。

(三)发病机制

急性肾衰竭的发病机制十分复杂，有多种因素参与，未完全阐明。不同的患者，不同的病因、病情和病期，有不同的发病机制。目前，关于肾缺血、中毒引起的急性肾衰竭的发病机制，有多种学说。

1.急性肾小管损害学说

(1)肾小管返漏学说：肾小管腔内液通过断裂的小管基底膜，返漏入间质，压迫毛细血管，进一步减少肾血流，导致少尿或无尿。现认为无小管基底膜断裂时也可发生返漏。

(2)肾小管阻塞学说：肾小管上皮受损肿胀。各种管型阻塞、间质水肿压迫均可填塞肾小管导致少尿、无尿。

(3)髓襻升支厚壁段(mTAL)与近端直小管(S_3)的易损性:外髓内供氧与需氧存在精细平衡,mTAL及S_3细胞处于缺氧的边缘区段,缺血缺氧时更易于损伤,通过球管反馈使肾实质缺血而进一步加重损伤。

2.肾内血流动力学改变学说

由于ATN肾脏组织病理改变较轻,因此肾内血流动力学改变是急性肾衰竭发生的重要机制,这些改变包括如下。

(1)肾血流量急剧减少。

(2)肾小球小动脉收缩。机制为:①肾素-血管紧张素激活;②内皮素作用;③交感神经兴奋;④前列腺素作用(PGI_2/TXA_2失衡);⑤氧自由基对内皮细胞的作用;⑥其他,如儿茶酚胺、抗利尿数量(ADH)及血小板活化因子(PAF)等。

(3)肾小球毛细血管内皮细胞肿胀。

(4)肾小球超滤系数(kf)降低。

(5)血管内凝血。

3.细胞学机制

(1)ATP耗竭:通过增高细胞内游离钙、激活磷脂酶A_2、活化钙蛋白酶、诱发肌动蛋白F的解聚等途径改变细胞骨架,损伤细胞,ATP耗竭是ATN发病的中心环节。

(2)血管活性物质作用:主要涉及内皮素、NO、血小板活化因子(PAF)及肾素-血管紧张素-醛固酮系统(RAAS系统),总的作用是收缩肾血管并损伤肾小管上皮细胞。

(3)肾小管结构与功能异常:各种因素使细胞骨架破坏,细胞极性丧失,破坏近端小管刷状缘,细胞间紧密连接和细胞-基质的黏附作用丧失,加上形成的各种管型等因素,使肾小管的结构和功能遭到破坏。

(4)细胞凋亡的作用:急性肾衰竭病理中有二次凋亡,第一次凋亡在肾损伤后立即出现,第二次则出现在急性肾衰竭的恢复期,在急性肾衰竭的发生与恢复中均起重要作用。

(5)生长因子的作用:急性肾衰竭时,即刻反应性基因*c-fos*及*egr*-1表达上调,表皮生长因子EGF、IGF-1、FGF及HGF胰岛血糖素等表达升高,主要在细胞再生及组织修复中起作用。

(四)临床表现

1.少尿型急性肾功能不全

可分为少尿期、利尿期及恢复期,小儿各期间分界往往不明显。

(1)少尿期:ARF 特别是急性肾小管坏死,常有明显少尿期,持续 10~14 天。①少尿:新生儿期尿量<1 mL/(kg·h),婴幼儿期<200 mL/d,学龄前期<300 mL/d,学龄期<400 mL/d 即为少尿,如<50 mL/d 则为无尿。②氮质血症:血 BUN 及 Cr 水平增高,并出现由毒素在体内储积而引起的全身各系统中毒症状,如厌食、恶心、呕吐、呕血、嗜睡、烦躁及贫血等。③水、钠潴留:全身水肿、血压升高,并可出现肺水肿、脑水肿及心力衰竭等表现。④电解质紊乱:高钾血症,可表现为烦躁、恶心、呕吐、嗜睡、四肢麻木、胸闷、憋气、心率缓慢及心律不齐。ECG 示 T 波高尖及 QRS 波增宽等;低钠血症,可出现表情淡漠、反应差、恶心、呕吐甚至抽搐等。高磷及低钙血症,可出现手足搐搦及惊厥等。⑤代谢性酸中毒:表现为疲乏、嗜睡、面色潮红、恶心、呕吐、呼吸深大,甚至昏迷、休克等。⑥内分泌及代谢改变:PTH 升高,降钙素(CT)下降;T_3、T_4 下降,TSH 正常;促红细胞生成素降低;ADH 及肾素-血管紧张素-醛固酮活性均升高;生长激素也升高;糖耐量降低及胰岛素抵抗,胰岛素及胰高血糖素水平升高。

(2)利尿期:当尿量>2 500 mL/m^2 时即进入多尿期,肾功能逐渐恢复,血 BUN 及 Cr 在多尿开始后数天下降,毒物积蓄所引起的各系统症状减轻。在多尿期易出现脱水及低血钾、低血钠。

(3)恢复期:多尿期后尿量渐恢复正常,血 BUN 及 Cr 逐渐正常,肾小管浓缩功能和酸化功能亦逐步恢复,少数可遗留不同程度的肾功能损害,表现为慢性肾功能不全,需维持透析治疗。

2.非少尿型急性肾功能不全

(1)无少尿表现,每天平均尿量>1 000 mL。

(2)多继发于氨基糖苷类抗生素及造影剂造成肾损害。

(3)临床表现较少尿型轻,并发症少,病死率也低。

3.高分解型急性肾功能不全

(1)多继发于大面积烧伤、挤压伤、大手术后和严重感染、败血症。

(2)组织分解极为旺盛,血 BUN、Cr 及血钾迅速上升,HCO_3^- 迅速下降:血 BUN 每天升高>14.3 mmol/L,血 Cr 每天上升>176 μmol/L;血 K^+ 每天上升>1.0 mmol/L。

(3)高钾血症及代谢性酸中毒极为严重,病死率高。

(五)实验室检查

1.尿液

肾实质性急性肾衰竭时尿比重<1.016,渗透压<350 mOsm/(kg·H_2O),尿钠>40 mmol/L,并可见到不同程度的蛋白、红细胞及白细胞等。肾前性急性肾衰竭时尿比重>1.020,渗透压>500 mOsm/(kg·H_2O),尿钠<20 mmol/L,尿常规正常。

2.血生化

Cr及BUN升高;尿酸先升高,严重肾衰竭时反而下降;可出现各种电解质紊乱特别是高钾血症;代谢性酸中毒及原有疾病的生化、免疫学改变。

3.超声波检查

急性肾衰竭时双肾多弥漫性肿大,肾皮质回声增强。肾后性急性肾衰竭在B超下可发现梗阻,表现为肾盂积水。

4.同位素检查(SPECT)

有助于发现肾血管性病变(栓塞)所致急性肾衰竭及梗阻所致肾后性急性肾衰竭;肾小管坏死时^{99m}Tc-二乙三胺五醋酸(DTPA)三相动态显像示灌注良好,吸收差,而^{131}I-邻碘马尿酸钠(OIH)示肾脏显像不清,有一定特异性。

5.肾活体组织检查

对病因诊断价值极大,可发现各种肾小球疾病、小管间质病变及小血管病变所致ARF,能改变50%患者的诊断及治疗。

(六)诊断

诊断急性肾衰竭时应首先从临床入手,确定急性肾衰竭是少尿型、非少尿型还是高分解型,然后再弄清其原因是肾前性、肾性还是肾后性,最终明确病因。中华儿科学会肾脏学组拟订的急性肾衰竭诊断标准如下。

1.诊断依据

(1)尿量显著减少:少尿(<250 mL/m^2)或无尿(<50 mL/m^2),无尿量减少者为非少尿型急性肾衰竭。

(2)氮质血症:血清肌酐(Scr)>176 μmol/L,BUN>15 mmol/L,或每天Scr增加>44 μmol/L或BUN增加>3.57 mmol/L,有条件时测肾小球滤过率(如内生肌酐清除率),Ccr常<30 mL/(min·1.73m^2)。

(3)常有酸中毒及水、电解质紊乱等表现。

2.临床分期

(1)少尿期:少尿或无尿,伴氮质血症、水过多(体重增加,水肿、高血压及脑水肿)、电解质紊乱(高血钾、低血钠、高血磷及低血钙等)及代谢性酸中毒,并可出现循环系统、神经系统、呼吸系统和血液系统多系统受累的表现。

(2)利尿期:尿量渐多或急剧增加(>2 500 mL/m^2),水肿减轻,氮质血症未消失,甚至轻度升高,可伴水、电解质紊乱等表现。

(3)恢复期:氮质血症恢复,贫血改善,而肾小管浓缩功能恢复较慢,约需数月之久。

(七)治疗

对急性肾衰竭总的治疗原则是去除病因,维持水、电解质及酸碱平衡,减轻症状,改善肾功能,防止并发症发生。对肾前性急性肾衰竭,主要是补充液体、纠正细胞外液量及溶质成分异常,改善肾血流,防止演变为急性肾小管坏死。对肾后性急性肾衰竭应积极消除病因,解除梗阻。无论肾前性与肾后性均应在补液或消除梗阻的同时,维持水、电解质与酸碱平衡。对肾实质性 ARF,治疗原则如下。

1.少尿期治疗

(1)一般治疗:保证热量 230~251 kJ/(kg·d)[55~60 kcal/(kg·d)],给予低盐、低蛋白、低钾、低磷饮食,蛋白每天摄入量为0.3~1.0 g/kg,且为优质蛋白,因此可输注 5.53%肾必氨 3~5 mL/(kg·d)。

(2)利尿:可采用新型利尿合剂即多巴胺和酚妥拉明各每次0.3~0.5 mg/kg,呋塞米每次 2 mg/kg,一起加入 10%葡萄糖 100~200 mL 中静脉滴注,每天 1~2 次,利尿效果优于单用呋塞米。

(3)控制液体摄入量:每天入量=前日尿量+不显性失水[500 mL/(m^2·d)]+异常丢失量-内生水量[100 mL/(m^2·d)],此公式可简化为每天入量=前日尿量+异常丢失量中 30 mL/kg(<1 岁)或 20 mL/kg(1~2 岁)或 15 mL/kg(>2 岁)。体温每升高 1 ℃应增加液体 75 mL/m^2。

(4)维持水、电解质及酸碱平衡:①高钾血症,可用 5%碳酸氢钠每次 3~5 mL/kg静脉滴注;10%葡萄糖酸钙 0.5~1 mL/kg(1 次<20 mL)静脉滴注;胰岛素(0.1 U/kg)加葡萄糖(0.5 g/kg)静脉滴注;阳离子交换树脂聚磺苯乙烯每次 1.0 g/kg 加 20%山梨醇 50~100 mL口服或灌肠,每 2~3 小时一次;上述措施无效,血 K^+ 仍>6.5 mmol/L 时应透析治疗。②低钠血症,一般为稀释性,体内钠总量并未减少,因此仅在<120 mmol/L 或虽在 120~130 mmol/L 间但有低钠症状时补给。补钠量(mmol)=[130-所测 Na^+ 浓度]×0.6×体重(kg),折合3%氯化钠(mL)=(130-Na^+)×体重(kg),或 5%碳酸氢钠(mL)=(130-所测

Na^+浓度)×0.85×体重(kg),可相互配合使用,先补一半后,酌情再补剩余量。③低钙血症与高磷血症,补钙用10%葡萄糖酸钙1~2 mL/(kg·d)(<20 mL),高磷血症应限含磷食物,并可服用氢氧化铝6 mg/(kg·d)或磷酸钙20~40 mg/(kg·d)。④代谢性酸中毒:轻度酸中毒不必过分强调补碱,当pH<7.20、HCO_3^-<15 mmol/L或有症状时应纠酸至HCO_3^-为17 mmol/L,5%碳酸氢钠(mL)=(17-所测HCO_3^-浓度)×0.85×体重(kg),也可先纠一半,余量酌情后补。

(5)促蛋白合成激素:苯丙酸诺龙25 mg/d,每周1~2次。

(6)肾脏保护及修复促进药物:如大剂量维生素E、促肝细胞生长因子、胰岛素样生长因子、表皮生长因子、甲状腺素及冬虫夏草等中药。

(7)透析治疗:可行血液透析或腹膜透析,急性肾衰竭时透析的指征有血钾>6.5 mmol/L;血BUN>100 mg/dL(35.7 mmol/L);血肌酐>5 mg/dL(442 mmol/L);严重酸中毒,血HCO_3^-<12 mmol/L;严重水中毒、心力衰竭及肺水肿等;高分解代谢型肾衰竭,少尿2天以上。

2.多尿期的治疗

(1)防治水、电解质失衡:补液要多,防止低血钾及低血钠。

(2)防治感染。

(3)加强营养,纠正贫血。

3.恢复期的治疗

应注意休息,补充营养并坚持随访肾功能与影像学变化,直至完全正常。

4.原发病的治疗

对肾小球疾病及间质小管疾病、肾血管疾病所引起的急性肾衰竭,还应针对原发病进行治疗。

二、慢性肾衰竭

慢性肾衰竭(CRF)是指各种原因造成的慢性进行性肾实质损害,呈进行性不可逆转的肾小球滤过率下降,导致氮质血症、代谢紊乱和各系统受累的临床综合征。当进展到需肾透析或移植方可维持生命时称为终末期肾病(ESRD)。慢性肾衰竭小儿中的发生率国内尚无确切数据,国外报道为每百万人口中4~5人。

(一)病因

慢性肾衰竭的病因以各种原发性及继发性肾小球肾炎占首位,其次为泌尿系统先天畸形(如肾发育不良、先天性多囊肾、膀胱输尿管反流等)及遗传性疾病

(如遗传性肾炎、肾髓质囊性病、范科尼综合征等)。全身性系统疾病中以肾小动脉硬化、高血压及结缔组织病等多见。近年来,肾间质小管损害引起的慢性肾衰竭也逐渐受到人们的重视,糖尿病肾病、自身免疫性与结缔组织疾病及肾损害引起的慢性肾衰竭也有上升趋势。然而,要注意到,反流性肾病是小儿终末期肾衰竭的重要原因之一,资料表明,在小儿慢性肾功能不全的病因中,虽然获得性肾小球疾病仍占重要地位(占45.9%),但已与先天性和遗传性肾脏疾病平分秋色(占45.9%)。结合20世纪70年代中期起的国外统计资料,发现由获得性肾小球疾病引起的慢性肾功能不全逐渐减少,取而代之占主导地位的是先天性和遗传性肾脏疾病。后者在发达国家所占的比例高,而在发展中国家所占的比例相对低。

(二)发生机制

有关慢性肾衰竭的发病机制,历年来先后提出过"尿毒症毒素学说""矫枉失衡学说""肾小球高滤过学说""脂肪代谢紊乱学说"及"肾小管高代谢学说"等等,晚近又有人提出"蛋白尿学说""慢性酸中毒学说"及高蛋白饮食、肾内低氧对肾功能的影响等。加强慢性肾衰竭的发病机制、重视延缓慢性肾衰竭病程进展的研究,已成为重要课题。

1.健存肾单位的血流动力学改变

肾单位受损或失用后,剩余健全的肾单位一系列适应性改变即负担起全肾功能性代偿及小球、小管各部分间的适应,部分健存肾单位功能高于正常,引起单个肾单位的肾小球滤过率增高,肾小球毛细血管压力增加,内皮细胞增生,系膜区基质增多,小球体积增大,逐步出现肾小球硬化。

2.矫枉失衡学说

20世纪60年代末至70年代初,研究者等根据慢性肾衰竭的一系列临床和试验研究结果,提出了矫枉失衡学说。这一学说认为,慢性肾衰竭时体内某些物质的积聚,并非全部由肾清除减少所致,而是机体为了纠正代谢失调的一种平衡适应,其结果又导致新的不平衡,如此周而复始,造成了进行性损害,成为慢性肾衰竭患者病情进展的重要原因之一。慢性肾衰竭时甲状旁腺素(PTH)升高造成的危害是本学说最好的证据。随着GRF降低,尿磷排泄量减少,引起高磷血症。由于血清中钙磷乘积的升高,一方面使无机盐在各器官(包括肾脏)沉积,出现软组织钙化;另一方面,低钙血症又刺激了PTH的合成和分泌,代偿性促进尿磷排泄并升高血钙。但对甲状旁腺的持续性刺激则又导致甲状旁腺的增生及继发性甲状旁腺功能亢进(SHP),从而累及骨骼、心血管及造血系统等。矫枉失衡学说对于进一步解释各种慢性肾脏疾病进展的原因，加深人们对慢性肾衰竭时钙磷代谢紊乱及SHP发病机制的认识具有重要意义，因此一直为各国学者所推崇。近30年来，这一领域的研究取得了重大进展和新的提高。首先，磷的潴留并非产生SHP的始动因素；只有当肾衰竭进入晚期(GFR<20 mL/min)时，患者才出现磷的潴留。高磷血症不仅可以通过低钙血症，还可以通过其他途径直接或间接促进PTH的分泌。磷对甲状旁腺还可能具有直接作用，因为低磷饮食可在血清中钙和1,25-$(OH)_2D_3$浓度无变化的情况下，降低PTH及其前体PTH mRNA的水平。其次，低钙血症也并非引起SHP的唯一直接原因。除了低钙血症外，还有其他重要因素参与了SHP的形成。现已证实SHP的发生和发展最重要的机制：①1,25-$(OH)_2D_3$的缺乏和甲状旁腺对1,25-$(OH)_2D_3$的抵抗；②血钙水平对PTH分泌的调控作用减弱，即所谓调控点(指降低血清PTH水平至50%所需的钙离子浓度)上移，骨骼对PTH提高血钙的调节作用具有抵抗，加重了低钙血症；③肾脏对PTH的降解作用障碍，使血液循环中残留的PTH片段增加等。最近的研究表明，口服补充生理剂量的1,25-$(OH)_2D_3$并不能完全抑制PTH的分泌，而仅仅在应用1,25-$(OH)_2D_3$冲击治疗导致体内超生理浓度时才能完全抑制PTH分泌，因此有学者提出甲状旁腺对1,25-$(OH)_2D_3$存在抵抗。现已知甲状旁腺的主细胞中存在维生素D特异性受体(VDR)，慢性肾衰竭时这种受体的密度和结合力均降低，使1,25-$(OH)_2D_3$作用下降。

3.尿毒症毒素

目前，已知的尿素、多胺类、胍类、中分子量物质及甲状旁腺素在尿毒症期血浓度都增高。它们对心脏、促红细胞生成素、H^+-K^+-ATP酶、神经、肌肉及血小板聚集代谢等均有一定毒性。

4.肾小管间质损伤

肾小管间质病变与肾小球疾病进展的关系已受到重视。这种肾小管间质的形态学上的变化如肾小管萎缩、肾间质细胞浸润及间质纤维化一旦发生后，则进一步通过小管内阻力增加、正常的管球反馈功能丧失及不能维持正常的渗透梯度等功能改变，加剧肾功能恶化。

5.饮食影响

膳食中高蛋白摄入可使入球小动脉扩张，加剧肾小球的高灌注损伤，并可加剧蛋白尿。膳食中盐过高除影响全身血压外，观察到还可致肾小球容积加大和硬化，磷的摄入亦应限制，低磷饮食可防止钙磷盐沉积于血管壁和组织，抑制甲状旁腺的分泌。高脂血症除影响内皮细胞外，还刺激肾小球系膜的增生及细胞外基质的积聚，而易发生肾小球硬化。

6.肾素-血管紧张素-醛固酮系统(RAAS)

在肾脏病进展中，血管紧张素Ⅱ(AⅡ)的作用也受到重视。AⅡ可通过以下机制导致或加重肾脏病的进展：①作为一种血管活性物质，优先收缩肾小球出球小动脉，引起肾小球高滤过损伤；②可使系膜细胞收缩影响肾小球超滤系数；③促进水、盐重吸收和兴奋肾交感神经；④作为促肾生长因子，除使系膜细胞增生肥大外，还能刺激其他血管活性物及细胞因子产生(如 TGF-β1)，导致细胞外基质进行性积聚；⑤抑制细胞外基质的降解；⑥因引起肾小球高滤过而加重蛋白尿；⑦促进肾小管上皮细胞氨的产生，后者又通过激活补体引起肾损伤；⑧促进肾小管上皮细胞钠的重吸收，增加肾组织氧耗，引起肾组织氧供相对不足，加重肾损害。

(三)临床表现

1.电解质、酸碱代谢失常

(1)水代谢：早期由于浓缩功能减退，尿量不减少或反而增多，晚期尿量才有减少，终末期可发展到无尿。患者对水代谢调节能力减退，当水分摄入过多时，易在体内潴留并形成稀释性低钠血症，摄入过少时也易引起体内水分不足。

(2)钾代谢：有高钾血症趋势，细胞内钾的积聚与 H^{+}-K^{+}-ATP 酶活力下降有关。高钾血症可随外伤、手术、麻醉、输血、酸中毒及突然更改饮食等而加剧，慢性肾衰竭时血钾升高是一方面，但总体钾的存储量仍降低，所以保持钾的正常平衡仍非常重要。

(3)钠代谢：慢性肾衰竭可以维持钠正常平衡状态相当长时间，这与健存肾单位及利钠激素等体液因子有关。①钠消耗型：盐分丢失型肾病因细胞外液的缩小及低血压等均有钠的丢失。很多疾病可引起盐分丢失，如肾盂肾炎、肾髓质囊性病、肾积水及间质性肾炎等，这类患者的集合管往往不能吸收运输过来足够量的钠盐而出现低钠。②钠潴留型：当摄入钠过多时，不能正常排泄以致钠潴留，体内细胞外容量增加，发生高血压、肺充血与心脏扩大，甚至心力衰竭。

(4)酸碱平衡：慢性肾衰竭患者早期肾小管合成氨的代偿能力未全丧失，可动员体内其他缓冲系统来代偿代谢性酸中毒，如呼吸系统，组织代偿如骨盐的丢失等。当病情进展，健存肾单位进一步减少，GFR＜20 mL/min 时肾脏排泄有机酸能力下降，排氨能力降低，引起酸中毒。当血 pH＜7.25 时要警惕合并酮症酸中毒。

(5)其他电解质：慢性肾衰竭患者不能充分排泄氯离子，高氯血症与钠浓度成正比；血钙浓度往往降低，慢性肾衰竭患者常能忍受低血钙而不致搐搦，这些患者的肠道钙的吸收能力下降，口服活性维生素 D 可提高血钙浓度；当 GFR ＜20 mL/min时，血镁可升高，尿排泄镁减少。患者多数无症状，不需处理。当血镁较高（＞2 mmol/L）有临床症状时则可应用排钠利尿剂，促镁排出，纠正脱水，必要时给透析疗法。GFR＜20 mL/min 时，血磷升高较明显，病情进展到肾脏排磷进一步减少。

2.血管系统

（1）高血压：常见原因有 GFR 下降、NO 分泌减少，使 VDML 血管减低的髓脂质下降，引起细胞外容量增加，心排血量增加，继而外周阻力增加，血管壁增厚；肾素-血管紧张素-醛固酮系统活跃，肾素分泌过多。

（2）心包炎：尿毒性心包炎是由不明的生化物质、尿酸沉积及代谢异常所引起。属纤维性心包炎，有渗出、出血，可闻及心包摩擦音，偶发生心脏压塞。

（3）心肌病：可在晚期出现，有不同程度的心肌肥厚，间质纤维化，心肌钙化，草酸盐沉积。临床表现为心脏扩大，心排血量减少，各种心律失常。

3.胃肠系统

胃纳减退，常见有呕吐及恶心等症状，加重了水、盐代谢及酸碱平衡紊乱，负氮平衡加剧，对钙的吸收下降。另外消化道出血也较常见，由黏膜有弥散性小出血点炎症及溃疡引起。

4.精神神经症状

乏力、失眠、激惹、压抑、记忆力减退或反抗心理行为。尿毒症伴有继发性甲状旁腺功能亢进时可使脑细胞钙离子浓度增高，出现不正常脑电图。临床可有谵妄、木僵，甚至昏迷。周围神经症状如痛性肢体麻痹，深腱反射消失，肌肉软弱、痉挛甚至感觉消失，被认为与体内中分子物质积聚有关。

5.血液系统

（1）贫血：呈正血色素、正细胞性贫血，随肾功能减退而加剧。主要与肾脏产生促红细胞生成素减少有关；其次为红细胞寿命缩短，饮食中铁及叶酸摄入不足也有一定影响。另外，中性粒细胞趋化性改变，淋巴细胞功能受抑制，免疫功能降低。

（2）出血倾向：可有鼻出血，损伤后出血不止。消化道出血与出血时间延长、血小板功能异常、黏附聚集能力降低及第三因子释放减少有关。

6.糖、蛋白及脂肪代谢障碍

慢性肾衰竭时肾脏清除胰岛素能力减退，血中胰岛素升高。慢性肾衰竭患者一般都有负氮平衡、血浆及细胞内游离氨基酸谱异常及低清蛋白血症。血三酰甘油增高,低密度脂蛋白增高,高密度脂蛋白降低,可能与脂蛋白酯酶及肝酯酶活性下降有关。

7.其他

GFR 降到一定程度时可有高尿素血症及高尿酸血症,皮肤有瘙痒,伴色素沉着,身上散发一股尿毒症臭味,与尿素分泌增加排出减少有关。慢性肾衰竭患者由于营养不良,免疫功能低下,易罹患各种感染。小儿由于摄入不足及内分泌紊乱等因素可有生长发育迟缓,或发生肾性佝偻病。

(四)诊断与鉴别诊断

慢性肾衰竭到晚期各种症状明显时容易诊断,重要的是认识早期的慢性肾衰竭,设法延缓肾功能进行性恶化。慢性肾衰竭分期如下。①肾功能不全代偿期,血肌酐为 110～177 μmol/L(1.2～2 mg/dL),GFR 剩余 50%～80%,无临床症状。②肾功能不全失代偿期(氮质血症期),血肌酐为 178～445 μmol/L(2～5 mg/dL),GFR 剩余 25%～50%,可有轻度贫血、酸中毒、夜尿及乏力。③肾衰竭期(尿毒症期),Cr 为 446～707 μmol/L(5～8 mg/dL),GFR 剩余 10%～25%,有明显消化道症状及贫血体征,可有代谢性酸中毒及钙、磷代谢异常。④终末期肾病,Cr≥708 μmol/L(8 mg/dL),GFR 剩余<10%,有各种尿毒症症状,包括消化、神经及心血管各系统功能异常,水、盐代谢紊乱,酸碱失衡明显,严重贫血。

目前,临床上多使用慢性肾脏疾病(CKD)概念,CKD 的定义:①肾损害(病理、血、尿及影像学异常)≥3 个月;②GFR<60 mL/(min·1.73 m^2),持续时间≥3 个月。具有以上 2 条的任何 1 条者,就可以诊断为 CKD。CKD 分期为:1 期 GFR>90 mL/(min·1.73 m^2);2 期 GFR 60～89 mL/(min·1.73m^2);3 期 GFR 30～59 mL/(min·1.73 m^2);4 期 GFR15～29 mL/(min·1.73 m^2);5 期 GFR<15 mL/(min·1.73 m^2)。5 期即为尿毒症期。

引起慢性肾衰竭病因多种,如由肾小球疾病引起者多有水肿,尿液异常者较易诊断。但部分患者症状隐匿,无明显肾脏疾病史。某些症状如食欲缺乏、不爱活动、夜尿或遗尿等症状无特异性。也有因贫血待查、难治性佝偻病、生长发育迟缓及多饮多尿而来就诊者,则需经仔细的体检、尿液检查(包括比重)及血生化肾功能等测定以及时检出慢性肾衰竭,并尽量寻找病因。如由泌尿系统先天性畸形的肾发育不良、多囊肾及遗传性疾病如 Alport 综合征引起的肾衰竭,发病年龄较早,1～2 岁即出现症状。常无水肿,以身材矮小及肾性骨病较多见。肾小球疾病引起的慢性肾衰竭多见于较大儿童，常>5岁，可伴贫血、高血压及水肿，有中等量蛋白尿、血尿及低比重尿，或合并继发性尿路感染。肾衰竭的急性发作尚需与急性肾衰竭相鉴别。两者的临床表现相似，病因及诱因也有部分相同，但大多数急性肾衰竭预后良好，少部分患者恢复期后可逐渐发展到慢性肾衰竭。由于先天性或遗传性肾脏疾病而致慢性肾功能不全的，小儿明显多于成人，并且小儿以先天泌尿系统发育异常为多，而成人的先天性或遗传性肾脏疾病则主要见于先天性多囊肾。

(五)治疗

虽然造成慢性肾功能不全的一些原发病尚无特异性治疗，但有相当一部分因素引起的肾功能损害是可逆的，如感染、尿路梗阻、脱水及有效循环血量的减少等，及时去除诱因，肾功能仍有部分或全部恢复的可能。有些治疗能延缓慢性肾功能不全的发展。鉴于经济的原因，目前国内仅少数单位开展肾脏替代治疗，对于小儿慢性肾衰竭的治疗，多为对症处理。因此，重点应做到早期诊断，明确病因，纠正代谢紊乱，防治并发症，避免引起肾功能急剧恶化的诱因发生等。

1.饮食疗法

低蛋白摄入为传统疗法，因肾功能减退到一定程度时不能有效排出蛋白分解产物，高蛋白饮食必然加重氮质血症。但小儿处于生长发育阶段，故需供给一定量优质蛋白质(必需氨基酸含量较高食物)，减少植物蛋白摄入。根据GFR下降程度计算摄入蛋白质的量为0.5～1.5 g/(kg·d)。主食以麦淀粉、红薯、芋艿及土豆等含蛋白较低的食物替代部分米、面，有利于促进肠道内尿素氮的吸附，后由大便排出。蔬菜、水果一般不予限制。有高钾血症时避免水果过分摄入。补充必需氨基酸并配合低蛋白饮食，摄入体内后可利用含氮代谢产物，促进蛋白质合成，减轻氮质血症，维持正氮平衡。

2.纠正水、电解质紊乱及酸碱平衡失调

对有水肿、高血压、心功能差、少尿及无尿者应严格限制摄入量。当有吐、泻或消化道失血等脱水和休克现象应即予以纠正，以保证肾小球的有效肾血流量及滤过率。对慢性肾衰竭患者均需适当限制钠盐的摄入，成人不超过5 g/d，小儿依次酌减。

对伴有稀释性低钠血症，如血钠≥120 mmol/L，无临床症状者，一般不需要补钠。血钠<120 mmol/L伴有低钠症状时可口服氯化钠2～4 g/d，或用氯化钠静脉滴入。计算公式按(130－患者的血钠毫当量数)×0.6×体重(kg)＝所需钠毫克当量数。常用为3%NaCl，1 mL3% NaCl含钠0.5 mmol，先给总量的1/2，

以后根据血压、心脏及复查血钠决定是否再补。尿毒症时血钾常在正常高限，若血钾>6.0 mmol/L，则需予以治疗。常用药物有10%葡萄糖酸钙每次0.5～1 mL/kg，静脉缓注，或5%碳酸氢钠每次3～5 mL/kg，静脉滴注。当血钾>6.5 mmol/L，或心电图有高血钾心肌损害时需给透析治疗。轻度酸中毒不予处理。当TCO_2<13 mmol/L伴临床症状时应予治疗。口服Shohl溶液，枸橼酸70 g加枸橼酸钠50 g，以蒸馏水冲到500 mL，1 mL溶液含钠1 mmol，按钠2～3 mmol/(kg·d)给予。或用5%$NaHCO_3$静脉滴注，按公式(30－缓注实测得的TCO_2数)×0.5×体重(kg)＝所需的5%$NaHCO_3$毫升数。先给1/2～2/3量，以后根据血压、水肿程度、心功能及TCO_2和随访的数据决定是否需继续纠正酸中度。高磷血症应限制磷的摄入和使用结合剂，常用药物为碳酸钙。适当补充铁、锌，避免铝的摄入。

3.各系统症状处理

(1)肾性骨病：定期监测血钙、血磷，并防止甲状腺功能过度亢进及骨骼外钙化治疗。控制高血磷，使用磷结合剂。补充钙盐，如碳酸钙、乳酸钙或葡萄糖酸钙，同时加用活性维生素D_3，常用有双氢速甾醇，或1,25-$(OH)_2D_3$，剂量每天1次0.25 μg/片，逐渐过渡到隔天1次或每周2次口服。每2周随访血钙，当血钙达11 mg/dL(2.75 mmol/L)时应减量或停服。

(2)控制高血压：慢性肾衰竭高血压的基本处理原则为延缓肾衰竭的进展，其多数为容量依赖性，故需限制钠的摄入和使用利尿剂。常用药物有双氯噻嗪、氯噻酮及肼屈嗪等。当Ccr<15 mL/(min·1.73m^2)时，一般利尿药往往疗效不高，可应用呋塞米，剂量由小到大，逐渐递增。降压药常用为血管紧张素转换酶抑制剂(ACEI)中的蒙诺或贝那普利，此类药可扩张出入球小动脉，但出球小动脉扩张更明显，从而使肾小球内压力降低，有利于延缓肾小球病变的进展，减少蛋白尿。β受体阻滞剂通过抑制肾素而减少醛固酮分泌和水、钠潴留，起到降血压作用；临床应用的药物有普萘洛尔及阿替洛尔等。钙离子通道阻滞剂使L型钙离子通道活性降低，抑制钙离子进入血管平滑肌细胞，使血管平滑肌张力降低，全身动脉扩张，血压下降；临床常用药物有硝苯地平及维拉帕米等。已证明控制了高血压的慢性肾脏病患者其GFR下降速度低于未控制血压的患者。

(3)贫血与出血：自从20世纪80年代应用重组人红细胞生成素(γHuEPO)治疗慢性肾衰竭患者的慢性贫血以来，基本上可使大多数患者不再接受输血。剂量为50～100 U/(kg·次)，隔天1次皮下注射。红细胞压积上升到35%时减为每周2次，使其维持在35%～40%，注意该药可使血黏度增加，血压升高。治疗期间需随访血清铁及转铁蛋白饱和度等各种参数。及时供应铁剂、叶酸及维生素 B_{12} 等。最近发现一种新的红细胞生成刺激蛋白(NESP),为一糖蛋白,半衰期是促红细胞生成素的 3 倍,治疗慢性肾衰竭中贫血,可更有效地维持患者的血红蛋白浓度。有出血严重者给予小量新鲜血或血浆。透析疗法可改善血小板功能和血小板第三因子的释放,有助于减少出血。严重出血时可酌用抗纤溶止血剂。

(4)防止肾小管、肾间质损伤:肾小管受损重要原因之一是氨产生增加,可激活 C3 直接引起肾间质炎性反应。给予碳酸氢钠碱性药物时则尿中产氨下降,尿蛋白减少,理论上碱性药物有保护小管、间质受损的作用。

晚期尿毒症到终末期 Ccr<5%时,内科治疗不能见效只能通过透析疗法维持生命,以达最终肾移植目的。

第八章

血液系统疾病

第一节　急性白血病

白血病是造血系统的恶性增生性疾病。其特点为造血组织中某一血细胞系统过度增生、进入血流并浸润到各组织和器官，从而引起一系列临床表现。在我国，小儿的恶性肿瘤中以白血病的发病率最高。据调查，我国<10岁小儿的白血病发生率为3/10万～4/10万，男性发病率高于女性。任何年龄均可发病，新生儿亦不例外，但以学龄前期和学龄期小儿多见。小儿白血病中90%以上为急性白血病，慢性白血病仅占3%～5%。

一、病因

尚未完全明了，可能与下列因素有关。

（一）病毒因素

多年研究已证明RNA病毒的反转录病毒（又称人类T细胞白血病病毒，HTLV）可引起人类T淋巴细胞白血病。其他病毒（如EB病毒）与白血病的关系也已引起关注。

（二）物理和化学因素

电离辐射能引起白血病。小儿对电离辐射较为敏感，在曾经放射治疗胸腺肥大的小儿中，白血病发生率较正常小儿高10倍；妊娠妇女照射腹部后，其新生儿的白血病发病率比未经照射者高17.4倍。苯及其衍生物、氯霉素、保泰松、乙双吗啉和细胞毒药物等均可诱发急性白血病。

（三）遗传素质

白血病不属遗传性疾病，但在家族中却可有多发性恶性肿瘤的情况；少数患儿可能患有其他遗传性疾病，如21三体综合征、先天性睾丸发育不全综合征、先天性再生障碍性贫血伴有多发畸形、先天性远端毛细血管扩张性红斑症及严重联合免疫缺陷病等，这些疾病患儿的白血病发病率明显比一般小儿高。此外，同卵孪生儿中一个患急性白血病，另一个患白血病的概率为20%，比双卵孪生儿的发病率高12倍。以上现象均提示白血病的发生与遗传因素有关。

二、发病机制

尚未完全明了，下列机制可能在白血病的发病中起重要作用。

（一）原癌基因的转化

人类和许多哺乳动物的染色体基因组中存在原癌基因（又称细胞癌基因），在正常情况时，其主要功能是参与调控细胞的增殖、分化和衰老死亡。当机体在致癌因素的作用下，原癌基因可发生点突变、染色体重排或基因扩增，转化为癌基因，从而导致白血病的发生。

（二）抑癌基因畸变

近年研究发现，正常人体内存在着抑癌基因，如*RB*、*P53*、*P16*、*WT1*等，当这些抑癌基因发生突变、缺失等变异时，失去其抑癌活性，造成癌细胞异常增殖而发病。

（三）细胞凋亡受抑

细胞凋亡是在基因调控下的一种细胞主动性自我消亡过程，是人体组织器官发育中细胞清除的正常途径。当细胞凋亡通路受到抑制或阻断时，细胞没有正常凋亡而继续增殖导致恶变。研究发现，急性白血病时抑制凋亡的基因（如*Bcl-2*、*Bcl-XL*等）常高表达，而促进凋亡的基因（如*P53*、*Fas*、*Bax*等）表达降低或出现突变；此外，特异染色体易位产生的融合基因也可抑制细胞凋亡。由此可见，细胞凋亡受抑或阻断在白血病发病中起重要作用。

三、分类和分型

急性白血病的分类或分型对于诊断、治疗和提示预后都有一定意义。根据增生的白细胞种类的不同，可分为急性淋巴细胞白血病和急性非淋巴细胞白血病，前者在小儿中的发病率较高。目前，常采用形态学（M）、免疫学（I）、细胞遗传学（C）及分子生物学（M），即MICM综合分型，更有利于指导治疗和提示预后。

(一)急性淋巴细胞白血病(ALL)

1.形态学分型(FAB 分型)

根据原淋巴细胞形态学的不同,分为 3 种类型。①L_1型:以小细胞为主,其平均直径为 6.6 μm,核染色质均匀,核形规则,核仁很小,1 个或无,胞质少,胞质空泡不明显。②L_2型:以大细胞为主,大小不一,其平均直径为 8.7 μm,核染色质不均匀,核形不规则,核仁 1 个或数个,较大,胞质量中等,胞质空泡不定。③L_3型:以大细胞为主,细胞大小一致,核染色质细点状,均匀,核形规则,核仁 1 个或多个,胞质量中等,胞质空泡明显。上述 3 型中以 L_1型多见,占 80%以上;L_3型最少,占 4%以下。

2.免疫学分型

应用单克隆抗体检测淋巴细胞表面抗原标记,可了解淋巴细胞白血病细胞的来源和分化程度,对诊断、鉴别诊断、治疗和判断预后可提供重要依据。一般可将急性淋巴细胞白血病分为 T、B 两大系列。

(1)T 系 ALL(T-ALL):具有阳性的 T 淋巴细胞标志,如 CD_1、CD_3、CD_5、CD_8和 TdT(末端脱氧核糖核酸转换酶)阳性。

(2)B 系 ALL(B-ALL):此型又分为 4 种亚型。①早期前B细胞型:HLA-DR 及 CD_{19}和(或)$CyCD_{22}$(胞质 CD_{22})阳性;其他 B 系标志阴性。②普通 B 细胞型(C-ALL):CD_{10}、CD_{19}、$CyCD_{22}$及 HLA-DR 阳性;CyIg(胞质免疫球蛋白)和 SmIg(细胞膜表面免疫球蛋白)阴性。③前 B 细胞型:CyIg 阳性;SmIg 阴性;其他 B 系标志及 HLA-DR 阳性。④成熟 B 细胞型:SmIg 阳性;CyIg 阴性;其他 B 系标志及 HLA-DR 阳性。此型预后较差。

(3)伴有髓系标志的 ALL(My^+-ALL):本型具有淋巴系的形态学特征,以淋巴系特异抗原为主但伴有个别、次要的髓系特异抗原标志,如 CD_{13}、CD_{33}、CD_{14}等阳性。

3.细胞遗传学改变

ALL 的染色体畸变种类繁多,主要有:①染色体数目异常,如≤45 条的低二倍体,或≥47 条的高二倍体;②染色体核型异常,如 12 号和21 号染色体易位,即 t(12;21)、t(9;22)及 t(4;11)等。

4.分子生物学分型

主要是 ALL 发生及演化中的特异性基因:①Ig 重链(IgH)基因重排;②T 淋巴细胞受体基因(TCR)片段重排,如 TCRγ、TCRδ 等;③AL 表达的相关融合基因，如*EFV*6-*CBFA*2、*BCR-ABL*、*MLL*-*AF*4融合基因等。

5.临床分型

分型标准尚无统一意见，全国小儿血液病会议分型标准如下。

(1)与小儿ALL预后确切相关的危险因素：①12个月以下的婴儿白血病；②诊断时已发生中枢神经系统白血病(CNSL)和(或)睾丸白血病(TL)者；③染色体核型为t(4;11)或t(9;22)异常；④<45条染色体的低二倍体；⑤诊断时外周血白细胞计数≥50×10^9/L；⑥泼尼松诱导试验60 mg/(m^2·d)×7天，第8天外周血白血病细胞>1×10^9/L，定为泼尼松试验不良者；⑦标危ALL诱导化疗不能获完全缓解者。

(2)根据上述危险因素，临床分为2型。①高危型ALL(HR-ALL)：具备上述任何1项或多项危险因素者。②标危型ALL(SR-ALL)：不具备上述任何1项危险因素者。

目前国内外很多方案将ALL分为3型，即标(低)危型ALL(SR-ALL、LR-ALL)，中危型ALL(MR-ALL、IR-ALL)和高危型ALL(HR-ALL)。

(二)急性非淋巴细胞白血病

1.FAB分型

(1)原粒细胞白血病未分化型(M_1)：骨髓中原粒细胞≥90%，早幼粒细胞很少，中幼粒以下各阶段细胞极少见，可见Auer小体。

(2)原粒细胞白血病部分分化型(M_2)：骨髓中原粒和早幼粒细胞共占50%以上，可见多少不一的中幼粒、晚幼粒和成熟粒细胞，可见Auer小体；M_2b型即以往命名的亚急性粒细胞白血病，骨髓中有较多的核、质发育不平衡的中幼粒细胞。

(3)颗粒增多的早幼粒细胞白血病(M_3)：骨髓中颗粒增多的异常早幼粒细胞占30%以上，胞质多少不一，胞质中的颗粒形态分为粗大密集和细小密集2类，据此又可分为2型，即粗颗粒型(M_3a)和细颗粒型(M_3b)。

(4)粒-单核细胞白血病(M_4)：骨髓中幼稚的粒细胞和单核细胞同时增生，原始及幼稚粒细胞>20%；原始、幼稚单核和单核细胞≥20%；或原始、幼稚和成熟单核细胞>30%，原粒和早幼粒细胞>10%。除以上特点外，骨髓中异常嗜酸性粒细胞增多。

(5)单核细胞白血病(M_5)：骨髓中以原始、幼稚单核细胞为主。可分为2型：①未分化型，以原始单核细胞为主，>80%；②部分分化型，骨髓中原始及幼稚单核细胞＞30%，原始单核细胞＜80%。

(6)红白血病(M_6)：骨髓中有核红细胞＞50%，以原始及早幼红细胞为主，且常有巨幼样变；原粒及早幼粒细胞＞30%。外周血可见幼红及幼粒细胞，粒细胞中可见 Auer 小体。

(7)急性巨核细胞白血病(M_7)：骨髓中原始巨核细胞＞30%，外周血有原始巨核细胞。

2.免疫学分型

急性非淋巴细胞 M_1～M_5 型可有 CD_{33}、CD_{13}、CD_{14}、CD_{15}、MPO(抗髓过氧化物酶)等髓系标志中的1项或多项阳性，也可有 CD_{34} 阳性。其中 CD_{14} 多见于单核细胞系；M_6 可见血型糖蛋白 A 阳性；M_7 可见血小板膜抗原Ⅱb/Ⅲa(GPⅡb/Ⅲa)阳性，或 CD_{41}、CD_{68} 阳性。

3.细胞遗传学改变

常见的核型改变有 t(9;22)、t(8;21)、t(15;17)、t(11q)、t(11;19)和 16 号染色体倒位等。

4.分子生物学分型

常见的融合基因如 *BCR-ABL*、*ANLL1-ETO*、*PML-RARa*、*PLZF-RARa*、*CBF-MYH11*、*HRX* 等。

(三)特殊类型白血病

如多毛细胞白血病、浆细胞白血病、嗜酸性粒细胞白血病等，在儿科均罕见。

四、临床表现

各型急性白血病的临床表现基本相同，主要表现如下。

(一)起病

大多较急，少数缓慢。早期症状有面色苍白、精神不振、乏力、食欲低下，鼻出血或齿龈出血等；少数患儿以发热和类似风湿热的骨关节痛为首发症状。

(二)发热

多数患儿起病时有发热，热型不定，可低热、不规则发热、持续高热或弛张热，一般不伴寒战。发热原因之一是白血病性发热，多为低热且抗生素治疗无效；另一原因是感染，常见者为呼吸道炎症，齿龈炎，皮肤疖肿，肾盂肾炎，败血症等。

(三)贫血

出现较早，并随病情发展而加重，表现为苍白、虚弱无力、活动后气促等。贫血主要是由骨髓造血干细胞受到抑制所致。

(四)出血

以皮肤和黏膜出血多见，表现为紫癜、瘀斑、鼻出血、齿龈出血，消化道出血和血尿。偶有颅内出血，为引起死亡的重要原因之一。出血的主要原因是由于骨髓被白血病细胞浸润，巨核细胞受抑制使血小板的生成减少。血小板还可有质的改变而致功能不足，从而加剧出血倾向。白血病细胞浸润肝脏，使肝功能受损，纤维蛋白原、凝血酶原和第Ⅴ因子等生成不足，亦与出血的发生有关。感染和白血病细胞浸润使毛细血管受损，血管通透性增加，也可导致出血倾向。此外，当并发 DIC 时，出血症状更加明显。在各类型白血病中，以 M_3 型白血病的出血最为显著。

(五)白血病细胞浸润引起的症状和体征

(1)肝、脾大和淋巴结肿大：白血病细胞浸润多发生于肝、脾而造成其肿大，这在急性淋巴细胞白血病尤其显著。肿大的肝、脾质软，表面光滑，可有压痛。全身浅表淋巴结轻度肿大，但多局限于颈部、颌下、腋下和腹股沟等处，其肿大程度以 ALL 较为显著。有时因纵隔淋巴结肿大引起压迫症状而发生呛咳、呼吸困难和静脉回流受阻。

(2)骨和关节浸润：小儿骨髓多为红骨髓，易被白血病细胞侵犯，故患儿骨、关节疼痛较为常见。约 25% 的患儿以四肢长骨、肩、膝、腕、踝等关节疼痛为首发症状，其中部分患儿呈游走性关节痛，局部红肿现象多不明显，并常伴有胸骨压痛。骨和关节痛多见于急性淋巴细胞白血病。骨痛的原因主要与骨髓腔内白血病细胞大量增生、压迫和破坏邻近骨质及骨膜浸润有关。骨骼 X 线检查可见骨质疏松、溶解，骨骺端出现密度减低横带和骨膜下新骨形成等征象。

(3)中枢神经系统浸润：白血病细胞侵犯脑实质和(或)脑膜时即引起 CNSL。由于近年联合化疗的进展，患儿的寿命得以延长，但因多数化疗药物不能透过血-脑屏障，故中枢神经系统便成为白血病细胞的“庇护所”，造成 CNSL 的发生率增高，这在 ALL 尤其多见。浸润可发生于病程中任何时候，但多见于化疗后缓解期。它是导致急性白血病复发的主要原因。

常见症状：颅内压增高，出现头痛、呕吐、嗜睡、视盘水肿等；浸润脑膜时，可出现脑膜刺激征；浸润脑神经核或根时，可引起脑神经麻痹；脊髓浸润可引起横贯性损害而致截瘫。此外，也可有惊厥，昏迷。检查脑脊液可以确诊：脑脊液色清或微浊，压力增高；细胞数 $>10\times10^6$/L，蛋白 >0.45 g/L；将脑脊液离心沉淀做涂片检查可发现白血病细胞。

(4)睾丸浸润:白血病细胞侵犯睾丸时即引起 TL,表现为局部肿大、触痛,阴囊皮肤可呈红黑色。由于化疗药物不易进入睾丸,在病情完全缓解时,该处白血病细胞仍存在,因而常成为导致白血病复发的另一重要原因。

(5)绿色瘤:急性粒细胞白血病的一种特殊类型,白血病细胞浸润眶骨、颅骨、胸骨、肋骨或肝、肾、肌肉等,在局部呈块状隆起而形成绿色瘤。此瘤切面呈绿色,暴露于空气中绿色迅速消退,这种绿色素的性质尚未明确,可能是光紫质或胆绿蛋白的衍生物。绿色瘤偶由急性单核细胞白血病局部浸润形成。

(6)其他器官浸润:少数患儿有皮肤浸润,表现为丘疹、斑疹、结节或肿块;心脏浸润可引起心脏扩大、传导阻滞、心包积液和心力衰竭等;消化系统浸润可引起食欲缺乏、腹痛、腹泻、出血等;肾脏浸润可引起肾肿大、蛋白尿、血尿、管型尿等;齿龈和口腔黏膜浸润可引起局部肿胀和口腔溃疡,这在急性单核细胞白血病较为常见。

五、辅助检查

为确诊白血病和观察疗效的重要方法。

(一)血象

红细胞及血红蛋白均减少,大多为正细胞正血色素性贫血。网织红细胞数大多较低,少数正常;偶在外周血中见到有核红细胞。白细胞数增高者占 50%以上,其余正常或减少,但在整个病程中白细胞数可有增、减变化;白细胞分类示原始细胞和幼稚细胞占多数。血小板减少。

(二)骨髓象

骨髓检查是确立诊断和评定疗效的重要依据。典型的骨髓细胞学检查为该类型白血病的原始及幼稚细胞极度增生,幼红细胞和巨核细胞减少。但有少数患儿的骨髓表现为增生低下,其预后和治疗均有特殊之处。

(三)组织化学染色

常用以下组织化学染色以协助鉴别细胞类型。

(1)过氧化酶:在早幼阶段以后的粒细胞为阳性;幼稚及成熟单核细胞为弱阳性;淋巴细胞和浆细胞均为阴性。各类型分化较低的原始细胞均为阴性。

(2)酸性磷酸酶:原始粒细胞大多为阴性,早幼粒以后各阶段粒细胞为阳性;原始淋巴细胞弱阳性,T 细胞强阳性,B 细胞阴性;原始和幼稚单核细胞强阳性。

(3)碱性磷酸酶:成熟粒细胞中此酶的活性在急性粒细胞白血病时明显降低,积分极低或为0;在ALL时积分增加;在急性单核细胞白血病时积分大多正常。

(4)苏丹黑:此染色结果与过氧化酶染色的结果相似,即原始及早幼粒细胞阳性,原淋巴细胞阴性,原单核细胞弱阳性。

(5)糖原:原始粒细胞为阴性,早幼粒细胞以后各阶段粒细胞为阳性;原始及幼稚淋巴细胞约半数为强阳性,余为阳性;原始及幼稚单核细胞多为阳性。

(6)非特异性酯酶(萘酚酯NASDA):这是单核细胞的标记酶,幼稚单核细胞强阳性,原始粒细胞和早幼粒细胞以下各阶段细胞为阳性或弱阳性,原始淋巴细胞阴性或弱阳性。

(四)溶菌酶检查

血清中的溶菌酶主要来源于破碎的单核细胞和中性粒细胞,测定血清与尿液中溶菌酶的含量可以协助鉴别白血病细胞类型。正常人血清含量为4~20 mg/L;尿液中不含此酶。在急性单核细胞白血病时,其血清及尿液的溶菌酶浓度明显增高;急性粒细胞白血病时中度增高;ALL时则减少或正常。

六、诊断和鉴别诊断

典型病例根据临床表现、血常规和骨髓细胞学检查的改变即可做出诊断。发病早期症状不典型,特别是白细胞数正常或减少者,其血涂片不易找到幼稚白细胞时,可使诊断发生困难。须与以下疾病鉴别。

(一)再生障碍性贫血

本病血常规呈全血细胞减少;肝、脾、淋巴结不大;骨髓有核细胞增生低下,无幼稚白细胞增生。

(二)传染性单核细胞增多症

本病肝、脾、淋巴结常大;白细胞计数增高并出现异型淋巴细胞,易与ALL混淆。但本病病程经过一般良好,血象多于1个月左右恢复正常;血清嗜异性凝集反应阳性;骨髓无白血病改变。

(三)类白血病反应

为造血系统对感染、中毒和溶血等刺激因素的一种异常反应,以外周血出现幼稚白细胞或白细胞计数增高为特征。当原发疾病被控制后,血白细胞数即恢复正常。此外,根据血小板数多正常;白细胞中有中毒性改变,如中毒颗粒和空泡形成;中性粒细胞碱性磷酸酶积分显著增高等,可与白血病区别。

(四)风湿性关节炎

有发热、关节疼痛症状者易与风湿性关节炎混淆,须注意鉴别。

七、治疗

急性白血病的治疗主要是以化疗为主的综合疗法,其原则是:要早期诊断、早期治疗;应严格区分患儿的白血病类型,按照类型选用不同的化疗药物联合治疗;早期予连续强烈化疗;要长期治疗,交替使用多种药物。同时要早期防治CNSL和TL,注意支持疗法。连续完全缓解2.5～3.5年者方可停止治疗。

(一)支持疗法

(1)防治感染:在化疗阶段,保护性环境隔离对防止外源性感染具有较好效果。用抗生素预防细菌性感染,可减少感染性并发症。并发细菌性感染时,应根据不同致病菌和药敏试验结果选用有效的抗生素治疗。长期化疗常并发真菌感染,可选用抗真菌药物如制霉菌素、两性霉素B或氟康唑等治疗;并发病毒感染者可用阿昔洛韦或更昔洛韦治疗;怀疑并发卡氏囊虫肺炎者,应及早采用复方新诺明治疗。

(2)输血和成分输血:明显贫血者可输给红细胞;因血小板数减少而致出血者,可输浓缩血小板。有条件时可酌情静脉输注丙种球蛋白。

(3)集落刺激因子:化疗期间如骨髓抑制明显者,可予以G-CSF、GM-CSF等集落刺激因子。

(4)高尿酸血症的防治:在化疗早期,由于大量白血病细胞破坏分解而引起高尿酸血症,导致尿酸结石梗阻、少尿或急性肾衰竭,故应注意多喝水以利尿。为预防高尿酸血症,可口服别嘌呤醇。

(5)其他:在治疗过程中,要增加营养。有发热、出血时应卧床休息。要注意口腔卫生,防止感染和黏膜糜烂。并发DIC时,可用肝素等治疗。

(二)化疗

目的是杀灭白血病细胞,解除白血病细胞浸润引起的症状,使病情缓解,以至治愈。急性白血病的化疗通常按下述次序分阶段进行。

(1)诱导治疗:诱导缓解治疗是患儿能否长期无病生存的关键,需联合数种化疗药物,最大限度地杀灭白血病细胞,从而尽快达到完全缓解。柔红霉素(DNR)和左旋门冬酰胺酶(*L*-ASP)是提高ALL完全缓解率和长期生存率的2

个重要药物，故大多数ALL诱导缓解方案均为包含这2种药物的联合化疗，如VDLP等。而阿糖胞苷(Ara-c)则对治疗急性非淋巴细胞白血病至关重要。M3型常选用全反式维A酸(ATAR)或三氧化二砷(AS_2O_3)进行“诱导分化”治疗。

(2)巩固治疗：强力的巩固治疗是在缓解状态下最大限度地杀灭微小残留白血病细胞(MRIC)的有力措施，可有效地防止早期复发，并使在尽可能少的MRIC状况下进行维持治疗。ALL一般首选环磷酰胺(C)、Ara-c(A)及6-巯基嘌呤(M)，即CAM联合治疗方案；ANLL常选用有效的原诱导方案1～2个疗程。

(3)预防髓外白血病：由于大多数药物不能进入中枢神经系统、睾丸等部位，如果不积极预防髓外白血病，则CNSL在3年化疗期间的发生率可高达50%～70%；TL的发生率在男孩中亦可有5%～30%。CNSL和TL均会导致骨髓复发、治疗失败，因此有效的髓外白血病的预防是白血病特别是急性淋巴细胞白血病患儿获得长期生存的关键之一。ALL通常首选大剂量甲氨蝶呤＋四氢叶酸钙(HDMTX＋CF)方案，配合甲氨蝶呤(MTX)、Ara-c和地塞米松(Dex)三联药物鞘内注射治疗。ANLL选用药物鞘内注射。

(4)维持治疗和加强治疗：为了巩固疗效、达到长期缓解或治愈的目的，必须在上述疗程后进行维持治疗和加强治疗。对ALL一般主张用6-巯基嘌呤(6-MP)或6-硫鸟嘌呤(6-TG)＋MTX维持治疗，维持期间必须定期用原诱导缓解方案或其他方案强化，总疗程2.5～3.5年；ANLL常选用几个有效方案序贯治疗，总疗程3年。

(三)CNSL的防治

CNSL是造成白血病复发或者死亡的重要原因之一，在治疗过程中一定要重视CNSL的防治。

1.预防性治疗

常用方法有以下3种，依据白血病的类型和病情选择应用。

(1)三联鞘内注射法(IT)：常用甲氨蝶呤、阿糖胞苷、地塞米松3种药物联合鞘内注射。不同类型白血病的用法稍有不同，参阅各型的治疗部分。

(2)大剂量甲氨蝶呤-四氢叶酸钙(HDMTX-CF)疗法：多用于急性淋巴细胞白血病，每10～14天为1个疗程。每疗程MTX剂量为2～5 g/m^2(剂量根据分型而定)，其中1/6量(＜500 mg)作为突击量，在30分钟内快速静脉滴入，余量于24小时内匀速滴入；突击量MTX滴入后0.5～2小时内行三联鞘内注射1次；开始滴注MTX 36小时后开始CF解救，剂量为每次15 mg/m^2，首剂静脉注射，以后每 6 小时口服或肌内注射，共 6～8 次。HDMTX 治疗前、后 3 天口服碳酸氢钠 1.0 g，每天 3 次，并在治疗当天给 5%碳酸氢钠 3～5 mL/kg 静脉滴注，使尿 pH>7.0；用 HDMXT 当天及后 3 天需水化治疗，每天液体总量 3 000 mL/m^2。在用 HDMTX 同时，每天口服 6-MP25 mg/m^2。

(3)颅脑放疗：颅脑放疗适用于>3 岁的高危 ALL，诊断时白细胞数>100×10^9/L、有 t(9;22)或 t(4;11)核型异常、有 CNSL、因种种原因不宜 HDMTX-CF 治疗者。通常在完全缓解后6 个月时进行，放射总剂量为 18 Gy，分 15 次于 3 周内完成；或总剂量为 12 Gy，分 10 次于 2 周内完成。同时每周鞘内注射 1 次。放疗第 3 周用 VDex 方案：VCR 1.5 mg/m^2静脉注射 1 次；Dex 每天8 mg/m^2，口服 7 天。

2.中枢神经系统白血病的治疗

初诊时已发生 CNSL 者，照常进行诱导治疗，同时给予三联鞘内注射，第 1 周3 次，第 2 周和第 3 周各 2 次，第 4 周 1 次，共 8 次。一般在鞘内注射化疗 2～3 次后 CSF 常转为阴性。在完成诱导缓解、巩固、髓外白血病防治和早期强化后，做颅脑放射治疗，剂量同上。颅脑放疗后不再用 HDMTX-CF 治疗，但三联鞘内注射必须每 8 周 1 次，直到治疗终止。完全缓解后在维持巩固期发生 CNSL 者，也可按上述方法进行，但在完成第 5 次三联鞘注后，必须做全身强化治疗以免骨髓复发，常用早期强化治疗的 VDLDex 和 VP16＋Ara-C 方案各1 个疗程，然后继续完成余下的 3 次鞘内注射。紧接全身强化治疗之后应做颅脑放射治疗。此后每 8 周三联鞘内注射 1 次，直到终止治疗。

(四)TL 治疗

初诊时已发生 TL 者，先诱导治疗到完全缓解，双侧 TL 者做双侧睾丸放射治疗，总剂量为 24～30 Gy，分 6～8 天完成；单侧者可行切除术，亦可做双侧睾丸放疗(无单侧放疗)；与此同时继续进行巩固、髓外白血病防治和早期强化治疗。在缓解维持治疗期发生 TL 者，按上法予以治疗，紧接着用 VDLDex 和 VP16＋Ara-C 方案各 1 个疗程。

(五)造血干细胞移植(HSCT)

HSCT 不仅可提高患儿的长期生存率，而且还可能根治白血病。随着化疗效果的不断提高，目前 HSCT 多用于急性非淋巴细胞白血病和部分高危型急性淋巴细胞白血病患儿，一般在第 1 次化疗完全缓解后进行，其 5 年无病生存率为 50%～70%；标危型 ALL 一般不采用此方法。

第二节 血 友 病

血友病是一组遗传性凝血功能障碍的出血性疾病，包括：①血友病 A 即因子Ⅷ（又称抗血友病球蛋白，AHG）缺乏症；②血友病 B 即因子Ⅸ（又称血浆凝血活酶成分，PTC）缺乏症；③血友病 C 即因子Ⅺ（又称血浆凝血活酶前质，PTA）缺乏症。这一组疾病并不罕见，其发病率为 5/10 万～10/10 万，以血友病 A 较为常见。其共同特点为终身轻微损伤后发生长时间出血。

一、病因和发病机制

血友病 A 和 B 均为 X 连锁隐性遗传，由女性传递，男性发病。血友病 A 的基因定位于 Xq28，主要缺陷有：①基因缺失；②异常基因片段插入；③基因片段重排；④基因点突变。血友病 B 基因定位于 Xq27，主要缺陷有基因点突变、缺失和插入等。血友病 C 为常染色体不完全性隐性遗传，男女均可发病或传递疾病。

因子Ⅷ、Ⅸ、Ⅺ缺乏均可使凝血过程的第一阶段中的凝血活酶生成减少，而引起血液凝固障碍，导致出血倾向。因子Ⅷ是血浆中的一种球蛋白（其抗原为Ⅷ：Ag，功能部分称为Ⅷ：C），它与血管性血友病因子（vWF）以非共价形式结合成复合物存在于血浆中。因子Ⅷ和 vWF 是由不同的基因编码、性质和功能完全不同的 2 种蛋白质。Ⅷ：C 的含量很低，仅占 1%，水溶性，80%由肝脏合成，余 20%由脾、肾和单核-巨噬细胞等合成，其活性易被破坏，在 37 ℃储存 24 小时后可丧失 50%。vWF 的功能主要有：①作为因子Ⅷ的载体而对因子Ⅷ起稳定作用；②参与血小板黏附和聚集功能。当 vWF 缺乏时，可引起出血和因子Ⅷ缺乏。因子Ⅸ是一种由肝脏合成的糖蛋白，在其合成过程中需要维生素 K 的参与。因子Ⅺ也是在肝内合成，在体外储存时其活性稳定，故给本病患者输适量储存血浆即可补充因子Ⅺ。

二、临床表现

出血症状是本组疾病的主要表现，终生于轻微损伤或小手术后有长时间出血的倾向，但血友病 C 的出血症状一般较轻。

血友病 A 和 B 大多在 2 岁时发病，亦可在新生儿期即发病，血友病 A 出血的轻重程度与其血浆中Ⅷ：C 的活性高低有关，活性为 0～1%者为重型，患者自幼年起即有自发性出血、反复关节出血或深部组织(肌肉、内脏)出血,并常导致关节畸形;2%~5%者为中型,患者于轻微损伤或手术后即严重出血,自发性出血和关节出血较少见;6%~20%者为轻型,患者于轻微损伤或手术后出血时间延长,但无自发性出血或关节出血;20%~50%为亚临床类型,仅于严重外伤或手术后有渗血现象。

血友病B的出血症状与血友病A相似,其轻重分型亦相似,因子Ⅸ活性少于2%者为重型,很罕见;绝大多数患者为轻型。因此,本病的出血症状大多较轻。

血友病C较为少见,杂合子患儿无出血症状,只有纯合子者才有出血倾向。出血多发生于外伤或手术后,自发性出血少见。患者的出血程度与Ⅺ因子的活性高低并不相关,有些患儿的因子Ⅺ活性虽为≥20%,却可有严重出血。本病患儿常合并Ⅴ、Ⅶ等其他因子缺乏。

三、辅助检查

血友病A、B、C实验室检查的共同特点:①凝血时间延长(轻型者正常);②凝血酶原消耗不良;③活化部分凝血活酶时间延长;④凝血活酶生成试验异常。出血时间、凝血酶原时间和血小板正常。

当凝血酶原消耗试验和凝血活酶生成试验异常时,为了进一步鉴别3种血友病,可做纠正试验,其原理为:正常血浆经硫酸钡吸附后尚含有因子Ⅷ和Ⅺ,不含因子Ⅸ,正常血清含有因子Ⅸ和Ⅺ,不含因子Ⅷ;据此,如患者凝血酶原消耗时间和凝血活酶生成试验被硫酸钡吸附后的正常血浆所纠正,而不被正常血清纠正,则为血友病A;如以上2项试验被正常血清所纠正而不被硫酸钡吸附的正常血浆纠正,则为血友病B;若以上2项试验可被正常血清和硫酸钡吸附正常血浆所纠正,则为血友病C。

用免疫学方法测定Ⅷ:C、因子Ⅸ的活性,对血友病A或B有诊断意义。基因分析有助诊断和产前诊断。

四、诊断与鉴别诊断

根据病史、出血症状和家族史,即可考虑为血友病,进一步确诊须做有关实验室检查。血友病须与血管性血友病鉴别,后者出血时间延长、阿司匹林耐量试验阳性、血小板黏附率降低、血小板对瑞斯托霉素无凝集反应、血浆Ⅷ:C减少或正常、血浆vWF减少或缺乏。此外血管性血友病为常染色体显性遗传,家族调查亦有助于鉴别。

五、治疗

本组疾病尚无根治疗法。

(一)预防出血

自幼养成安静生活习惯,以减少和避免外伤出血,尽可能避免肌内注射,如因患外科疾病需做手术治疗,应注意在术前、术中和术后输血或补充所缺乏的凝血因子。

(二)局部止血

对表面创伤、鼻或口腔出血可局部压迫止血,或用纤维蛋白泡沫、明胶海绵沾鲜血或血浆局部压迫止血,亦可用棉球或纱布沾组织凝血活酶或凝血酶敷于伤口处。早期关节出血者,宜卧床休息,并用夹板固定肢体,放于功能位置,亦可用局部冷敷,并用弹力绷带缠扎。关节出血停止、肿痛消失时,可做适当体疗,以防止关节畸形。严重关节畸形可用手术矫形治疗。

(三)替代疗法

本疗法的目的是将患者所缺乏的因子提高到止血水平,以治疗或预防出血。

(1)因子Ⅷ和因子Ⅸ浓缩剂:多用人血浆冻干浓缩制剂,亦有牛、猪血浆的因子Ⅷ制品,近年基因工程重组人因子Ⅷ制剂已应用于临床。因子Ⅷ的半衰期为8～12小时,需每12小时输注1次,每输入1 U/kg可提高血浆因子Ⅷ活性约2%。因子Ⅸ的半衰期为18～24小时,常24小时输注1次,每输入1 U/kg可提高血浆因子Ⅸ活性约1%。

(2)冷沉淀物:是从冰冻新鲜血浆中分出,各药厂产品浓度和用量不一,用前应详细阅读说明书。国产冷沉淀制剂通常以400 mL全血的冷沉淀物为一袋,容量20～30 mL。

(3)凝血酶原复合物:含有因子Ⅱ、Ⅶ、Ⅸ、Ⅹ,可用于血友病B的治疗。

(4)输新鲜全血或血浆:血友病A患者需输新鲜血浆或冰冻新鲜血浆,按1 mL血浆含因子Ⅷ1 U计算;血友病B患者可输储存5天以内血浆。1次输入量不宜过多,以每次10 mL/kg为宜。无条件时可输给6小时内采集的全血,每次10 mL/kg,可提高患者血中因子Ⅷ活性10%,输血的疗效只能维持2天左右,仅适用于轻症患儿。

因子替代疗法的不良反应主要有过敏、发热、溶血反应、DIC、传播病毒传染病等;大量反复应用者可出现肺水肿。

5%～25%血友病A患者经反复因子Ⅷ替代治疗后，血浆中出现抗因子Ⅷ抗体。当输注常规剂量因子Ⅷ后无效者，常提示因子Ⅷ抗体存在，如有条件测定抗体可协助确诊。对这些患者治疗方法：①增加因子Ⅷ剂量达原剂量一倍以上，其中部分中和抗体，余下部分发挥止血作用；②活化因子Ⅶ（Ⅶa）或活化凝血酶原复合物，因Ⅶa可直接与组织因子共同作用活化因子Ⅹ（Ⅹa），从而促使凝血活酶的形成；③大剂量丙种球蛋白静脉输注；④免疫抑制剂，如环磷酰胺；⑤由链球菌蛋白A吸附抗体。因子Ⅸ抗体发生率较低，如发生，可加大因子Ⅸ剂量即可达到止血目的。

（四）药物治疗

（1）1-脱氧-8-精氨酸加压素（DDAVP）：有提高血浆内因子Ⅷ活性和抗利尿作用，可用于治疗轻型血友病A患者，减轻其出血症状，剂量为0.2～0.3 μg/kg，溶于20 mL生理盐水中缓慢静脉注射，此药能激活纤溶系统，故需与6-氨基己酸或氨甲环酸联用，如用滴鼻剂（100 μg/mL），每次滴0.25 mL，作用相同。

（2）其他：雄性化激素达那唑和女性避孕药复方炔诺酮均有减少血友病A患者的出血作用，但其疗效均逊于替代疗法。

（五）基因治疗

血友病B的基因疗法已有成功的报道，血友病A的基因治疗正在研究之中。

第九章

儿童保健

第一节 儿童保健目标

儿童保健研究的基本内容涉及儿童健康的全过程，包括体格生长发育、营养、神经心理行为，是控制疾病的第一道防线。

儿童保健研究方法有别于微观的疾病研究，尤其适合采用流行病学的研究方法。流行病学最基本的方法学框架有助儿童保健工作者进行前瞻性的随访观察，评估干预效果，不断修正和优化服务技术。

儿童保健的发展方向包括儿童体格生长资料的积累、个体化的儿童营养处方儿童心理、行为发育研究与环境安全与儿童健康。

一、儿童保健目标及研究范围

(一)儿童保健目标

医学模式由传统的生物医学模式向生物-心理-社会医学模式的转变，改变了人们的健康观和疾病观。进入21世纪以来，儿童健康的基本概念已转变为使儿童处于完好的健康状态，保障和促进生理、心理和社会能力充分发育的过程。美国国家医学院（Institute of Medicine，IOM）、美国国家科学研究委员会（United States National Research Council，NRC）定义儿童健康为：①儿童个体或群体能够发展和实现其潜能。②满足儿童的需要。③使儿童能成功利用生物学的、自然界的和社会环境发展儿童的能力。健康在人的生命历程中发展是一个人的健康轨迹。因此，21世纪儿童保健的目标是促进或改变儿童健康轨道，包括生命初期的健康准备、生长过程中的健康保护及健康促进。

儿童健康轨迹有关键时期，健康发展关键时期因基因与环境的相互作用使儿童有不同的健康发展结果。因此，有效的健康促进策略可降低危险因素，有益健康发展。影响健康的危险因素有母亲抑郁、贫困、缺乏卫生服务、家庭不和睦，健康促进策略包括父母受教育、情绪健康、有文化（能给儿童阅读）、有教养，儿童有卫生服务、能参加学前教育等。

（二）儿童保健的研究范围

儿童保健涉及儿童健康的全过程，控制儿童高死亡率、降低发病率保障儿童生存，尽可能消除各种不利因素，保护和促进儿童身体、心理和社会能力的充分发展，使儿童健康进入成人期。因此，疾病控制的第一道防线是保健。按《儿童权利公约》第一部分第一条关于儿童的定义“儿童是指18岁以下的任何人，除非对其适用的法律规定成年年龄低于18岁”，中国儿童保健对象由婴儿扩展到3岁内婴幼儿，现已逐步开展0～18岁儿童的保健。

儿科学是临床医学中唯一以人的生命发展阶段（年龄）划分的学科，其中儿童保健又是儿科学中最具特色的学科之一，属临床医学的三级学科。儿童保健内容涉及临床儿科学、发育儿科学、预防儿科学、社会儿科等多学科知识。

生长发育是儿童生命过程中最基本的特征。发育儿科学是研究儿童体格生长和神经心理发育规律的一门学科，是儿童保健学的核心学科。儿童为弱势人群，易受疾病、环境等各种不良因素影响造成身心损伤。研究儿童体格生长和神经心理发育规律、影响因素和评价方法，保证和促进儿童身心健康，及时发现生长发育偏离，给予必要的干预处理是儿童保健学的重要的基础组成部分。

预防儿科学是研究提高儿童生命质量的学科，根据疾病发展的规律采取预防措施，防患于未然。近年来医学模式已逐渐从生物医学模式向生物、心理、社会医学模式转变，扩展的预防内容除预防器质性疾病和精神心理、行为问题等，还涉及预防社会、环境等因素所致疾病。预防儿科包括三级：一级预防或基础预防，是疾病发生前的干预、促进性措施，如健康教育、营养、环境保护、心理卫生、预防接种、母亲孕期用药指导等。二级预防是未出现疾病症状前的干预措施，及早发现偏离或异常，包括定期体格检查、生长监测、疾病早期筛查（如新生儿遗传代谢性疾病筛查、听力筛查、语言发育障碍筛查、视力筛查、运动发育障碍筛查、贫血筛查、血铅筛查等）、产前检查，目的是疾病早期阶段诊断、干预与治疗，避免严重后果（如治疗先天性甲状腺功能减低症预防精神发育迟滞）。三级预防即彻底治疗疾病，防止并发症和后遗症，争取全面康复，包括家庭护理、心理治疗和促进功能恢复等措施。预防儿科学是儿童保健学的主要内容。目前，中国儿童保健由单一的传染性疾病预防管理到儿童体格发育、系统疾病筛查与防治，包括体格生长疾病、营养性疾病、心理行为疾病、新生儿疾病、听力及视力疾病、口腔疾病。因此儿童保健涉及的专业也从儿童生长发育、儿童营养、流行病学，逐步扩展到儿童传染病、儿童神经学、儿童心理学、新生儿学、儿童免疫学、儿童皮肤学、儿童五官学、环境医学、青春医学、遗传学、伤害医学等多学科。

社会儿科是建立从关注个体儿童到社区所有儿童的理念，认识到家庭、教育、社会、文化、精神、经济、环境和政治的力量对儿童健康有重要意义作用；将临床实践与公共健康原则中有关儿童保健内容结合；充分利用社区资源与其他专业人员、媒介，父母合作，以获得理想的、高质量的儿童服务。完整的儿科学应是儿科医师的专业知识与社会责任的结合。儿童保健医师面对不同年龄的儿童和不同的家长，需要鉴别疾病，回复、解释儿童和家长的各种生理的、非生理的问题，这是儿童保健专业艺术不同于其他儿科医师的闪光之处。社会儿科是儿童保健的工作范围。

临床儿科学研究儿童疾病发生发展规律、治疗和预后，主要研究疾病的发生发展机理，以个体儿童为主，属三级预防内容。临床儿科学是儿童保健学的基础学科，儿童保健是临床儿科学的基础内容。有丰富临床儿科经历的儿童保健学专业医师在临床实践中可表现较强的疾病鉴别与处理能力，具有较好发展潜力。

儿童保健学是预防儿科学与临床儿科学在新的生物-心理-社会医学模式下整合的新学科，以预防为主、防治结合，群体保健干预和个体保健服务相结合，包括一级、二级预防和部分三级预防内容，关注儿童的整体发展，内涵在实践中不断拓展。为满足社会需求和学科发展，各儿童保健亚专业的发展应在体格生长发育、营养、神经心理行为等基本的内容基础上侧重发展，但亚专业不能替代儿童保健学科的建设。

二、儿童保健工作方法及特点

儿童保健工作的目的是促进或改变儿童健康轨道，包括生命初期的健康准备、生长过程中的健康保护及健康促进，服务对象是儿童个体，但我国儿童保健的优势是儿童人群大，良好的三级工作网有利于开展多中心研究。同时，儿童保健研究方法适合采用流行病学的研究方法，有别于微观的疾病研究。流行病学最基本的方法学框架也有助儿童保健工作者进行前瞻性的随访观察，评估干预效果，不断修正和优化服务技术。流行病学研究方法主要分为观察性研究和实验流行病学，儿童保健工作者可根据研究内容与条件，选择适合的、可行的方法。

（一）观察性研究

根据对照设计情况分为描述性研究（无对照）与分析性研究（有对照）。观察性研究与实验研究的主要区别是有无人为实施暴露因素的分配。

1.描述性研究

利用已有资料(如常规检测记录)或设计调查获得的资料(包括实验室检查结果、门诊调查、人群调查等),按不同地区、不同时间及不同人群特征分组,描述人群中有关疾病或健康状况及暴露因素的分布情况。

描述性研究是流行病学研究方法中最基本的类型,其主要目的是通过对疾病或健康状态及其暴露因素的分布情况进行分析、归纳,初步了解导致疾病发生的可能因素及对该病防治采取的措施及效果等,从而对所研究的问题提出假设,作为进一步研究的依据或起点。因此,描述性研究是其他研究方法的基础,所利用的数据资料必须真实可靠。

描述性研究包括横断面研究、纵向研究、生态学和病例报告等。横断面研究是儿童保健工作者最常使用的方法。

横断面研究:又称为现况研究,是在特定时间段与特定人群范围内开展调查,了解疾病或健康状况及其相关危险因素的分布特征。因收集所观察时点或时间段的资料,既不回顾过去的情况,也不追踪未来的情况,故又称为现况研究。因此,观察指标只能获得某一特定时间内调查群体中某病的患病率,也称患病率研究。

横断面研究根据研究目的确定研究对象,其研究对象包括人群整体,不需要将人群根据暴露状态或疾病状态先进行分组。研究重点关注的是在某一特定时点上或某一特定时期内某一人群中暴露及疾病的联系,特定时点可以是某个疾病的诊断时间,也可以是患者入院时间、出院时间等。横断面研究不能区分暴露与疾病发生的时间关系,因此不能直接推断因果关系;但如暴露因素是研究对象具有疾病发生前就存在的固有因素(如性别、种族、血型、基因型等),且固有因素不因疾病发生而改变时,则横断面研究的结果可提供相对真实的暴露和疾病发生的时间先后顺序关系,有助进行因果推断。如果在同一人群中定期进行重复的横断面研究也可以获得发病率资料。

横断面的研究结果有助于了解儿童的健康和保健水平;确定某种疾病的高危人群,指出当前疾病防治和卫生防疫的主要问题及对象;对某种疾病重复开展多次横断面调查的结果可获得患病率的变化趋势,有助于考核干预措施的效果或评价相关因素的变化对儿童人群发病风险的影响。儿童保健研究中应用横断面研究方法最多,如我国开展的全国性儿童生长发育的调查,其他如儿童贫血、佝偻病、食物过敏的患病率调查等。虽然疾病与影响因素处于同一时间点而无法得到因果结论，但横断面研究可提供病因研究线索。

2.分析性研究

观察所研究的人群中可疑病因或危险因素与疾病或健康状况之间关系的研究方法。分析性研究的主要目的是检验病因假设，估计危险因素与疾病的关联强度。根据研究的因果时序，分析性研究分为队列研究与病例-对照研究。

(1)队列研究：将研究对象按是否暴露于某种因素或暴露的不同水平分组，追踪各组的结局，比较不同组间结局的差异，判断暴露因素与结局关联及关联程度的一种分析性研究方法称为队列研究。

队列研究的特征属于观察性研究方法，按研究对象进入队列时的原始暴露状态分组，暴露为客观存在因素，即非人为分配。研究过程在自然状态中进行，不进行任何干预。因研究暴露因素对疾病的影响，故队列研究需设立对照组，即无暴露因素的人群，比较暴露人群与无暴露因素人群的疾病结局。队列研究的设计决定研究方向是纵向的、前瞻性的，由“因”至“果”，即首先确认研究对象有暴露，再分别追踪暴露与对照组的结局。队列研究证实暴露与结局的因果关系力度强于横断面研究。队列研究可应用于研究儿童生长发育与疾病自然史，如通过长期随访一群儿童研究生长发育特点与规律；或观察和描述暴露于某种危险因素的儿童疾病发生、发展至结局自然过程，明确疾病自然病史。队列研究是前瞻性研究，可用于探讨多种因素与多种疾病的关联，检验病因假设，如随访观察胚胎期营养不良与成人期非感染性疾病的影响。队列研究可评价预防效果，如观察母亲孕期补充叶酸预防神经管畸形作用的研究中对补充叶酸(暴露组)和未补充叶酸(对照组)的育龄期女性进行登记、随访，结果发现母亲孕期补充叶酸(暴露组)的胎儿神经管畸形发病率低于孕期未补充叶酸(对照组)胎儿，提示孕妇补充叶酸可降低胎儿发生神经管畸形的风险。

队列研究根据研究结局出现时间分为前瞻性队列研究和回顾性队列研究。前瞻性队列研究开始时无研究结局，据研究对象的暴露状况分组，随访观察一定时间获得研究结局。回顾性队列研究开始时已有研究结局，但需在过去某个时点暴露状况的历史资料基础上开展回顾性队列研究，完成研究结局的测量。如米杰教授团队进行的出生体重对成人期慢性病发病风险的研究方法即为回顾性队列研究。如在回顾性队列研究基础上再进行前瞻性随访研究对象为双向性队列研究。

(2)病例-对照研究：一种分析性研究方法。按研究对象是否患某病分为病例组与对照组，对照组与病例组在非研究因素(一般为年龄、性别等)之间要具有可比性,回顾性调查两组人群既往暴露于某个(些)因素的情况及暴露程度,以判断暴露因素与该病之间是否存在关联及关联程度。

病例-对照研究方法属于观察性研究方法,研究对象分组是客观存在的,整个研究过程是在自然状态下进行的,无任何人为干预。对照选择是病例对照研究结果体现真实的因与果关联的关键。因病例-对照研究是在疾病发生之后追溯假定的致病因素,故病例-对照研究的因果论证强度比队列研究弱。

病例-对照研究可用于检验病因假设、疾病预后因素及遗传流行病学研究。病例-对照研究适于研究病因复杂、潜伏期长的罕见病的危险因素研究。采用病例对照研究筛选和评价影响疾病预后的因素时,以发生某种临床结局者作为病例组,未发生该结局者为对照组,回顾性追溯影响 2 组不同结局的有关因素,通过对比分析确定影响疾病预后的主要因素,从而指导临床实践。如研究出生巨大儿(出生体重≥4 000 g)2 岁时的肥胖状态的影响因素,可以出生巨大儿为研究对象,将 2 岁时是否肥胖分为病例组和对照组,利用儿童保健记录或回顾调查收集生后 2 年的喂养、体格发育和疾病等因素,通过对比分析以发现影响出生巨大儿 2 岁时肥胖状态的可能因素。另外,遗传关联性研究或全基因组关联分析(genome-wide association study,GWAS)研究的设计多采用病例-对照研究的原则。

(二)试验流行病学

据研究目的按设计方案将研究对象随机分为试验组与对照组,研究过程人为给试验组增加或减少某种处理因素,追踪随访该处理因素的结果,比较分析 2 组或多组人群的结局及效应差异,判断处理因素的效果。试验流行病学是流行病学研究的重要方法之一,据研究目的和研究对象分为临床试验、现场试验和社区试验。临床试验适用于对治疗措施进行严格的效果评价,而现场试验和社区试验则适用于对儿童保健措施的实施效果进行评价。

1.临床试验

设计是以患者或健康志愿者为受试对象,施加或去除某种干预措施(如药物、检查方法、治疗手段等),追踪随访干预措施对受试对象健康状态或疾病的影响,并对干预措施的效果和安全性进行检验和评价。

临床试验为前瞻性研究,须直接追踪随访受试对象;同时施加一种或多种干预措施;有平行的试验组和对照组。临床试验在人体进行,因研究者将主动实施各项干预措施,受试对象需自愿参加研究,鼓励和劝说受试对象接受新的干预措施,或停用可能影响试验结果的药物或其他措施是不当的。

临床试验据研究对象分组方法分为随机对照临床试验（randomized controlled clinical trail，RCT）和非随机对照临床试验。随机对照临床试验要求研究对象随机分为试验组和对照组，结果更加真实可靠，但设计和实施复杂。非随机对照临床试验中研究对象因客观原因限制或伦理学问题而难以或无法实施随机分组，因此论证强度要低于随机对照临床试验，如非随机同期对照试验、自身前后对照试验、交叉设计对照试验、序贯试验及历史对照试验。

临床试验可用于临床疗效与安全性评价、疾病预后研究及病因验证。如新药物及治疗方案效果与安全性试验，随机对照临床试验被认为是临床疗效评价的金标准。疾病预后指疾病发生后的结局，疾病治疗后的转归包括治愈、缓解、迁延、慢性化、恶化、复发、残疾、发生并发症及死亡。对疾病预后开展临床试验可克服凭临床经验判断预后的局限性，了解影响疾病预后的各种因素，帮助临床医师做出合理的治疗决策，改善并干预疾病结局，促进治疗水平的提高。临床试验用于证实病因假说的真实性是通过对干预组施加或去除某种因素，比较干预组和非干预组人群发病或死亡水平的差异。

2.现场试验和社区试验

研究者在严格控制的现场条件下，以自然人群为研究对象，针对某种疾病的干预措施进行效果评价的试验。其中干预措施包括生物医学治疗或预防措施，健康教育和行为生活方式改变措施，以及生物或社会环境改变措施等。现场试验接受干预措施的基本单位是个体，社区试验接受干预措施的基本单位是社区，有时也可是某一人群的各个亚群。

现场试验和社区试验研究的是预防疾病的发生，不是疾病的后果。因此，现场实验和社区实验的目的是改变人群中某因素暴露情况，观察该因素与某疾病发病率和死亡率的关系，寻找影响疾病发病或死亡的因素。

现场试验和社区试验常用于评价健康人群推行新的预防接种、药物预防及通过健康教育改变不良行为等措施的效果，效果考核是预防疾病的发生。现场试验和社区试验通常是比较干预后疾病的死亡率、患病率及发病率等，在有统计学显著性差异的情况下计算干预措施的保护率和效果指数。

（三）理论流行病学

流行病学研究方法的重要组成部分，用数学符号和公示表达疾病及其影响因素之间的关系。采用数学公式明确地和定量地表达病因、宿主和环境之间构成的疾病流行规律、人群健康状况及卫生事件分布，即理论流行病学从理论上探讨疾病流行的发生机制和评价预防措施的防制效应。

理论流行病学属理论性研究，故研究对象宜标准化、研究状态理想化，即假定研究对象是在某种理想状态下存在的无差异、相对独立的个体；研究因素、研究对象和研究条件均具有相对的独立性。理论流行病学需要有完整的人群发病资料，以比较研究对象发病的理论期望值与实际观察值之间的符合程度，从理论上探讨疾病流行的发生机制。因此，理论流行病学研究结果可预测疾病发展趋势。

理论流行病学模型中的各种参数定量表达各种因素对疾病流行的影响，即可定量研究各种因素对疾病流行的影响。如对年龄、文化水平、生活习惯等可能影响疾病流行的因素给出定量的估计值。理论流行病学设计和评价控制疾病流行的方案，如建立疾病数学模型后，据目标人群中的基本数据模拟某病在该人群中流行过程及转归，然后将不同控制措施输入模型，评价不同控制措施的效果。实际应用中，理论流行病学可用来评价某种治疗方法对疾病的治疗效果和效益，帮助医师做出科学的临床决策。同时，理论流行病学可解析疾病流行过程，预测流行趋势。如更改疾病数学模型的参数，包括易感者比例、有效接触率大小、潜伏期长短等，获得不同参数下各种疾病的流行趋势，结果帮助全面预防疾病。疾病数学模型可用于建立计算机模拟诊断系统，如在模型中输入患者舌象、脉象、消谷善饥等症候表现进行中医的辨证论治，获得有关的中医诊断。远程教育亦可利用数学模型在远离疾病流行现场的环境中模拟各种疾病在人群中的流行过程进行教学和培训。

三、儿童保健发展方向

（一）儿童体格生长资料的积累

生长是几乎涉及每个儿童与家庭的课题，是儿童健康的基础内容。中国儿童体格生长参数已接近 WHO/NIHS 的标准。因此，中国的儿科/儿童保健医师可根据工作的需要采用 WHO/NIHS 的标准，也可用中国儿童体格生长参数，从生长水平、生长速度及匀称状况 3 个方面评价儿童生长发育。在基层儿童保健机构普及体格生长速度与增值评价方法，可帮助基层儿童保健及时发现生长速率异常的儿童。随社会与科学的发展，需要不断深入研究儿童生长发育的规律及其影响因素。中国是人口大国，约 3.6 亿儿童与青少年。但人口大国丰富的儿童生长发育资料未被重视与收集。中国应向先进发达国家学习积累儿童生长发育资料，进行多中心、多学科的纵向研究。应在全国 3 000 余个妇幼保健机构建立体格测量数据的积累保存，其中涉及统一体格测量标准，包括工具、方法、技术。积累儿童生长发育资料将是一个很有价值的、大的基本工程建设，可从各个县妇幼保健机构为龙头的三级儿童保健网局部逐步开展。5 年、10 年后中国儿童生长发育资料基础数据库将是世界上样本量最大的儿童生长资料，将可提供获得许多珍贵的信息，包括不同儿童人群的生长资料，如青少年、早产儿/低出生体重儿、宫内营养不良儿，也可获得各种急慢性疾病的发生率、患病率、死亡率，如贫血、佝偻病、智力低下、孤独症谱系障碍。

近年早产儿、宫内发育不良儿童的生长结局是一比较棘手的临床问题，包括生长追赶、智能水平。20 世纪90 年代初提出的“程序化”理论，即胎儿发育关键时期受到不利因素影响胎儿组织器官形态结构、发育与代谢等，造成远期的功能障碍。成年期代谢性疾病与其胎儿起源有关，预防胎儿、成年和老年疾病将成为儿童保健学的一个新的研究领域。除了营养和早期干预的介入外，更重要的是需要儿童保健与妇产医学共同研究母亲妊娠期、哺乳期的营养，降低早产儿、宫内发育不良的发生率。

(二)个体化的儿童营养处方

个体化的儿童营养处方包括婴儿引入其他食物时间与种类、特殊儿童的生长、＜5 岁儿童营养不良状况和评估。

近 30 余年人乳喂养、4～6 月龄婴儿引入其他食物、微量营养素的概念已基本深入基层儿童保健医师和每个家庭。但在临床工作中需要研究据儿童的生理发育水平或生理年龄判断给出个体化的儿童营养处方，而不是简单、统一按(实际)年龄处理。儿童的生理发育水平或生理年龄判断包括综合出生时生长水平、生长的速度、消化道发育状况、新陈代谢水平及神经心理发育水平等。扩大、深化人乳喂养概念，对无法进行人乳喂养的婴儿选择适当的配方喂养，保证婴幼儿生长所需营养。研究儿童平衡饮食、基础食物的选择对儿童生长的作用，不推行以单一营养素，特别是单一微量营养素或某一营养成分的实验室研究结果替代食物的作用。近年的研究已证实蛋白质、能量充足时可满足微营养素的需要，即玉米、大米、小麦、豆子、水果、蔬菜等含有所有微量营养素而不需要另外补充。因此，应以促进以食物为基础的研究代替现在微量营养素补充或强化食物的政策。预防的关键是提高家长的营养知识，改变喂养儿童的行为。

研究食物的营养素密度对儿童生长的作用，包括特殊儿童的营养，如早产儿/低出生体重儿、宫内生长受限儿及营养不良儿童。婴幼儿喂养是儿童发育的基础保健，研究家长改善喂养方法或行为对改善儿童能量和营养素的摄入的作用。

全世界5%～15%的儿童消瘦，20%～40%儿童2岁时仍矮小。以证据为基础的干预和治疗营养不足的成本效益分析结果显示胎儿期和生后24月龄(1 000天)是最高的投资回报率的关键期。有资料显示发展中国家儿童发生营养不良的关键年龄为3月龄至18～24月龄。人力资本核心是提高人口质量与教育，最好的预测因子是2岁时的身高。儿童期营养不足的后果是低的人力资本。因此，理想的婴幼儿喂养对儿童的生长非常重要，生后2年是预防儿童生长落后的关键期。

经典的按体格发育指标判断<5岁儿童营养不良状态的指标有W/age、L(H)/age和W/L(H)3种情况，其中一种异常则提示儿童存在营养不良状况。近年有研究显示给低体重儿童补充能量治疗营养不良时出现超重/肥胖。因此，WHO建议改进营养评估和营养不良分类方法，即以W/H判断<5岁儿童营养不良状况和评估干预情况，包括营养低下和营养过度(超重/肥胖)两种情况。

达到科学的个体化营养处方的最新方法是进行营养基因组学研究。21世纪营养学科关注与健康相关的营养问题，维生素、矿物质缺乏性疾病、肥胖和2型糖尿病。伴随着基因组学、生物信息学等的迅猛发展及其在生命科学领域的应用，提出的一种新的营养理论，即从分子水平研究营养素和其他食物的生物活性成分与基因间的关系，研究营养素在分子水平维持细胞、组织、器官和身体的最佳状态。营养研究已从流行病、生理功能转到基因水平，涉及营养学、基因组学、分子生物学、生物化学、生物信息等多学科，产生营养基因组学。营养基因组学中营养素被看成是在身体内的特殊细胞信号，不同的食物可引出不同的基因、蛋白质表达和代谢产物。营养基因组学将促进理解营养素影响代谢的旁路和体内平衡，可预防食物所致的慢性疾病，如肥胖和2型糖尿病。同时，营养基因组学研究食物中的营养素及其他天然物质来源的活性成分达到人体最佳状态的基因表现，进而促进身体的健康。营养基因组学将成为营养学研究新的前沿，但目前仍是处于发展初期的新兴学科。

(三)儿童心理、行为发育研究

医学专业的分化是科学发展的必然，如儿科是在成人内科基础上发展的，普儿科又逐渐发展分化以系统为主的各个儿科亚专业，但普儿科仍是各专业的基础。儿童保健深入发展到一定时期则首先分支出发育-行为儿科，同样儿童保健也是发育-行为儿科的基础。与各儿科亚专业一样，发育-行为儿科的专业性强，有条件的儿科专科医院、或医学院校应成立发育-行为儿科。儿童的发育与行为问题发生率高而严重度低，需要在一、二级儿童保健网的综合全面保健基础上进行发育和行为筛查，对发育和行为有偏离的儿童进行早期干预，对发展为发育和行为问题的儿童转诊至二级儿童保健机构进行诊断性测试、干预，发展为发育/行为疾病或障碍者转诊至三级或高级发育-行为专科进行评估、诊断、治疗；对健康儿童进行预见性指导、促进早期发展。

美国成立的行为儿科学专业，后更名为发育与行为儿科学会（Society for Development and Behavioral Pediatics，SDBP）。2011 年中华医学会儿科学分会儿童发育行为学组成立，标志中国儿科学发展完全与国际接轨，已具备同样的专业分支。但相同专业分支不等于有相同的学术水平，需要认识到中、美两国儿科医师有 30 年以上的基础医学差距，我国与国际发育-行为儿科学尚存在明显差距。为与国际同步发展，学科建设任重道远，如规范综合性评估，强化多纬度诊断、疗效评价等；同时需要加紧培养中国的高级发育-行为儿科医师，强化专业队伍的基础知识，特别是用神经生理学基础知识解释儿科发育与行为临床现象。

(四)环境安全与儿童健康

儿童环境包括社会与自然环境。社会经济的发展对儿童的健康有正面影响，也有严重的负面影响。确保儿童在良好的环境中健康成长是一重要而艰巨的任务，需要建立有利于儿童健康的社会环境和生活方式。

(五)以指南、建议规范工作

医学科学的发展过程积累了丰富的控制疾病的经验和理论。健康促进内容比疾病控制复杂，是疾病控制的基础。

有效的健康促进需要指南规范正确的理念、适宜的方法和措施。发达国家医学界制定各类指南，并不断完善。指南使各级医师有章可循，各级医师也视指南为“医学法规”认真执行。美国儿科学会（AAP）制定了各种指南，涉及婴儿喂养、人乳喂养、儿科果汁应用、佝偻病诊治、缺铁性贫血诊治以及儿童的运动方式、运动量等。中国预防医学会儿童保健学分会制定了有关儿童保健评价、体格生长与营养的 4 个常规，又以中国医学会儿科分会儿童保健学组为主制定“儿童注意缺陷多动障碍诊疗建议”“儿童缺铁和缺铁性贫血防治建议”“维生素 D 缺乏性佝偻病防治建议”“婴幼儿喂养建议”“婴儿过敏性疾病预防、诊断和治疗专家共识”“儿童微量营养素缺乏与防治建议”“婴儿食物过敏防治建议”“牛奶蛋白过敏防治循证建议”等多项建议。儿童保健实际工作应以指南、建议规范日常工作，同时需要定期组织专家对已发表的常规、建议再进行研究、评价，用新的数据、理论修改。

第二节　儿童保健工作内容

一、工作内容

儿童保健服务需按三级处理，因一级儿童保健机构(村卫生室和社区卫生服务站)、二级儿童保健机构(乡、镇卫生院，社区卫生服务中心)和三级儿童保健机构(省、市、县妇幼保健机构，专科或医学院、研究所)有不同的职责与任务。

(一)一级儿童保健机构工作内容

1.基础儿童保健服务

一级儿童保健机构为基层儿童保健机构，在上级儿童保健机构指导下承担基础的儿童保健服务工作，包括收集和上报儿童保健服务与健康状况数据，儿童疾病管理(体格发育异常、营养性疾病、发育-行为异常)。

2.常规工作内容

参见《儿童营养性疾病管理技术规范》《儿童健康检查服务技术规范》《儿童喂养与营养指导技术规范》。

(1)新生儿家庭访视：新生儿出产院后进行家庭医学访视，了解新生儿健康状况，指导家长做好喂养、护理和疾病预防。通过健康检查，早期发现问题，及时指导和治疗，促进新生儿健康。

(2)定期健康检查：通过健康检查，对儿童生长、发育进行定期监测和评价。《中华儿科杂志》编辑委员会中华医学会儿科学分会儿童保健学组撰写《中国儿童体格生长评价建议》中建议婴儿期 9 次健康检查。

(3)生长监测：采用儿童生长曲线图是儿童体格评价常用的方法，追踪儿童体格生长趋势和变化情况，及时发现生长偏离。

(4)心理发育-行为监测：常规进行儿童发育和行为筛查，或据家长反映儿童有不明原因的行为“过多”，或睡眠差、喂养困难，日常生活行为中不合作等偏离正常同年龄儿童行为的现象进行随访与早期干预。

(5)预见性指导：包括营养指导与心理行为发育的预见性指导，即对儿童家长进行乳类喂养(包括人乳、婴儿配方、特殊婴儿配方)、食物转换、平衡膳食、饮食行为等科学喂养知识的指导，以及预防营养性疾病。根据个体化原则，注重儿童发育的连续性和阶段性特点给予科学的预见性指导，如母婴交流、情绪安抚、促进其感知觉的发展、依恋建立、认知训练、生活自理能力与良好行为习惯培养等。

3.高危儿保健

指产前、产时和产后存在危险因素影响的儿童，包括早产儿、极低体重儿（<1 500 g），宫内发育迟缓（IUGR）或小于胎龄儿（SGA）；新生儿严重疾病（缺氧缺血性脑病、惊厥、颅内出血、化脓性脑膜炎），持续头颅 B 超 CT/MRI 异常（脑室扩张或不对称、脑室周围白质软化、脑穿通、小脑畸形等）；使用 ECMO（体外膜肺），慢性肺部疾病，呼吸机辅助治疗等；持续性喂养问题，持续性低血糖，高胆红素血症，家庭或社会环境差等；母亲孕期感染（TORCH）等医学情况。

（1）高危新生儿：出院（或家庭分娩）后 3 天内进行首次访视，根据具体情况酌情增加访视次数，同时进行专案管理。访视时重点了解疾病发生情况，如呕吐、腹泻等；测体温，指导保暖方法；预防吸吮能力差的极低出生体重早产儿发生呛奶；监测体重变化，观察神志、面色、呼吸、吸吮力、皮肤、二便情况，发现疑难病情及异常情况，及时转送医院就诊。

（2）听力障碍高危儿：存在听力损失高危因素，如出生体重<1 500 g，Apgar 评分低（1 分钟 0～4 分或5 分钟 0～6 分）；住新生儿重症监护室>24 小时，机械通气时间>5 天；宫内感染史；颅面形态畸形，包括耳郭和耳道畸形等；高胆红素血症达换血指征；细菌性脑膜炎史；母亲孕期用过耳毒性药物；儿童期永久性听力障碍家族史；临床诊断或疑诊听力障碍的综合征或遗传病以及新生儿听力筛查未通过者，需于 6、12、24 和 36 月龄复查听力。

4.转诊

基层儿童保健机构的日常基础工作中发现异常情况处理有困难时需及时转诊上级儿童保健机构或专科，同时随访转诊儿童的治疗情况，对提高基层医师、儿童保健医师水平非常重要。

（1）体格检查异常情况：如前囟张力过高，颈部活动受限或颈部包块；眼外观异常、视力筛查异常；耳、鼻有异常分泌物，听力复查未通过者；龋齿；心脏杂音；四肢不对称、活动度或肌张力异常，疑发育性髋关节发育不良者。

（2）体格发育异常：体重、身长、头围<P_3，或>P_{97}，体重或身长向上或向下跨 2 条主百分位线；连续 2 次指导体重增长不满意者，或营养改善 3～6 月龄后身长或身高仍增长不足者。

（3）营养性疾病治疗效果欠佳情况：贫血儿童经铁剂正规治疗 1 个月后无改

善或进行性加重者，或重度贫血；活动期佝偻病经维生素D治疗1个月后症状、体征、实验室检查无改善；肥胖儿童怀疑有病理性因素、存在并发症或经过干预肥胖程度持续增加的肥胖儿童。

(4)发育-行为问题：持续偏离者。

(二)二级儿童保健机构工作内容

1.掌握辖区内儿童健康基本情况

完成辖区内各项儿童保健服务与健康状况数据的收集、上报和反馈。

2.指导和质量控制

对村卫生室、社区卫生服务站的儿童保健服务、信息收集、相关监测等工作进行指导和质量控制。

3.筛查与初步干预

对一级儿童保健机构转诊体格发育异常、营养性疾病治疗效果欠佳者明确诊断，调整治疗方案；可疑或异常的儿童开展心理发育-行为筛查、初步检查与初步干预。

4.转诊

(1)生长障碍与疑难疾病。

(2)喂养困难。

(3)疑诊发育-行为异常者。

(三)三级儿童保健机构工作内容

1.技术指导、业务培训和工作评估

承担对社区卫生服务机构、乡(镇)卫生院和其他医疗机构技术指导、业务培训和工作评估，协助开展儿童保健服务。

2.体格生长、营养问题评估、诊断、治疗

对一、二级儿童保健机构转诊的生长障碍与喂养困难的疑难疾病明确诊断，调整治疗方案后返回一、二级儿童保健机构管理。

3.发育-行为问题评估、诊断、治疗

对二级儿童保健机构初步诊断有发育-行为问题的儿童采用诊断性技术进行确诊、综合治疗及干预服务，或明确诊断、制订干预方案后返回一、二级儿童保健机构进行干预和管理。

4.教学与科研

结合儿童保健临床问题，开展教学与相关研究，提高基层儿童保健服务水平。

5.转诊

涉及相关专业的疾病。

(1)生长障碍与疑难疾病。

(2)喂养困难(难以原发营养不良解释者)。

二、儿科医师、家长在儿童保健中的作用

(一)儿科医师在儿童保健中的作用

社会对健康儿童发育的期望是所有儿童都能正常生长和发育,并顺利进入成人期,为社会发展提供成功的服务,成为一个对社会有益的人。因此,儿童保健医师的主要任务是监测和评估儿童的健康发育状况,针对性地提出有效的建议。但监测儿童健康发育比治疗儿童疾病的内容更广泛,包括对儿童体格生长、认知和心理发育水平的评估,以及鉴别与处理儿童生长发育相关问题。多年来,儿童保健已在控制多种传染病和处理某些慢性疾病方面取得显著成绩。但在21世纪新的环境下出现新的儿童健康问题,包括儿童发育、行为及智力等方面的健康问题。

因此,儿科、儿童保健医师应具备坚实的医学基础知识,以最合理的方案诊治儿童疾病;能利用各种医疗信息系统,如网络和电子健康记录,以最快的速度获得对儿科、儿童保健医师本人及家长有用的最新知识;有明确的关于健康儿童发育概念,对疾病病理生理的认识已从单一的病因模式转到基因与环境相互作用的新的模式。21世纪的儿科医师还应具有有效与家长交流的能力,能仔细、认真倾听家长对儿童生长发育的意见,给家长提供有关儿童生长发育的知识和教育,并及时给家长预见性指导意见;与家长和儿童建立相互信任的关系;同时,为促进和支持儿童健康,努力获得与其他领域的人士合作的有效技能。

21世纪的社会、经济和人口学的显著变化直接影响到家庭和儿童的健康,儿科医师、儿童保健医师应继续发挥促进儿童健康的作用,采用各种措施减少环境变化对儿童健康的影响,特别是社会、文化的影响。随着儿童与家长医学科普知识的增加,儿童保健的重点亦应随之发生相应的变化,发展以儿童或家长为主的医疗保健中心是重要的内容之一。

1.生命初期的健康准备

胎儿期是儿童发育最早、最敏感的时期,也是生长发育最迅速的时期,是最易受环境不良因素的干扰和影响而发生缺陷与畸形的时期,又称为致畸敏感期。

胎儿的健康发育与母亲的生理状况、神经精神因素密切相关，如母亲健康与营养状况、疾病、生活环境和情绪等。儿科医师、儿童保健医师需要与产科医师、遗传代谢专家密切配合，监测、保护胎儿健康生长发育、安全出生，属一级预防保健，重点为预防胎儿因环境因素导致的畸形与出生缺陷、宫内发育迟缓、宫内感染、窒息等。

2.生长过程中的健康保护

(1)婴儿。①评价神经系统的稳定性：包括交感神经系统和副交感神经系统。通过新生儿家访，检测新生儿心律、呼吸次数、体温控制及皮肤颜色改变判断。②监测生长与发育：婴儿期是出生后生长和发育最快的时期，尽早发现生长或发育迟缓，及时处理对改善预后可能有积极作用。有效地评估儿童生长与发育则需要定期观察，内容包括测量体重、身长、头围，记录睾丸下降情况；了解婴儿喂养和睡眠规律；完成免疫接种程序；2 岁左右幼儿的如厕训练，以及监测2～3 岁儿童性格形成问题等。③筛查策略：采用体格生长曲线评估婴儿生长状况。婴儿的发育问题筛查工具包括 Brazelton 新生儿行为筛查量表、新生儿成熟度筛查、Denver 发育筛查(DDST)等方法。常规筛查：先天性髋关节发育不良、贫血筛查。高危儿童的听力、视觉、血铅水平筛查。

(2)幼儿与学龄前儿童。①加强营养。②监测生长与发育。定期观察，内容包括测量体重、身长；与家长交流，判断儿童生长、发育状况，早期发现儿童生长或发育问题，包括营养不良问题(营养不足和营养过度)；了解儿童营养与进食行为和睡眠规律，儿童遵守纪律、牙与眼健康(3 岁)情况等；4～6 岁完成免疫接种。③筛查策略：采用体格生长曲线评估幼儿与学龄前儿童的生长状况，特别注意评估身高发育水平与速度的变化。幼儿的发育问题筛查工具多采用“Denver 发育筛查”“学前儿童学习能力筛查”等可用于发育问题筛查。常规筛查：视力(3 岁)、听力(4 岁)、血压(3 岁后)、贫血(2 岁)、尿筛查(隐匿性泌尿系统疾病)。高危儿童应进一步筛查血铅水平、是否有结核感染。

(3)学龄儿童与青少年。①监测生长与发育：定期观察，记录身高和性发育阶段；与家长讨论特殊问题，如儿童的学校表现与学习情况，避免药物滥用、饮酒；进行性教育、牙健康、卫生和体育锻炼的指导等。②筛查策略：采用体格生长曲线评估学龄儿童与青少年的生长状况，特别注意评估身高发育水平与速度的变化。学龄儿童的行为发育问题可采用“学前儿童能力筛查(50 项)”“绘人测验”“图片词汇测验”“Conners儿童行为量表”等筛查方法。常规筛查：脊柱侧弯、贫血(月经期的女童)、尿筛查(隐匿性泌尿系统疾病)、视力、血压。高危筛查试验：听力、结核感染。

3.预见性指导

儿科医师与家长交流了解婴儿的生长、发育状况，发现问题，通过教育家长和预见性的指导可使婴儿早期的生长、发育问题获得改善。预见性指导过程可帮助家长学习知识，婴儿的生长、发育状况改善也增加家长的信心和依从性。但要避免给家长过多或复杂的信息，特别是年轻的家长，应进行分阶段、个体化的指导，给家长提供新的、可接受的方法，以达到更好的效果。

4.健康教育与健康促进

健康教育和健康促进的目的是通过有效的健康促进和教育的形式、内容和手段，消除或减轻影响健康的危险因素，达到预防疾病，促进健康和提高生活质量。通过信息传播和行为干预，帮助个人和群体掌握卫生保健知识，树立健康观念，自愿采纳有利于健康行为和生活方式的教育活动与过程。健康促进与健康教育相辅相成的，目标一致。

儿科医师与儿童抚养人接触过程都需要有效的健康教育。健康教育和健康促进涉及儿童与家庭、社会，方式如下。

(1)社会咨询活动及应用传播媒体：效果不确切，不易评估。

(2)健康咨询：开设专门的咨询门诊，针对家长提出的问题进行详细的解答，有条件时应该在门诊工作中兼做健康教育工作。医师和家长之间的交流，可随时得到信息反馈，针对性强，家长对所授知识多能接受，效果确切。

(3)家长学校(父母学校)：针对某一年龄组儿童家长所面临的主要问题，举办系列健康讲座，并可配合一些实际操作练习，图文并茂，感官冲击。公示健康教育课程表，家长可根据自己的需求选择课程，在有效且较短的时间内掌握一些实用技术。

(4)小组讨论：由专业人员组织 8～10 位有共同经历的家长在一起，就一个方面或多个方面的问题展开讨论，提供家长之间互相交流经验的机会，说服力强，并可随时得到专业人员的指导。

(二)家长在儿童保健中的作用

儿童健康发育主要依靠家长，因此提高家长对健康的认识和科学知识水平是保证儿童健康发育的关键。

1.父母对儿童成长负有首要责任

1989 年 11 月 20 日第 44 届联合国大会通过《儿童权利公约》中明确规定“父母对儿童成长负有首要责任”“儿童有权享有可达到的最高标准的健康；每个儿

童均有权享有足以促进其生理、精神、道德和社会发展的生活水平；儿童有受教育的权利；学校执行纪律的方式应符合儿童的人格尊严；教育应本着谅解、和平和宽容的精神培育儿童。”因此，父母需要自己承担抚养儿童的所有义务，没有特殊原因，不可将儿童完全交给祖父母或他人代抚养。

2.学习婴儿营养、护理、生长、发育的相关知识

儿童生长、抚养中的问题多数是可以避免的，究其原因，主要是父母缺乏相关知识所致，包括很多日常生活中的简单问题。部分父母多从祖父母、邻居、同事，甚至保姆(月嫂)了解抚育儿童的方法。21 世纪的生存环境、生活条件改变，卫生、医疗保健和教育的改善，敦促家长学习婴儿营养、护理、生长、发育及与儿童健康相关的其他知识，使家长有能理解和预见自己婴儿的能力，是积极促进婴儿健康发育的关键。

3.积极配合定期观察

儿童生长发育过程具有连续、分阶段的特点，特别在生命的早期需要 1～2 个月健康检查，以早期发现问题，早期干预与纠正，促进健康发展。因此，家长的积极配合是儿童保健顺利进行的关键。

4.与婴儿建立密切关系

(1)建立好的依恋关系：父母、祖父母对儿童进入学校顺利学习、成为有自信、具有主动学习能力的人的培养过程具有重要作用，首先需要在婴儿期建立好的依恋关系，支持健康的社会-情感发展是整个儿童期心理健康的基础。

(2)每天爱的互动：虽然婴儿尚没有开始学习、读书和书写，但出生后儿童在每天爱的互动中已开始学习语言与言语技能，如唱歌、说话、讲故事、读书，促进儿童认知能力的发展；选择适合儿童年龄的玩具促进动作协调，发展想象、思维能力等。重视与幼儿的语言交流，创造机会让儿童参加各种活动，如通过游戏、讲故事、唱歌等学习语言和交流，促进认知能力的发展；选择促进小肌肉动作协调发育的玩具、形象玩具以发展幼儿想象力和思维能力。

5.培养自我生活能力

安排有规律地生活，培养儿童独立生活的能力，逐步养成良好的生活习惯，并自觉遵守，准备适应学校生活。

6.培养学习习惯

提供适宜的学习条件，引导和培养良好的学习兴趣与习惯，注意通过各种形式发展儿童想象力与思维能力，通过游戏、体育活动增强体质，在游戏中学习遵守规则和与人交往，培养合作精神，实现全面发展。

第三节 儿童保健评价指标

通过评价儿童保健状况获得儿童生命、健康信息，为宏观制定儿童卫生发展战略、规划和疾病防治提供依据。

一、生物学指标

生物学指标是评价儿童保健和儿童健康状况最重要指标。

(一)生命指标

反映儿童生存状况。如围生期死亡率、早产儿死亡率、新生儿死亡率、婴儿死亡率、1～4 岁儿童死亡率、5 岁以下儿童死亡率、5 岁以下儿童死亡下降率、死亡率/死因专率(归类死因死亡率)、伤残调整生命年(disability-adjusted life year，DALY)等，其中围生期死亡率、早产儿死亡率、新生儿死亡率是反映妇女保健、产科质量和儿童保健的综合指标。因战争、自然灾害、贫困等首先影响婴儿死亡率；同时婴儿死亡率不受人口构成影响，也是人均期望寿命研究的重要参考数据，故是国际社会衡量一个国家或地区经济、文化、人民健康和卫生保健事业水平重要指标。1987 年后 UNICEF、WHO 更重视 5 岁以下儿童死亡率，因 0～4 岁儿童生存状况综合反映一个国家或地区对儿童营养、预防疾病、医疗保健服务投入。

计算方式：①围生儿死亡率＝胎龄＞28 周胎儿死胎数＋出生后 7 天内新生儿死亡数总数/同年同地区胎龄＞28 周胎儿死胎数＋生后 7 天内活产新生儿总数×1 000‰。②婴儿死亡率＝婴儿死亡数/同年同地区活产婴儿总数×1 000‰。③新生儿死亡率＝＜28 天新生儿死亡数/同年同地区＜28 天活产新生儿×1 000‰。④＜5 岁儿童死亡率＝＜5 岁儿童的死亡人数/同年同地区活产新生儿总数×1 000‰。⑤死亡率/死因专率＝某一时期人群中某一疾病死亡人数/同期平均人群患同一疾病的总数(1/10 万)。⑥DALY 作为疾病负担的衡量指标。DALY 减少是指生命年的丧失或有能力的生命年减少。通过计算 DALY 可以估计疾病的相对重要性、疾病对社会的整体负担，以及评估干预措施的成本-效益和考虑合理分配健康资源。疾病负担以 DALY 为单位进行测量，其含义是疾病从其发生到死亡所损失的全部健康生命年，包括早逝生命损失年

(YLLs)和残疾生命损失年(YLDs),二者在不同程度上反映了人的健康生命。

(二)疾病指标

最常用的指标是发病率和患病率。发病率是某一时期内(年、季、月)特定儿童人群中发生某种疾病的新发生病例的频率(‰),如急性传染病、急性感染、新生儿破伤风等。患病率是横断面调查受检儿童中某疾病的现患情况(%),患病率可按观察时间的不同分为期间患病率和时点患病率两种。时点患病率较常用。通常患病率时点在理论上是无长度的,一般不超过一个月。而期间患病率所指的是特定的一段时间,通常多超过一个月。如儿童贫血、佝偻病、龋齿、弱视、伤残等调查。

计算方式:某病的发病率=某新发生病例数/同期平均总人数×‰。

如:新生儿破伤风发病率(‰)=新生儿破伤风病例数/同年活产新生儿数×‰。

时点患病率=某一时点一定人群中现患某病新旧病例数/该时点人口数(被观察人数)。

期间患病率=某观察期间一定人群中现患某病的新旧病例数/同期的平均人口数(被观察人数)×100%。

再如:儿童贫血患病率=儿童贫血患病人数/同期同地区儿童血红蛋白检查人数×100%计算方式。

儿童超重(肥胖)率=儿童超重/肥胖人数/同期同地区儿童体格检查人数×100%计算方式。

(三)生长发育和营养状况指标

采用体格发育指标评价儿童生长与营养状况,神经心理行为指标评价儿童发育水平。

计算方式:①儿童低体重率=儿童低体重人数/同期同地区儿童体重检查人数×100%。②儿童生长迟缓率=儿童生长迟缓人数/同期同地区儿童身长/身高检查人数×100%。③儿童消瘦率=儿童消瘦人数/同期同地区儿童体格检查人数)×100%。

二、工作指标

工作指标是反映儿童保健机构服务能力的指标,如<3 岁儿童系统管理率、<7 岁儿童保健管理率、<5 月龄婴儿人乳喂养率、新生儿访视率、预防接种率等。

3岁以下（＜36月龄）儿童系统管理率＝3岁以下儿童系统管理合格人数/同年同地区3岁以下儿童数×100％。

7岁以下（＜72月龄＝儿童保健管理率＝7岁以下儿童接受≥1次体格检查人数/同年同地区7岁以下儿童总数×100％。

5月龄以下（＜150天龄＝婴儿人乳喂养率≤150天龄纯人乳喂养婴儿数/同年同地区＜150天龄婴儿总数×100％。

新生儿（0～28天龄）访视率＝该年接受≥1次访视的新生儿人数/同期同地区活产新生儿数×100％。

新生儿（0～28天龄）纯人乳喂养率＝纯人乳喂养新生儿数/同期同地区＜28天龄访视有喂养记录的新生儿数）×100％。

某疫苗接种率＝按疫苗免疫程序实际接种人数/应该接种人数×100％。

第四节　各年龄期儿童的保健重点

一、胎儿期及围生期

胎儿的发育与孕母的躯体健康、心理卫生、营养状况和生活环境等密切相关，胎儿期保健主要通过对孕母的保健来实现。

（1）预防遗传性疾病与先天性畸形：应大力提倡和普及婚前男女双方检查及遗传咨询，禁止近亲结婚；应避免接触放射线和铅、苯、汞、有机磷农药等化学毒物；应避免吸烟、酗酒；患有心肾疾病、糖尿病、甲状腺功能亢进、结核病等慢性疾病的育龄妇女应在医师指导下确定怀孕与否及孕期用药，注意孕期用药安全，避免药物致畸；对高危产妇除定期产前检查外，应加强观察，一旦出现异常情况，应及时就诊。

（2）保证充足营养：妊娠后期应加强铁、锌、钙、维生素D等重要营养素的补充。但也应防止营养摄入过多而导致胎儿体重过重，影响分娩和儿童期及成年后的健康。

（3）预防感染：包括孕期及分娩时。孕妇早期应预防弓形虫、风疹病毒、巨细胞病毒及单纯疱疹病毒的感染，以免造成胎儿畸形及宫内发育不良。分娩时应预防来自产道的感染而影响即将出生的新生儿。

(4)给予良好的生活环境,避免环境污染。注意劳逸结合,减少精神负担和心理压力。

(5)尽可能避免妊娠期并发症,预防流产、早产、异常分娩的发生。对高危孕妇应加强随访。

(6)加强对高危新生儿的监护:对高危妊娠孕妇所分娩的新生儿及早产儿、低体重儿,窒息、低体温、低血糖、低血钙和颅内出血等疾病的高危新生儿应予以特殊监护和积极处理。

二、新生儿期

新生儿期,生后 1 周内的新生儿发病率和死亡率极高,婴儿死亡中约 2/3 是新生儿,<1 周的新生儿的死亡数占新生儿期死亡数的 70%左右。故新生儿保健是儿童保健的重点,而生后 1 周内新生儿的保健是重中之重。因此 WHO 建议将过去的儿童保健改为新生儿及儿童保健,突出新生儿保健的重要性。

(一)出生时的护理

新生儿娩出后应迅速清理口腔内黏液,保证呼吸道通畅;严格消毒、结扎脐带;记录出生时 Apgar 评分、体温、呼吸、心率、体重与身长;评估后正常新生儿即与母亲同室,应尽早喂母乳。评估为高危的新生儿应送入新生儿重症监护室。新生儿出院回家前应按照新生儿筛查规定进行先天性遗传代谢病筛查(目前要求开展的有先天性甲状腺功能减退症和苯丙酮尿症筛查)及听力筛查。

(二)新生儿居家保健

有条件的家庭在冬季应使室内温度保持在 20～22 ℃,湿度以 55%为宜;保持新生儿体温正常恒定。提倡母乳喂养,指导母亲正确的哺乳方法。新生儿皮肤娇嫩,应保持皮肤清洁,避免损伤。父母应多与婴儿交流,抚摸有利于早期的情感交流。应尽量避免过多的外来人员接触。注意脐部护理,预防感染。应接种卡介苗和乙型肝炎疫苗。

三、婴儿期

婴儿期的体格生长十分迅速,需大量各种营养素满足其生长的需要,但婴儿的消化功能尚未成熟,故易发生消化紊乱和营养缺乏性疾病。部分母乳喂养或人工喂养婴儿则应选择配方奶粉。自 4～6 个月开始应添加辅食,为断离母乳做准备。定期进行体格检查,便于早期发现缺铁性贫血、佝偻病、营养不良、发育异常等疾病并予以及时的干预和治疗。坚持户外活动,进行空气浴、日光浴和主动运动、被动体操有利于体格生长。给予各种感知觉的刺激,促进大脑发育。该时期应按计划免疫程序完成基础免疫。预防异物吸入及窒息。

四、幼儿期

由于感知能力和自我意识的发展,对周围环境产生好奇、乐于模仿,幼儿期是社会心理发育最为迅速的时期。该时期应重视与幼儿的语言交流,通过游戏、讲故事、唱歌等促进幼儿语言发育与大运动能力的发展。同时,应培养幼儿的独立生活能力,安排规律生活,养成良好的生活习惯,如睡眠、进食、排便、沐浴、游戏、户外活动等。定期进行体格检查,预防龋齿。由于该时期的儿童已经具备一定的活动能力,且凡事都喜欢探个究竟,故还应注意异物吸入、烫伤、跌伤等意外伤害的预防。

五、学龄前期

学龄前期儿童的智能发展快、独立活动范围大,是性格形成的关键时期。因此,加强学龄前期儿童的教育很重要,应注意培养良好的学习习惯、想象与思维能力,使之具有优良的心理素质。应通过游戏、体育活动增强体质,在游戏中学习遵守规则和与人交往。每年应进行1～2次体格检查,进行视力筛查及龋齿、缺铁性贫血等常见病的筛查与矫治。保证充足营养,预防溺水、外伤、误服药物及食物中毒等意外伤害。

六、学龄期与青春期

此期儿童求知欲强,是获取知识的最重要时期,也是体格发育的第2个高峰期。该时期应提供适宜的学习条件,培养良好的学习习惯,并加强素质教育;应引导积极的体育锻炼,不仅可增强体质,同时也培养了儿童的毅力和意志力;合理安排生活,供给充足营养,预防屈光不正、龋齿、缺铁性贫血等常见病的发生;进行法制教育,学习交通规则和意外伤害的防范知识。在青春期应进行正确的性教育,使其了解基本的生理现象,并在心理上有正确的认识。

参考文献

[1] 郝德华.儿科常见病诊疗[M].长春:吉林科学技术出版社,2019.
[2] 赵静.现代儿科疾病治疗与预防[M].开封:河南大学出版社,2020.
[3] 冯仕品.儿科常见病诊断与治疗[M].济南:山东大学出版社,2021.
[4] 李倩.临床儿科常见病诊疗精要[M].北京:中国纺织出版社,2020.
[5] 李斌.儿科疾病临床诊疗实践[M].开封:河南大学出版社,2020.
[6] 闫军.实用儿科常见疾病诊疗实践[M].长春:吉林科学技术出版社,2019.
[7] 赵小然,代冰,陈继昌.儿科常见疾病临床处置[M].北京:中国纺织出版社,2021.
[8] 吴捷.实用基层儿科手册[M].北京:科学出版社,2020.
[9] 黄春华.实用临床儿科疾病诊治精要[M].长春:吉林科学技术出版社,2019.
[10] 董善武.现代儿科诊疗实践[M].北京:科学技术文献出版社,2018.
[11] 牟丽萍.儿科常见病诊断与治疗[M].北京:科学出版社,2020.
[12] 马德元.儿科疾病救治实践[M].长春:吉林科学技术出版社,2019.
[13] 周嘉云.实用儿科疾病诊断与治疗[M].北京:科学出版社,2020.
[14] 孙勇.儿科疾病诊断与治疗[M].长春:吉林科学技术出版社,2019.
[15] 王显鹤.现代儿科疾病诊治与急症急救[M].北京:中国纺织出版社,2020.
[16] 宫化芬.现代儿科诊疗实践[M].长春:吉林科学技术出版社,2019.
[17] 毛萌,江帆.儿童保健学[M].北京:人民卫生出版社,2020.
[18] 崔秀杰.现代儿科诊疗学[M].天津:天津科学技术出版社,2019.
[19] 王建祥.血液病诊疗规范[M].北京:中国协和医科大学出版社,2020.
[20] 惠晓霞.儿科疾病诊断与重症救治[M].长春:吉林科学技术出版社,2019.
[21] 孔彦霞.儿科临床诊疗技术[M].天津:天津科学技术出版社,2018.
[22] 曹娜.儿科常见疾病诊断与治疗[M].北京:科学技术文献出版社,2018.

[23] 亓学海.临床妇产与儿科疾病诊疗[M].北京:中国纺织出版社,2019.
[24] 季坚卫.当代儿科诊疗研究[M].南昌:江西科学技术出版社,2018.
[25] 江载芳.实用小儿呼吸病学[M].北京:人民卫生出版社,2020.
[26] 杨柳等.实用儿科规范化治疗[M].北京:科学技术文献出版社,2018.
[27] 朱学龙.儿科临床实践[M].昆明:云南科技出版社,2018.
[28] 侯瑞英.临床儿科疾病诊疗与相关病理检查[M].长春:吉林科学技术出版社,2019.
[29] 刘国军,骆庆明.儿童合理用药与安全[M].沈阳:辽宁科学技术出版社,2021.
[30] 黄毅.实用儿科规范化治疗[M].武汉:湖北科学技术出版社,2018.
[31] 章星.儿科疾病临床诊疗及进展[M].北京:科学技术文献出版社,2019.
[32] 刘晓颖.现代临床儿科疾病综合诊治[M].昆明:云南科技出版社,2018.
[33] 魏克伦,韩梅.小儿泌尿系统常见疾病诊治手册[M].北京:科学出版社,2021.
[34] 周春,杨玲,赵洪春.儿科疾病临床治疗[M].南昌:江西科学技术出版社,2019.
[35] 谭李红,朱丽辉.儿科常见疾病诊疗护理常规[M].北京:人民卫生出版社,2018.
[36] 何彦路,童梅玲.评估早期大运动与精细动作能力的临床意义[J].中华儿科杂志,2020,58(1):75-77.
[37] 沙丽君,李晓南.人乳成分与儿童生长发育[J].中国实用儿科杂志,2019,34(10):838-841.
[38] 潘承谕,卢婍,姚谦,等.孕晚期母血多溴二苯醚水平与8岁儿童生长发育的关联性研究[J].环境与职业医学,2020,37(11):1042-1049.
[39] 张太花,孟生华,曹秀英.儿童保健对早产儿生长和智力发育的影响及相关性研究[J].基因组学与应用生物学,2019,38(7):3253-3257.
[40] 许津莉,郭华贤,袁二伟,等.儿童保健干预对婴幼儿早期生长、智力及运动发育的影响[J].基因组学与应用生物学,2019,38(8):3736-3740.